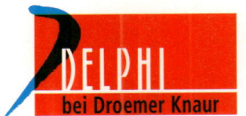

DELPHI
bei Droemer Knaur

Christine Keidel-Joura

Vom Charakter der Heilpflanzen

Mit heimischen Pflanzen
Körper und Seele heilen

Delphi bei Droemer Knaur

Herausgegeben von Gerhard Riemann

Dieses Buch wurde auf chlor- und säurefrei gebleichtem
Papier gedruckt.

Copyright der deutschen Ausgabe
Droemersche Verlagsanstalt Th. Knaur Nachf., München 1997
Das Werk einschließlich aller seiner Teile ist urheberrechtlich
geschützt. Jede Verwertung außerhalb der engen Grenzen des
Urheberrechtsgesetzes ist ohne Zustimmung des Verlages unzu-
lässig und strafbar. Das gilt insbesondere für Vervielfältigungen,
Übersetzungen, Mikroverfilmungen und die Einspeicherung
und Verarbeitung in elektronischen Systemen.
Lektorat: Daniela Weise
Umschlaggestaltung: Vision Creativ, München
Umschlagfoto: Wolfgang Pfau, Baldham
Satz: Quark XPress im Verlag
Druck und Bindung: Appl, Wemding
Printed in Germany
ISBN 3-426-29005-7

5 4 3 2 1

Inhalt

Einführung

Dieses Buch ist ein Ratgeber, der bei der Wahl der wirklich für eine Person geeigneten Heilpflanzen helfen soll, denn manche Menschen vertragen bestimmte Kräuter besonders gut, während andere genau diese Kräuter nicht vertragen. Das liegt daran, daß jeder Mensch seinen eigenen Charakter hat, dem wiederum ganz bestimmte Pflanzen entsprechen. Die Charaktereigenschaften einer Pflanze können wir an ihrem Erscheinungsbild ablesen.

Um herauszufinden, welche Pflanze für eine Person die passende ist, habe ich auf ganzheitliche, aus der Antike und dem Mittelalter stammende Grundgedanken zurückgegriffen, die weniger naturwissenschaftlich-methodisch als vielmehr religiös begründet sind, denn Hippokrates, Hildegard von Bingen, Paracelsus oder die Alchimisten und die Kräuterfrauen betrachteten die Welt gewissermaßen als Spielbühne göttlicher Mächte, auf der sich bestimmte Grundenergien immer wieder neu figurieren und auf der sich geistige Verwandtschaften ergeben wie beispielsweise die zwischen Planetengottheit und Pflanze oder zwischen Pflanze und Menschentypus, welche eben *beide* aggressiv oder harmonisch, kleinlich oder großzügig, bescheiden oder anspruchsvoll, beständig oder schnellebig, sauer oder bitter usw. sein können.

Leider haben wir heutzutage, einmal abgesehen von einigen anthroposophischen Ansätzen, so gut wie keine Literatur, auf die wir zurückgreifen können, wenn wir den Charakter einer Pflanze an ihrem Aussehen und ihren Inhaltsstoffen erkennen wollen. Deswegen gilt es, das Wissen um die charakterlichen Zusammenhänge von Mensch und Pflanze neu zu entdecken.

Dieses Buch ist ein Wegweiser, wenn wir die Bedeutung bestimmter Heilpflanzen kennenlernen wollen, beispielsweise weil sie in unserer Umgebung besonders häufig vorkommen, wie das Johanniskraut, die Kamille oder die Malve. Und es hilft uns, wenn wir nicht sicher sind, ob ein bestimmtes Heilkraut überhaupt zu uns paßt. Es gibt ja beispielsweise gegen Rheuma unzählige verschiedene Kräuter, und ein Mensch mit Rheuma kann natürlich nicht wissen, welches Kraut er nehmen soll. Dieses Buch erläutert, daß das Rheuma der etwas verhaltenen, aber dennoch sonnigen Goldrute ein anderes ist als das der durchsetzungsstarken, aber vor der seelischen Auseinandersetzung flüchtenden Brennessel oder daß die Magenschmerzen der nervös-hysterischen Kamille andere sind als die der freundlichen, aber innerlich verbitterten Schafgarbe.

Zur Analyse der Charaktereigenschaften von Heilpflanzen habe ich ein System entwickelt, das auf ganzheitlichen Grundgedanken beruht und auf alle Pflanzen angewendet werden kann. Es trägt den Namen »Neue Signaturenlehre«, da es seine Schlüsse im wesentlichen aus den Erscheinungsmerkmalen einer bestimmten Pflanze zieht:

So steht die *Blüte* einer Pflanze für ihre besondere Art und Weise, sich auszudrücken und dann die Dinge im wahrsten Sinne des Wortes zur Blüte zu bringen, ist aber natürlich auch für ihr Gefühls- und Liebesleben zuständig. Hier ist vor allem die *Blütenfarbe* von besonderer Wichtigkeit: Weiß bedeutet Liebe zur Weisheit und Objektivität, Gelb hingegen Gefühlsbetontheit und Subjektivität. Eine rote Blüte weist auf einen impulsiven, herausfordernden, hitzigen Charakter hin, der manchmal »rotsieht«, während Rosa Sicherheitsliebe zeigt, verbunden mit der Neigung, den schönen und bequemen, den »rosaroten« Weg zu gehen. Die Farbe Blau hingegen steht für Ruhe, Kühle und Konzentrationsvermögen. Lila Blüten vereinen die Gegensätze Rot und Blau, Hitze und Kälte, Impulsivität und Konzentrationsvermögen in beinahe zwanghaft harmonischer Art und Weise, während grüne, eher unscheinbare Blüten eine gewisse Schüchternheit symbolisieren, die oft durch Sachlichkeit kompensiert wird.

Die Charaktereigenschaften einer Pflanze können aber auch an ihrer *Blattbildung* abgelesen werden, die dafür steht, wie sich die Pflanze entfaltet, wie sie funktioniert, wie sie sich darstellt, wie sie spricht und wie sie atmet. Gefiederte, eher fahrig wirkende Blätter zeigen fahrige Eigenschaften und Nervosität, handförmige Blätter ein gutes Begriffsvermögen, runde Blätter die Fähigkeit, sich abgerundet zu präsentieren, gestielte Blätter die Fähigkeit, sich mit Sti(e)l darzustellen, spitze, brennende oder scharf schmeckende Blätter eine aggressive Haltung, herzförmige Blätter das Vermögen, Herz zu zeigen, während enge, kleine, feste und verhalten wirkende Blätter einen entsprechend verhaltenen, »engen«, eher kurzatmigen Charakter symbolisieren.

Außerdem werden bei der Feststellung der Charaktereigenschaften *besondere Merkmale* beachtet: So verhält sich eine stachelige Pflanze natürlich stachelig, hat also einen »kratzbürstigen« Charakter, während z. B. eine Rankpflanze auf Halt von anderen angewiesen ist oder eine holzige, dauerhafte Pflanze beständig ist, während eine einjährige Pflanze eher schnelllebige Eigenschaften aufweist.

Die *Geschmacks- und Inhaltsstoffe* einer Pflanze zeigen ebenfalls bestimmte Charaktereigenschaften. So sind Pflanzen mit sauren Blättern oder Früchten häufig sprichwörtlich »sauer« – und natürlich oft auch »stachelig«, denn die saure Brombeere bildet beispielsweise mehr Stacheln als die süßere Himbeere, und die saure Zitrone ist stacheliger als die süßere Orange. Pflanzen, die Bitterstoffe enthalten, sind hingegen eher mal »verbittert«, erscheinen aber häufig nach außen hin durchaus freundlich, z. B. die Schafgarbe, die Wegwarte und andere Korbblütengewächse. Außerdem gibt es »scharfe« Pflanzen, erfrischend schmeckende, duftende oder aromatische Pflanzen, deren Charakter sich darin ausdrückt, daß sie ätherische Öle bilden, deren Aroma die Psyche stimuliert und die bestimmte körperliche Prozesse in Gang setzen können, z. B. vermehrte Gefäßdurchblutung, Entspannung der Muskeln,

Hemmung der Schweißbildung oder Änderung der Hautempfindlichkeit. Viele ätherische Öle wirken auch ganz konkret, indem sie beispielsweise das Wachstum bestimmter Bakterien hemmen.

Während meiner intensiven Beschäftigung mit dem wirklichen Wesen von Heilpflanzen habe ich die Krankheitsdispositionen, die sich aufgrund der Charaktereigenschaften einer Pflanze ergeben müßten, mit den Krankheiten verglichen, gegen die diese Pflanze tatsächlich wirksam ist. Dabei sind erstaunliche, sinnvolle Zusammenhänge entstanden, und mir ist aufgefallen, daß eine Pflanze quasi als *körpereigene Medizin* Wirkstoffe gegen genau die Krankheiten bildet, zu denen sie aufgrund ihrer Charakteristik neigen würde.

Viele bedeutende Heilpflanzen weisen problematische Charaktereigenschaften auf. Sie bilden z. B. häufig nicht gerade angenehm schmeckende Stoffe. Doch Pflanzen mit Bitterstoffen, welche immer auf einen innerlich verbitterten und etwas resignierten Charakter hinweisen, haben zugleich eine appetitanregende, verdauungsfördernde, aufbauende und kräftigende Wirkung. Nervös und fahrig aussehende Pflanzen bilden Stoffe, die vorwiegend das Nervensystem beeinflussen. Pflanzen mit kurzen, festen Blättern enthalten Wirkstoffe gegen Kurzatmigkeit. Pflanzen mit tiefgründig trichterförmigen Blüten bilden häufig chemische Verbindungen, die den menschlichen Geist beeinflussen, und Pflanzen, die oft getreten werden, wie z. B. das Gänseblümchen, bilden Wirkstoffe gegen Verletzungen durch Tritt und Quetschung.

In meine Arbeit fließen natürlich auch Elemente der bisherigen Signaturenlehre ein, die im wesentlichen von der Hypothese ausgeht, daß die Natur in jede Pflanze ganz konkret das Organ hineinzeichnet, auf das die Pflanze einen Einfluß ausübt, was erfahrungsgemäß in den meisten Fällen stimmt. Ich konnte beispielsweise feststellen, daß herzförmige Blätter tatsächlich häufig Wirkstoffe enthalten, die einen positiven Einfluß auf die Herztätigkeit ausüben, oder daß der gallegelbe Saft des Schöllkrautes gegen Leber- und Gallenbeschwerden wirkt, während Gänseblümchen, die wie gelbe Stippen auf der Wiese wachsen, Wirkstoffe gegen eitrige Pickelchen bilden.

In diesem Buch können nicht alle bekannten Pflanzen beschrieben werden, da sonst ein mehrtausendseitiges Lexikon entstehen würde. Deswegen habe ich mich auf die wichtigsten und bekanntesten im mitteleuropäischen Raum vorkommenden Heilpflanzen konzentriert, die in der Volksheilkunde, in der Schulmedizin und in der Homöopathie angewendet werden.

Besondere Kräuterrezepte werden in den Pflanzenbeschreibungen nur gelegentlich erwähnt. Wer mehr über die Herstellung von Tinkturen, Salben, Kräuterweinen, Tees, Pulvern, Tabletten, Bädern usw. wissen möchte, sollte weiterführende Literatur zu Rate ziehen.

Wenn wir Zubereitungen aus selbstgesammelten Kräutern herstellen wollen, zu denen wir ja eine viel intensivere Beziehung haben als zu gekauften, sollten wir berücksichtigen, daß bestimmte Pflanzen und vor allem deren Wurzeln unter Naturschutz stehen und daß einige Pflanzen stark mit Schadstoffen belastet sind. Deswegen ist es manchmal doch besser und außerdem einfacher, sich die nach sinnvoller Vorschrift hergestellten und auf Schadstoffe untersuchten Präparate in der Apotheke, im Reformhaus oder im Fachhandel zu besorgen.

Ich möchte an dieser Stelle jedoch betonen, daß es gefährlich sein kann, sich nach eigenem Gutdünken und ohne ärztlichen Rat selbst zu behandeln, insbesondere bei schwereren Erkrankungen, die mitunter keinen Kräutertee, sondern einen operativen Eingriff erfordern.

Dennoch arbeitet auch die Schulmedizin häufig mit Pflanzenpräparaten, und wer gerne mit pflanzlichen Mitteln (die auch als phytotherapeutische Mittel bezeichnet werden) behandelt werden möchte, kann selbst bei schwierigen oder chronischen Erkrankungen eine Ärztin oder einen Arzt seines Vertrauens nach Medikamenten auf Pflanzenbasis fragen. Überhaupt ist so manches berühmte, in der Schulmedizin angewandte Medikament, wie z. B. die Antibabypille, das Aspirin oder das zur Diagnose von Augenerkrankungen beinahe unentbehrliche Atropin, pflanzlichen Ursprungs, wobei die meisten »Pflanzenwirkstoffe« heutzutage chemisch hergestellt werden.

Brennesselartige Pflanzen
Urticales

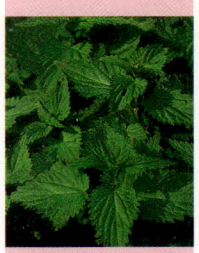

Zu den brennesselartigen Pflanzen gehören Brennessel, Hanf und Hopfen, aber kurioserweise auch Bäume wie Ulme und Feige.

Brennesselartige Pflanzen haben unscheinbare *Blüten*. Daran zeigt sich, daß sie *im Zeigen ihrer Gefühle zurückhaltend*, ja vielleicht sogar schüchtern sind, weswegen sie offenbar keinen Wert darauf legen, ein besonders raffiniertes oder auffallend hübsches und duftendes Wesen zu zeigen. Sie brauchen sozusagen keine schicken Kleider und kein Parfüm, um andere anzulocken, denn sie sind ohnehin kaum auf andere angewiesen, weil ihre Blüten durch den Wind bestäubt werden und nicht durch Insekten. Dennoch haben sie ihr eigenes Gefühlsleben, das aber nicht durch die Bildung intensiver Beziehungen zu etwas ganz Bestimmtem außerhalb ihrer selbst verwirklicht, sondern eher von unbestimmten Erfahrungen geprägt wird, weswegen wir sagen können, daß diese Pflanzen zu Personen passen, die Anhänger der »freien Liebe« sind und gerne viele Erfahrungen machen, dabei aber im wesentlichen sich selbst und ihren eigenen Interessen treu bleiben.

Im Gegensatz zu ihren unscheinbaren Blüten verfügen diese Pflanzen über ein gut entwickeltes *Blattwerk*. Ihre Blätter sind am Rande gesägt. Außerdem sind sie häufig handförmig (Hopfen, Hanf, Feige) und wirken dabei ästhetisch. So können wir sagen, daß das, was diesen Pflanzen in den Blüten fehlt, in den Blättern steckt.

Die Blattbildung symbolisiert, daß brennesselartige Pflanzen einen Charakter haben, der *gut differenzieren* kann, der vielseitig und beweglich im Austausch der Stoffe bzw. im Funktionieren ist und der die Welt be-greifen, wahrnehmen und beschreiben will. Brennesselartige Pflanzen sind

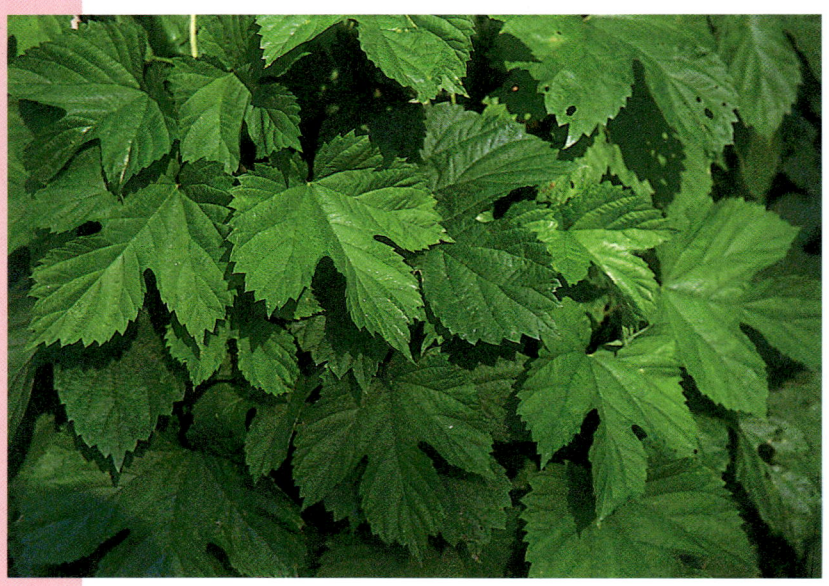

Hopfenblätter

sozusagen geschickt mit den Fingern sowie in Sprache und Schrift – wobei sie aber besser wahrnehmen als sich ausdrücken können, da sie manchmal Angst haben, ihre Gefühle zu zeigen.

Sie haben einen ausgeprägten Sinn für das Groteske, denn sie sind sensibel gegenüber dem Außen, das sie vielfältig, differenziert, verfeinert und häufig *übersteigert wahrnehmen*, und darum haben sie Angst, selber entsprechend wahrgenommen zu werden. Das macht sie etwas feige (Feige). Auch dies mag ein Grund sein, weswegen diese hochentwickelten Pflanzen nur so unscheinbare Blüten bilden. In dem Zusammenhang fällt mir die Geschichte von Adam und Eva ein, die, nachdem sie vom Baum der Erkenntnis gegessen hatten, wahrnahmen, daß sie nackt waren, woraufhin sie ihre Geschlechtsteile (Blüten) mit Feigenblättern bedeckten.

Brennesselartige Pflanzen sind zwar im Zeigen ihrer Gefühle relativ schüchtern, doch sie kompensieren ihre emotionale Feigheit mit Intelligenz, intellektueller Frechheit,

14

mit Geist und Witz. Sie verhalten sich dabei weder kühl noch streng methodisch, sondern vielmehr *intuitiv*, und aufgrund ihrer sensibilisierten Wahrnehmungsfähigkeit sind sie eher lyrisch veranlagt, können aber auch ätzend sarkastisch sein. Sie sind sozusagen die Schriftsteller unter den Heilpflanzen, denn sie bleiben selbst im Hintergrund, nehmen von dort aus vieles wahr und haben das geeignete Werkzeug mitbekommen, um das Wahrgenommene wirkungsvoll beschreiben zu können. Sie leben eher unauffällig und sind eher zweckmäßig eingestellt.

Brennesselartige Pflanzen enthalten Wirkstoffe, die aus Drüsenhaaren ausgeschieden werden und ihre Reize besonders auf das Nervensystem ausüben. Ganz deutlich merken wir das, wenn unsere Haut mit einer Brennessel in Berührung gekommen ist. Aber auch der Hopfen, der getrocknet beruhigend wirkt, kann frisch eine *Reizung* der Haut hervorrufen. Hanf hingegen wirkt weniger »ätzend« und enthält Stoffe, die die Wahrnehmung sensibilisieren, die Intuition anregen und automatische Funktionsabläufe beinahe lächerlich erscheinen lassen.

Daß diese Pflanzen über eine hervorgehobene Drüsentätigkeit verfügen, läßt den Schluß zu, daß sie besonders stark auf den *Hormonhaushalt* wirken. Und tatsächlich bildet der Hopfen Inhaltsstoffe, die dem menschlichen Hormon Östrogen chemisch nahestehen, während die männlich-aggressive Brennessel Wirkstoffe enthält, welche vor allem männliche Hormone freisetzen – wahrscheinlich haben es diese emotional eher schüchternen Pflanzen einfach nötig, als körpereigene Medizin Sexualhormone zu bilden.

Astrologische Zuordnung

Astrologisch können wir die brennesselartigen Pflanzen der Konstellation *Merkur/Neptun* zuordnen, die Personen hervorbringt, welche ein besonders feines Wahrnehmungsvermögen haben, wobei sie vielseitig und nicht festzulegen sind, da sie ja die ganze Wirklichkeit wahrnehmen und beschreiben und nicht deren geschönte Ausschnitte. Deswegen stellen sich Merkur/Neptun-Persönlichkeiten auch nur ungerne in den Vordergrund und wirken nach außen eher unauffällig.

Brennessel
Urtica dioica

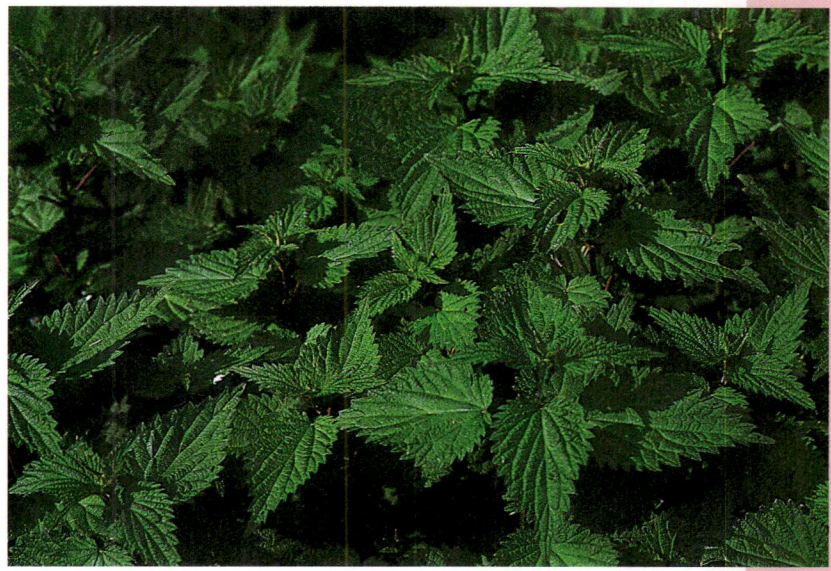

✎ **Botanischer Steckbrief**

- Blüte: Unscheinbar, grün; in unmittelbarer Nähe des Blattstiels erscheinend; getrennt auf weiblichen und männlichen Pflanzen; männliche Blüten in dünnen, länglichen Rispen; Blütezeit: Juni bis Oktober.
- Körper: Mehrjährige Pflanze mit verzweigtem Wurzelstock; kantiger Stengel mit Brennhaaren; gegenständige Blätter, herz-förmig oder eiförmig zugespitzt, ebenfalls mit Brennhaaren, dunkelgrün und am Rande gesägt; Höhe der Pflanze: 50 bis 200 cm.
- Standort: Weltweit verbreitet; liebt stickstoffreiche Böden; wächst gerne am Rande von Menschenansiedlungen, an Müll-plätzen, Komposthaufen, Ackerrändern, Wegrändern, in Gebüschen und Nutzwäldern.
- Botanische Zugehörigkeit: Brennesselgewächse, *Urticaceae*.

Charakter: verschwiegene Durchsetzung

Die Brennessel ist weltweit verbreitet und gedeiht fast überall. Wir finden sie am Waldes- und Wegesrand, und sie wächst besonders gerne auf stickstoffreichen Böden am Rande menschlicher Zivilisation, »hinter der Küche«, in der Nähe von Schlamm und Komposthaufen. Dort hilft die Brennessel sozusagen beim Aufarbeiten des Abgestorbenen, damit das Leben wieder in alter Frische weitergehen kann.

Die relativ unscheinbare Brennessel kann sich *ebensogut durchsetzen wie anpassen*, wobei sie eine gewisse Scheu hat, sich zu zeigen, weshalb sie häufig übersehen wird. So nehmen wir sie meistens erst wahr, wenn wir aus Versehen mit ihr in Berührung gekommen sind. Überhaupt ist die überall sich durchsetzende Brennessel nicht gerade bescheiden und möchte auf keinen Fall übergangen werden. Sie möchte respektiert werden, und wenn sie zu wenig beachtet wird, macht sie sich durch Stechen bemerkbar, denn ihre Blatthaare enthalten ein Sekret, das auf der Haut Brennen und Reaktionen wie Rötung und Quaddelbildung hervorruft.

Daher paßt die Brennessel gut zu relativ unauffälligen, gewöhnlichen, verschwiegenen, aber *reizbaren* Menschen, die eigentlich mehr beachtet werden wollen – Menschen, die etwas zu angepaßt sind, um aufzufallen. Das macht sie unzufrieden, weshalb sie sich ihrer Umwelt gegenüber mitunter »ätzend« verhalten. Hier verfügt die Brennessel über »typisch männliche« Eigenschaften, denn sie kann sich recht gut durchsetzen, zeigt aber ihre wirklichen Gefühle nur undeutlich, außer wenn sie verärgert ist, wobei sie dann schnell aggressiv reagiert.

Die Brennessel ist eine zweihäusige Pflanze, das heißt, es gibt weibliche und männliche, aber keine zwittrigen Pflanzen, wodurch die bei vielen anderen Pflanzen zu findende Inzucht durch Selbstbestäubung ausgeschlossen ist, was der Brennessel gute Erbanlagen sichert. Die Aufteilung in weibliche und männliche Individuen findet vor allem bei höher entwickelten Wesen statt, und deswegen haben Brennesseln trotz ihrer Einfachheit und Unauffälligkeit eine hohe, differenzierte Entwicklungsstufe erreicht.

Die unscheinbaren *Blüten* dieser Pflanze machen deutlich, daß ihre Empfindungen häufig nur unbestimmt und verschwommen sind. In der Liebe ist sie unsicher und schüchtern und überläßt sich lieber dem Wind. Ihre Schwächen, ihre Schüchternheit und Scheu kompensiert sie allerdings durch einen gesunden Egoismus und, wenn es sein muß, auch durch heftige und lautstarke Bemerkungen, obwohl sie ansonsten eher verschwiegen ist. Komplimente machen und andere umschmeicheln kann sie nicht. Aber sie verteilt gerne Spitzen. Ihr gut entwickeltes, mit Brennhaaren übersätes *Blattwerk* läßt in diesem Zusammenhang auf ein ausgeprägtes Wahrnehmungsvermögen schließen, wobei die stets sich durchsetzende Brennessel in der Lage ist, Dinge zu erkennen und auszusprechen, die andere nicht aussprechen mögen, denn die Brennessel hat keine Angst, sich unbeliebt zu machen.

Brennessel-Charaktere haben eine *provozierende, aber auch anregende Wirkung* auf alle, die mit ihnen in Berührung kommen. Obwohl sie eigentlich eher verschwiegen sind, sprechen sie eine direkte, manchmal beißende, aber auch herzliche Sprache – was an den herzförmigen Blättern deutlich wird. Diplomatie ist allerdings nicht ihre Stärke, denn es geht ihnen vor allem darum, persönliche Anliegen durchzusetzen, weshalb sie nicht gleichzeitig auf andere eingehen können.

Menschen mit Brennesseleigenschaften können sich überall behaupten und geben nie auf. Fühlen sie sich unangenehm berührt, verhalten sie sich scharf und aggressiv nach dem Motto: Angriff ist die beste Verteidigung, wodurch sie bei anderen heftige Reaktionen hervorrufen können. Sie selber sind aber eher *überempfindlich*, wobei sie *eine gewisse Scheu haben, ihre wirklichen Gefühle zu zeigen*, auch aus Angst, verletzt zu werden. So nehmen sie die Außenwelt eher als »feindlich« wahr und stechen andere lieber aus, als mit ihnen zu kooperieren, weshalb sie sich immer in Konkurrenzhaltung befinden. Sie können aber wenigstens insofern auf andere eingehen, als sie sich unauffällig an ihre Umwelt anpassen (um sich durchzusetzen).

Zwar hat die Brennessel einen Charakter, der nicht gerade als tugendhaft bezeichnet werden kann, aber da sie sich gut anpassen kann, wobei sie erfolgreich und durchsetzungsstark ist und sich nichts gefallen läßt, verfügt sie über Eigenschaften, die sich die meisten Eltern von ihren Kindern wünschen.

Astrologische Zuordnung

Astrologisch gesehen kann diese Pflanze dem Planeten *Mars* zugeordnet werden, denn sie verfügt über alle Eigenschaften, die mit diesem Planeten in Verbindung gebracht werden: Sie kann sich gut durchsetzen, kann sich wehren, kann provozieren, beißen, brennen und verletzen. Außerdem enthält sie viel Eisen, das ebenfalls dem Planeten Mars zugeordnet wird und das tatsächlich vermehrt auf dessen Oberfläche vorkommt.

Anwendung

Für einen Salat können die jungen, frischen Brennesselblätter verwendet werden, die kurz mit heißem Wasser abzuspülen sind, damit der brennende Wirkstoff der Drüsenhaare ausgewaschen wird. Außerdem kann man aus Brennesselblättern ein spinatähnliches Gemüse zubereiten.

Brennesselblätter enthalten die Vitamine A und C, viel Eisen und Mineralien wie Magnesium, Kalzium oder Silizium und stellen deswegen eine sinnvolle Nahrungsergänzung dar.

Allergiker sollten Zubereitungen aus Brennesseln jedoch mit Vorsicht genießen, da die Drüsenhaare der Pflanzen

Histamine enthalten, die auch im menschlichen Körper vorhanden sind und bei allergischen Reaktionen freigesetzt werden (Schwellung und Quaddelbildung).

Medizinische Anwendung

Es wird das frische oder das getrocknete Kraut verwendet. Es enthält sehr viel Chlorophyll (Blattgrün), welches Medikamenten zur Förderung der Wundheilung sowie Mundwässern und Zahnpasten beigegeben wird, wo es vor allem erfrischende und gegen Mundgeruch wirkende Eigenschaften haben soll.

Brennesselkraut ist stark eisenhaltig, und deswegen fördert die Einnahme von Brennesseltee oder -gemüse die *Blutbildung*. So ist Brennessel ein geeignetes Mittel zur Rekonvaleszenz und zur Anregung der Selbstheilung beispielsweise bei entzündlichen Prozessen. Brennesselzubereitungen fördern außerdem die Durchblutung, indem sie *gefäßerweiternd* wirken, was leicht blutdrucksenkende Effekte zur Folge hat. Außerdem wirken sie austreibend und regen die Nierenfunktion an und haben somit eine *entgiftende, harntreibende* und *entwässernde* Wirkung. In diesem Zusammenhang sollen Brennesseln auch gegen Ödeme und Aufgedunsenheit sowie gegen Harnsäureablagerungen im Körper helfen.

In der Schulmedizin wird der Extrakt aus den getrockneten Brennesselwurzeln in Drageeform verabreicht (Tagesdosis 500 bis 1000 mg), und zwar gegen gutartige, altersbedingte *Prostatavergrößerung*, die auf einer Art ödematöser, also wassersüchtiger Anschwellung beruht. Die günstige Wirkung der Brennessel wird hier auf die entwässernden und harntreibenden sowie auf die durchblutungsfördernden und muskelentspannenden Eigenschaften zurückgeführt.

Die Brennessel enthält außerdem Wirkstoffe, mit deren Hilfe Sexualhormone freigesetzt werden, welche zuvor an bestimmte Körpereiweiße gebunden waren. Daß die Brennessel dabei vor allem *männliche Hormone* freisetzen soll, paßt natürlich zu ihrem Übermaß an Männlichkeit, zu ihrem erobernden, in Gefühlsdingen unbeholfenen, aber brennend auf sich aufmerksam machenden und sich sehr potent durchsetzenden Charakter.

Die in Gefühlsangelegenheiten etwas schüchterne Brennessel bildet als körpereigene Medizin Wirkstoffe, die die *Libido anregen.* So sind Zubereitungen aus Brennesselkraut besonders geeignet für seelisch zurückhaltende, aber ansonsten aktive Menschen, deren Sexualität einzuschlafen droht. Frauen und Männer mit fehlender Lust am Sex und auch Männer mit leichten Potenzstörungen werden also durch den Genuß von Brennesseltee oder -gemüse wiederbelebt. Auch Männer, die eigentlich keine Potenzstörungen haben, bekommen nach Einnahme von Brennesselzubereitungen eine dauerhaftere Erektion, so daß sie den Beischlaf länger genießen können und weniger unter Leistungsdruck stehen.

Frauen mit ohnehin schon starker Libido und starker Körperbehaarung, mit einem Überschuß an männlichen Hormonen, mit Damenbart oder Akne sollten Brennesseln besser nicht einnehmen, es sei denn, sie wollen ihre männlichen Attribute züchten.

Die anregende, austreibende, libidosteigernde und gleichzeitig entspannende Wirkung der Brennessel hat aber einen förderlichen Einfluß auf die *Milchbildung* stillender Mütter. Deswegen ist Brennesselkraut ein wichtiger Bestandteil des klassischen Milchbildungstees, in dem es gleich zweifach wirkt, da es einerseits milchbildende Hormone freisetzt und andererseits durch seinen hohen Gehalt an Eisen sowie an wichtigen Mineralstoffen die Blutbildung fördert, so daß die Mutter, die ja möglicherweise von Schwangerschaft, Geburt und Stillzeit ausgezehrt ist, durch Brennesseltee gestärkt wird.

Gegen *rheumatische Beschwerden* und Rückenschmerzen wurden früher Peitschungen mit frischen Brennesseln

22

empfohlen. Heutzutage wird zum gleichen Zweck meistens eine chemisch hergestellte Rheumasalbe verordnet. Beide erzeugen auf der Haut eine starke Rötung und Brennen, verbunden mit einer vermehrten, zur Heilung beitragenden Hautdurchblutung.

Auch innerlich eingenommen können Zubereitungen aus Brennesseln gegen Rheuma wirken, denn diese Pflanze hat ja einen Charakter, der durchaus anfällig für Rheuma sein kann, weil er vor der seelischen Auseinander- und Wiederzusammensetzung mit anderen flüchtet, sich statt dessen in Aufgaben und Aktivitäten stürzt, wobei sich seine Aggressivität auch selbstzerstörerisch, vor allem in Form von Verschleißerscheinungen, ausdrücken kann, so daß ein Brennessel-Charakter eines Tages durch schmerzhafte Bewegungsunfähigkeit gezwungen ist, sich helfen zu lassen. Daß die auf Selbstdurchsetzung bedachte Brennessel gegen diesen Zustand Wirkstoffe bilden muß, ist so gesehen natürlich klar.

Menschen, die an *Allergien* leiden, können Brennesseln äußerlich anwenden – gerade weil die Berührung mit Brennesseln auf der Haut eine deutliche Rötung und Quaddelbildung erzeugt, wie bei einer allergischen Reaktion. Nach dem homöopathischen Grundsatz, daß Gleiches mit Gleichem geheilt wird, kann nun durch regelmäßiges Hervorrufen von pseudoallergischen Reaktionen eine Desensibilisierung und eine Art »Histamin-Abwehr« erfolgen.

Homöopathische Anwendung

Zur Herstellung der Urtinktur wird die frische, blühende Pflanze verwendet, wobei Brennessel als homöopathisches Mittel unter der Bezeichnung *Urtica* erhältlich ist.

Urtica wird häufig in der Urtinktur oder in sehr niedrigen Potenzen (bis D3) gegeben. In diesen niedrigen Verdünnungsgraden decken sich die Anwendungsgebiete überwiegend mit den bereits beschriebenen Anwendungsgebieten, und so ist Urtica ein geeignetes Mittel für Wöchnerinnen, da es die Blutbildung nach dem durch die Geburt bedingten Blutverlust fördert und gleichzeitig milchbildend sowie stärkend und vitalisierend wirkt. In niedrigen Potenzen hat Urtica außerdem harntreibende und reinigende Eigenschaften, weswegen dieses Mittel vor allem bei harnsaurer Diathese und Gicht gegeben wird.

In mittleren Potenzen hilft Urtica bei Allergien, Hautjucken, Ausschlägen mit Quaddelbildung und Brennen der Haut, besonders wenn die Haut aussieht, als wäre sie mit Brennesseln in Berührung gekommen. Derartige Hauterscheinungen werden bezeichnenderweise Nesselsucht, Nesselfieber oder Urticaria (von Urtica = Brennessel) genannt.

In höheren Potenzen hingegen wirkt Urtica vor allem auf der geistigen Ebene und übt von dort einen Einfluß auf die Seele und den Körper aus. Außerdem wirkt Urtica in höheren Potenzen gegen »Vermännlichung« der Frauen sowie gegen extrem erhöhte Libido.

Hinweis:

Wer mit Brennesselzubereitungen behandelt worden ist, sollte abschließend für eine kurze Weile Zubereitungen aus *Taubnessel* (Lamium album) einnehmen, denn die Taubnessel ist quasi die Weiterentwicklung der Brennessel. Botanisch ist sie *nicht* mit der Brennessel verwandt, sondern gehört zu den Lippenblütengewächsen. Die Taubnessel hat jedoch ähnliche Blätter wie die Brennessel und ist vor dem Erblühen kaum von dieser zu unterscheiden. Brennessel und Taubnessel wachsen häufig im Verbund, in einer Art Symbiose, wobei die Brennessel hier eine verteidigende Funktion übernimmt. Im Gegensatz zur Brennessel enthält die Taubnessel keine brennenden und »ätzenden« Wirkstoffe, sie muß sich auch nicht überall durchsetzen und ist nicht so gemein. Sie trägt schön ausgebildete weiße Blüten. Die Taubnessel ist kleiner und kommt seltener vor

als die Brennessel, ist hübscher und hat einen angenehmeren Charakter. Sie ist nicht so aggressiv und egoistisch,
und sie ist sozialer im Umgang mit den Ansprüchen der
Außenwelt (Kooperation mit befruchtenden Insekten),
denen sie in Schönheit und Harmonie begegnen kann.

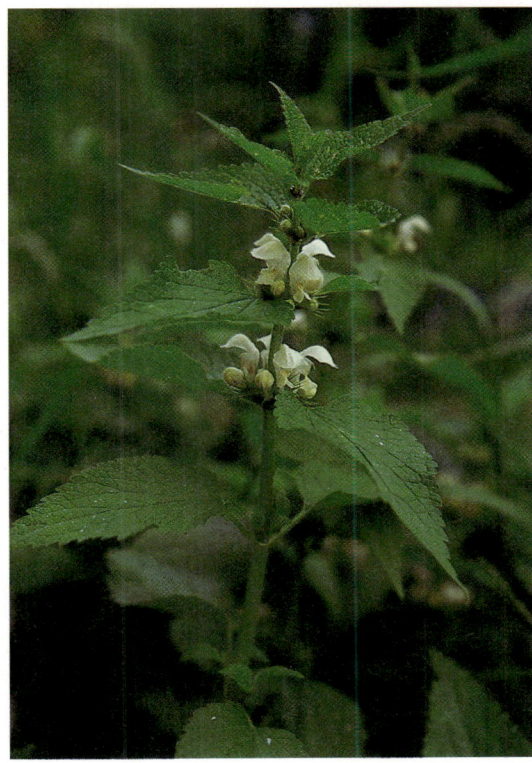

Taubnessel

Hanf

Cannabis indica

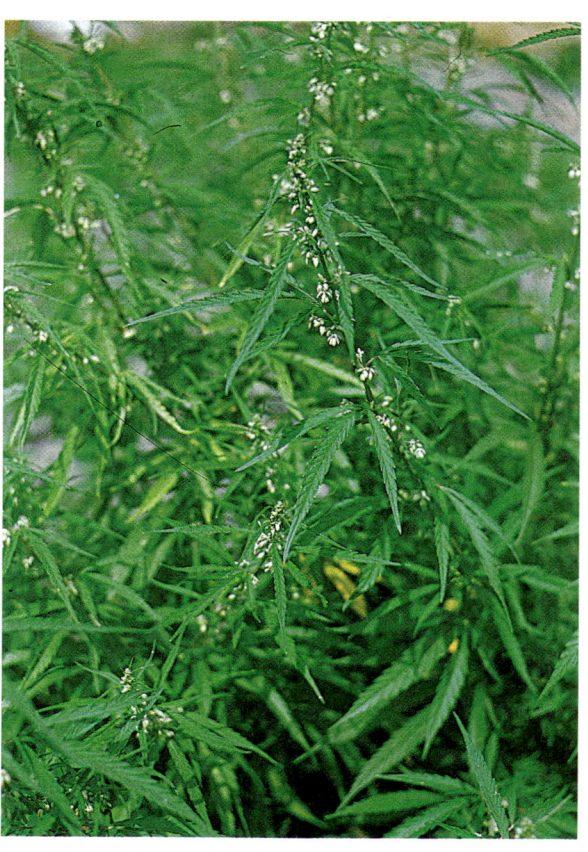

Charakter: verfeinertes Wahrnehmungsvermögen

Als einjährige Pflanze verfügt der Hanf über wenig Ausdauer im Leben. Dennoch ist er hoch entwickelt, was an
dem gut ausgebildeten Blattwerk deutlich wird. Auch

- Blüte: Klein, grün, unscheinbar; die männlichen Pflanzen tragen Blüten in lockeren Rispen; die weiblichen Pflanzen tragen Blüten, die sich büschelartig in Scheinähren befinden und die aus ein bis zwei klebrigen Fasern bestehen; diese Blüten sondern viel Harz ab, das später getrocknet und gepreßt als Haschisch in Umlauf kommt; Blütezeit: Juli bis September.
- Körper: Handförmige Blätter, mit drei bis elf Blattfingern, die lanzettlich und am Rande gesägt sind; die weibliche Pflanze bildet intensivere Wirkstoffe als die männliche Pflanze; Stengel etwas kantig mit kurzen Drüsenhaaren; einjährige Pflanze von 30 bis 200 cm Höhe.
- Standort: Auf Äckern und zur Drogengewinnung kultiviert, teilweise verwildert; aus dem asiatischen Raum eingeführte, altbekannte Nutzpflanze zur Öl- und Faserherstellung, wobei erst seit dem 19. Jahrhundert die im Wirkstoffgehalt bedeutungslose Sorte *Cannabis sativa* verwendet wird.
- Botanische Zugehörigkeit: Hanfgewächse.

die Tatsache, daß es weibliche und männliche Pflanzen gibt, wodurch die Möglichkeit zur Selbstbestäubung gänzlich ausgeschlossen ist, läßt auf einen hohen Entwicklungsstand schließen, der sich aber nicht in Blütenbildung oder Lebensdauer, sondern darin äußert, daß der Hanf intensive Wirkstoffe bildet, die den menschlichen Geist beeinflussen, indem sie die Wahrnehmung sensibilisieren.

An der Bildung seiner *Blüten*, die besonders viel Wirkstoff enthalten, die aber nur unscheinbar, klein und grün sind, wird deutlich, daß der Hanf weder exhibitionistisch noch eitel veranlagt ist und wie alle brennesselartigen Pflanzen eine gewisse Scheu hat, sich zu zeigen. Es fehlt ihm an Farbenpracht und an Üppigkeit im Ausdruck seiner Gefühle, dafür ist er aber um so differenzierter im Wahrnehmen und Begreifen, hat eine ausgeprägte Phantasie und kann gut assoziieren.

In diesem Zusammenhang ist der Hanf ein sensibler Charakter, der eher intellektuell bis künstlerisch veranlagt ist, wobei er gut zeichnen und schreiben kann, aber zu leise und viel zu scheu ist, um als »Primadonna« auf der Bühne zu stehen. Sein Wirkungsbereich ist vielmehr der Hintergrund, und so kann er z. B. für die Musik, das Bühnenbild, die Effekte oder den Text zuständig sein, aber nicht für die Organisation, denn er ist zu feinfühlig, zu vielseitig und auch etwas zu nachlässig. Mit der Außenwelt kann er auch nicht besonders gut zusammenarbeiten, und er hat manchmal chaotische Züge. Er ist keine Führungspersönlichkeit, kann sich aber auch nicht unterordnen. Außerdem legt er sich nicht gerne fest und hat eher einen *flüchtigen, unverbindlichen* Charakter.

Aus dem Blütenharz der weiblichen Pflanzen wird das Haschisch und aus den Blättern der Pflanzen beider Geschlechter wird das Marihuana gewonnen. Nach der Befruchtung ändert sich die Zusammensetzung der in den weiblichen Pflanzen enthaltenen Wirkstoffe, da keine entsprechenden Harze mehr gebildet werden. Deswegen werden weibliche und männliche Pflanzen häufig voneinander getrennt.

Haschisch und Marihuana zählen zu den sogenannten weichen Drogen, denn sie sind kaum gesundheitsschädlich und erzeugen keine körperliche Abhängigkeit, können aber eine ähnliche seelische Abhängigkeit erzeugen wie z. B. gewohnheitsmäßiges Fernsehen. In Maßen genossen und ohne Tabak geraucht, beeinträchtigen Haschisch und Marihuana das Bewußtsein weniger als Alkohol oder Nikotin – im Gegenteil: sie intensivieren, sensibilisieren und erweitern das Bewußtsein sogar, machen aber etwas unbeholfen in praktischen Dingen.

Jemand, der Haschisch oder Marihuana geraucht hat, nimmt jeden Moment intensiver wahr als sonst. Dabei können vorher blockierte Empfindungen hochsteigen und kaum mehr verdrängt oder vom Verstand gefiltert werden. Manche Menschen bekommen sogar regelrechte Angstzustände, da ihnen z. B. Verlassenheitsgefühle bewußt werden können, die ihre Wurzeln in Kindheitserfahrungen haben und unterschwellig ihr Lebensgefühl prägen.

Unter Einwirkung von Haschisch werden alltägliche Funktions- und Verhaltensabläufe neu wahrgenommen und in Frage gestellt. Bei heiterer Grundstimmung erscheinen die Dinge dann oft albern und lächerlich. Überhaupt wird die bereits vorhandene Grundstimmung durch Haschisch verstärkt, egal ob es sich dabei um Angst, Fröhlichkeit oder Wollust handelt.

Die nach dem Genuß von Haschisch oder Marihuana auftretende Sensibilisierung kann eine gewisse *Schutzlosigkeit* gegenüber allen möglichen Eindrücken mit sich bringen. Wenn z. B. ein unangenehmer Mensch mit im Raum ist, mit dem wir normalerweise noch zurechtkommen, können wir uns nun kaum gegen die unangenehme Ausstrahlung dieser Person wehren. Sind wir hingegen mit einer geliebten Person zusammen, können wir die Liebe intensiv empfinden.

Auch die Geschmackswahrnehmung wird verfeinert, und so schmecken die meisten Speisen unter Einwirkung von Haschisch oder Marihuana besser als unter gewöhnlichen Umständen, was aber mit daran liegt, daß wir im nüchternen Zustand viel zu oft in Gewohnheitsmechanismen verfallen und Feinheiten nicht mehr wahrnehmen.

Wer regelmäßig viel Haschisch oder Marihuana raucht, ist allerdings abgestumpfter und nimmt durch den Gewöhnungseffekt die Welt lange nicht so intensiv wahr wie jemand, der dies seltener tut. Menschen, die diese Droge häufig konsumieren, sind oft besonders unbeholfen in praktischen Dingen, passiv, behäbig und haltlos, und sie scheitern an der Vielzahl ihrer Möglichkeiten, denn sie haben zu viele Gedanken, auf die zu wenig Taten folgen.

Vermutlich aktiviert Haschisch die *rechte Gehirnhälfte*, die für den emotionalen Bereich zuständig ist sowie für die Beeindruckbarkeit, die intuitiven Fähigkeiten, das Musisch-Künstlerische, das Assoziative und das Religiöse. Die linke Gehirnhälfte – die für praktische Dinge zuständig ist, also für das bewußte Verhalten, für die Kontrolle, für das Rechnerische, für das sachliche Reagieren auf die

Außenwelt und für die Schlagfertigkeit – scheint durch den Genuß von Haschisch oder Marihuana eher gelähmt zu werden.

Haschisch und Marihuana können hilfreich sein, um an wichtige Erinnerungen, Gefühle, Einsichten und Ideen heranzukommen, sie können helfen, die Dinge in einem anderen Licht zu sehen und neue Zusammenhänge zu erkennen. Es kommt zu neuen Ideen auch im musikalischkünstlerischen Bereich. Tagträume werden intensiviert, Visionen entstehen, und die Meditation wird gefördert. Hier kann Haschisch helfen, mit der Welt in Einklang zu kommen und zu einer kosmischen, heilen Weltsicht zu gelangen.

Haschisch und Marihuana sind spirituelle Drogen und werden in den Ländern Südostasiens ja auch zu religiösen Zwecken angewendet. Wer Haschisch raucht, kann mühelos in religiöse Welten hineintauchen. Um sein Leben nach religiösen bzw. spirituellen Gesichtspunkten auszurichten, bedarf es aber einer gewissen Arbeit an sich selbst – für die Menschen, die viel Haschisch und Marihuana rauchen, meistens zu träge sind.

Astrologische Zuordnung

Aus astrologischer Sicht können wir im sensibel wahrnehmenden Hanf das Sternzeichen *Fische* sowie verstärkt die Konstellation *Merkur/Neptun* erkennen. Da Hanf außerdem das Atemzentrum etwas »lähmt« und das Vorstellungsvermögen intensiviert sowie gleichzeitig dafür sorgt, daß wir die Dinge in Frage stellen und uns prägender Verhaltensmuster bewußt werden, von denen wir uns befreien sollen, können wir in dieser Pflanze auch die Verbindung Pluto/Uranus erkennen, allerdings in ihrer sanften, wenig aggressiven, nichtsdestoweniger nach Wahrheit suchenden Komponente. Im Hanf sind die spirituellen, von der Sonne am weitesten entfernten Planeten Uranus, Neptun und Pluto gleichzeitig vertreten.

Hanf ist nicht nur eine Drogenpflanze, sondern auch eine uralte Nutzpflanze, deren Stengel Fasern enthalten, welche zur Herstellung von Seilen und von robusten Stoffen verwendet werden können. Sogar die ersten Jeans bestanden aus Hanffasern.

Das vielseitig anwendbare Öl aus Hanfsamen ist ebenfalls altbekannt. Es kann zu Arbeitszwecken, aber auch zur Herstellung von Kosmetika und sogar in der Ernährung verwendet werden.

Noch vor fünfzig Jahren wurde viel Hanf in Deutschland angebaut. Heutzutage ist der Anbau von Hanf untersagt. Es werden aber immer mehr Stimmen laut, die sich dafür einsetzen, daß Hanf als Nutzpflanze rehabilitiert wird, da er hochwertige Rohstoffe liefert. Darüber würden sich natürlich auch die Konsumenten von Haschisch und Marihuana freuen, obwohl die als Nutzpflanze angebaute Hanfsorte *Cannabis sativa*, die 1883 in den deutschsprachigen Raum eingeführt wurde, gar keine Rauschzustände erzeugt.

In Deutschland ist es übrigens nicht erst seit der Hippie-Zeit, sondern bereits seit Jahrhunderten üblich gewesen, das getrocknete Hanfkraut der altbekannten, wirkstoffreichen Sorte *Cannabis indica* zu räuchern oder zu rauchen. Bei der Verbrennung können die im getrockneten Kraut der weiblichen Pflanzen enthaltenen Samenkörner explodieren und knistern und knastern dann in der Pfeife. Daher stammt der Ausdruck »Knaster« für manche kuriose Tabakart. Erst seit wenigen Jahrzehnten ist der gute alte Knaster nur noch als Marihuana bekannt.

Marihuana und Haschisch gelten laut Gesetz als Betäubungsmittel, obwohl sie eher sensibilisierend als betäubend wirken. Eine gesundheitsschädliche Wirkung ist bis heute nicht entdeckt worden, außer daß Haschisch und Marihuana, wenn sie geraucht werden, Teerspuren auf der Lunge hinterlassen, ähnlich wie Zigaretten.

Der für die Anwendung als Droge wichtige Wirkstoff von Hanf ist das THC (*Tetrahydrocannabinol*). THC wird vom Körper besonders gut beim Rauchen über die Lungen aufgenommen. Die Wirkung setzt nach etwa zehn Minuten ein und hält ungefähr vier Stunden an. Das THC bleibt jedoch relativ lange im Körper, wo es schwach nachwirkt, bis es nach einer Woche ungefähr zu 80 % durch den Darm und die Nieren ausgeschieden wird.

Haschisch kann auch mit dem Essen eingenommen werden. Da THC jedoch fettlöslich und nicht wasserlöslich ist, sollten Haschisch oder Marihuana mit Fett verarbeitet werden, z. B. in Form von Haschisch-Keksen. Haschisch-Tee sollte mit Sahne getrunken werden. Gegessen oder getrunken setzt die Wirkung ungefähr nach 30 bis 60 Minuten ein.

Medizinische Anwendung

Da Hanf unter das Betäubungsmittelgesetz fällt, sind THC-haltige Hanfzubereitungen verschreibungspflichtig. Zwar steht der Besitz geringer Mengen Haschisch und Marihuana nicht mehr unter Strafe, doch darf die Droge weder erworben noch weitergegeben werden.

In der Schulmedizin ist bekannt, daß THC *erhöhtem Augeninnendruck* entgegenwirkt (grüner Star, Glaukom) – der sinnbildlich gesehen immer dann entsteht, wenn jemand die Welt mit zuviel innerem Druck wahrnimmt, wobei er für die Wirklichkeit der Außenwelt nicht mehr offen ist. Beim grünen Star wird durch den erhöhten Innendruck das Sehvermögen zerstört und das Sichtfeld immer enger. THC hingegen erweitert das Sichtfeld.

Bei der Behandlung von Krebserkrankungen findet THC Anwendung als *Begleitmittel zur Chemotherapie*, denn es hat sich herausgestellt, daß es die bei dieser Therapie üblichen, unangenehmen Nebenwirkungen wie Schwindel und Brechreiz lindern kann. Zu diesem Zweck wird THC

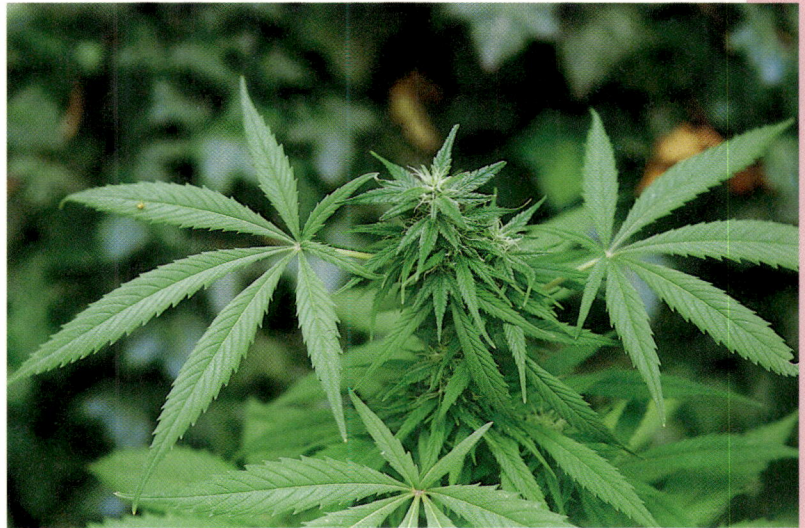

gelöst in Sesamöl in Kapseln mit je 2,5 oder 5 mg verabreicht.

Dabei liegt die Vermutung nahe, daß THC einen beruhigenden Einfluß auf den Nervus vagus ausübt, der für die Steuerung passiver, reflexartiger Körpervorgänge zuständig ist, und deswegen kommt es unter Einwirkung von THC zu einer verminderten Reaktion des Pupillenreflexes, zu *Austrocknungserscheinungen der Schleimhäute,* besonders der Augen und des Mundes, zu einer Schwächung der Atemtätigkeit, zu einer leichten Herabsetzung des Blutdrucks und wie bereits erwähnt zu brechreizhemmenden Effekten.

Dank seiner sensibilisierenden Eigenschaften ist Haschisch bzw. Marihuana ein altbekanntes *Aphrodisiakum.* Daher könnten Hanfzubereitungen eine geeignete Medizin bei Störungen der Libido sein.

Hanfzubereitungen können im Prinzip bei jedweder Erkrankung medizinisch wirksam sein, denn unter Einwirkung von THC können wir uns unserer automatischen Verhaltensweisen bewußt werden, die uns krank gemacht haben, und wir können die wirklichen Ursachen unserer Erkrankung wahrnehmen, wie z. B. unsere Angst, unsere körperlichen Verspannungen, unsere falsche Atmung, die angestaute Wut, die Traurigkeit oder die Aufregung.

Haschisch und Marihuana könnten außerdem eine ausgleichende Medizin sein für alle Menschen, die zwar recht intelligent sind, aber zu stark von ihrer praktisch-sachlichen Gehirnhälfte gesteuert werden – Menschen, die zu wenig auf sich wirken lassen, die zu wenig träumen und assoziieren können, weil sie immer wach und aktiv sind und wie automatisch funktionieren.

In der Psychotherapie wären Haschisch bzw. Marihuana ein geeignetes Mittel, um an verdrängte Gefühle, Erinnerungen, Ängste und Probleme heranzukommen, Ursachen zu erkennen und Lösungsmöglichkeiten zu finden.

Homöopathische Anwendung

Zur Herstellung der homöopathischen Urtinktur werden die frischen Zweigendungen mitsamt den Blättern und Blüten verwendet. Hanf ist in homöopathischen Zubereitungen unter der Bezeichnung *Cannabis* erhältlich, wobei hier zwischen *Cannabis indica* und *Cannabis sativa* unterschieden wird. Der eigentliche Hanf aber ist *Cannabis indica*. *Cannabis sativa* hingegen ist eine neuere Nutzpflanze, die nur sehr wenig THC enthält.

In homöopathischen Verdünnungsgraden wirkt Cannabis gegen *Hemmungen beim Wasserlassen*, die es in materiellen Dosen hervorrufen kann, sowie gegen andere Beschwerden der Harnwege, welche besonders dann entstehen, wenn eine Person zwar für die Außenwelt sensibel ist und diese intensiv wahrnimmt, dabei aber eine gewisse Scheu hat, ihre Probleme mit der Außenwelt zu klären und ihre Gefühle herausfließen zu lassen. Gut wirkt Cannabis in höheren Potenzen auch, wenn Probleme mit den Harnorganen auf dem Hintergrund intensiver und unerfüllter sexueller Sehnsucht entstehen. Außerdem wird Cannabis bei Sterilität gegeben.

Da Cannabis in materiellen Dosierungen Austrocknungserscheinungen der Schleimhäute hervorruft, ist es in homöopathischen Verdünnungen ein geeignetes Mittel bei Trockenheit des Mundraumes und der Augen, vor allem wenn diese gerötet sind.

Ein anderer Wirkungsbereich von Cannabis ist das Herz, wobei der sensitive und etwas schüchterne Cannabis-Charakter leicht zu Todesängsten, *Herzklopfen und Herzneurosen* neigt, überhaupt etwas kreislaufschwach ist und kein besonders starkes und belastbares Herz hat, es sei denn, er beschäftigt sich mit Dingen, die ihm Spaß machen.

Im geistigen Bereich wirkt Cannabis in höheren Potenzen auf Zustände, wie sie unter Einwirkung von Haschisch oder Marihuana entstehen, und paßt gut zu Leuten, die wenig praktisch veranlagt, aber idealistisch, romantisch und verträumt sind.

Hopfen

Humulus lupulus

Hopfen, weibliche Pflanze

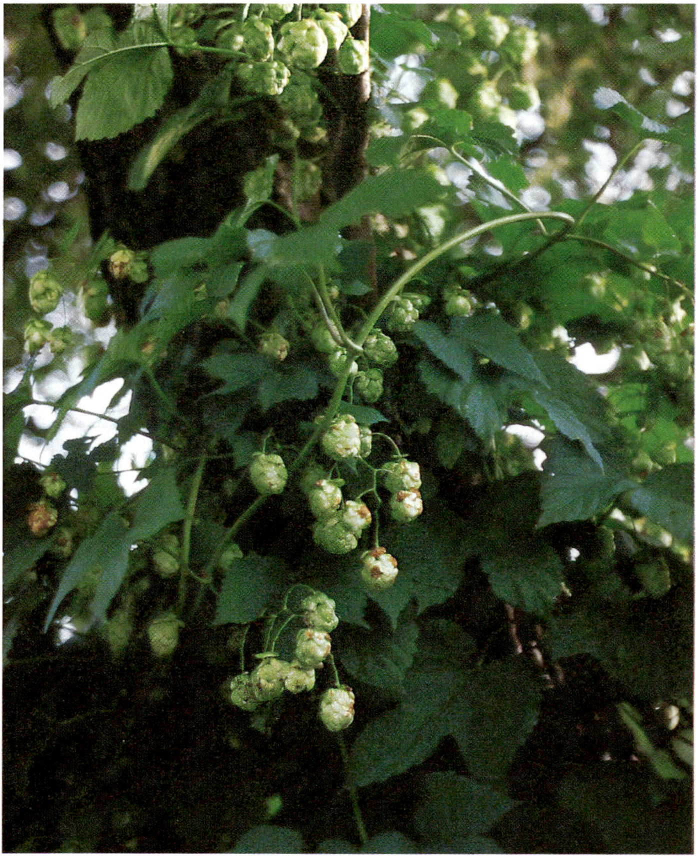

Charakter: verbitterte Schwäche, verbunden mit einem gewissen Größenwahn

Ebenso wie der Hanf hat der Hopfen handförmige Blätter – was im übertragenen Sinne darauf hinweist, daß die-

- Blüte: Grün, unscheinbar; die Blüten weiblicher Pflanzen stehen in mehreren Ähren, wobei die blütenbedeckenden Blätter die »Hopfenzapfen« bilden; die Blüten männlicher Pflanzen sind in lockeren Rispen angeordnet; Blütezeit: Juli bis August.
- Körper: Sich rechtsherum windende Kletterpflanze mit Kletterhaken und wenigen Stengeln; viele Blätter, gegenständig angeordnet und auf relativ langen Blattstielen; das einzelne Blatt ist handförmig, drei- bis siebenzählig, am Rande gesägt und auf der Oberseite behaart; jährlich sich emporrankende Staude, die bis zu acht Meter hoch werden kann.
- Standort: Auenwälder, Laubwälder, Gebüsche; an Baumstämmen oder Pfählen sich hochrankend; Heimat: mediterrane bis gemäßigte Zonen Europas und Westasiens; seit dem 8. Jahrhundert werden die weiblichen Pflanzen vor allem für die Bierherstellung kultiviert.

se Pflanze im wahrsten Sinne des Wortes viel begreift, viel wahrnimmt und eine gewisse Intelligenz besitzt, ja daß sie Geist hat, der sich auch darin äußert, daß sie Wirkstoffe enthält, die auf den menschlichen Geist wirken.

Dabei werden die eigentlichen Hopfenwirkstoffe von den weiblichen Pflanzen gebildet, deren *Blüten* die Hopfenzapfen mit ihrem typischen, bitter-würzigen Aroma sind und deren Wirkstoffe sich nach der Befruchtung ändern würden, weswegen männliche Pflanzen in der Nähe weiblicher Pflanzen meistens vernichtet werden. »Der« Hopfen ist eine durch Stecklinge vermehrte weibliche Zuchtpflanze. Wilde Arten hingegen enthalten häufig andere Wirkstoffe, aber auch hier ist die Pflanze mit den typischen bitteren Wirkstoffen die unbefruchtete weibliche Pflanze, also die »Jungfrau« – wir können auch sagen: die »verbitterte Jungfrau«.

Neben Bitterstoffen enthält Hopfen chemische Verbindungen, die mit dem weiblichen *Hormon Östrogen* verwandt sind. So gesehen ist Hopfen, der ja in jedem Bier enthalten ist, gar nicht besonders geeignet für Männer – oder vielleicht doch, wenn es darum geht, die Männlichkeit etwas einzudämmen und zu neutralisieren. Es ist ja bekannt, daß Männer, die viel Bier trinken, sexuell weniger Drang verspüren, und daher ist Bier das ideale Getränk für Ehemänner, die aus Sicherheitsgründen in einer beständigen, aber erotisch eingeschlafenen Beziehung verweilen und dort ein leicht verbittertes, ja fast jungfräuliches Dasein führen.

Der Hopfen ist ein dauerhafter und sicherheitsliebender Charakter, denn im Gegensatz zum Hanf lebt er mehrere Jahre. Er ist außerdem sehr *anlehnungsbedürftig*, was daran deutlich wird, daß er sich als rankende Kletterpflanze an den Stämmen anderer Pflanzen festhalten muß. Indem er sich an andere anlehnt, die ihn tragen, gelingt es dem Hopfen, mehrere Meter hoch zu werden – und hier gleicht er tatsächlich vielen in unserer Gesellschaft lebenden Männern, die im Grunde genommen von ihren Frauen getragen werden, von denen sie genügend Halt bekommen, um auf der Karriereleiter hochzuklettern.

Obwohl Hopfen und Hanf nahe miteinander verwandt und ähnlich sensibel in ihren vielfältigen Wahrnehmungen sind, verhalten sie sich doch gegensätzlich: So hat der flüchtige und kurzlebige Hanf ganz andere Werte als Sicherheit und Beständigkeit. Er hat keine Angst, Dinge in Frage zu stellen, die Wirklichkeit wahrzunehmen und seine eigenen Gedanken zu denken, wobei er ein gerades Rückgrat behält, sich nicht anlehnen muß, sich nicht abhängig macht und eigenständig bleibt.

Der Hopfen indes hat Angst, mit seinen vielfältigen Wahrnehmungen allein dazustehen. Er braucht den Halt durch andere, braucht Sicherheit und kann nicht gut loslassen. Er *braucht Erfolgserlebnisse*, bis er jedes Jahr acht Meter hoch wird (!) – aber sein eigenes Rückgrat ist dabei nur sehr schwach. Manchmal merkt er, daß er sich »verraten und verkauft« hat, denn als sensibel wahrnehmende Pflanze weiß der Hopfen um seine Schwächen. Doch sein Bedürfnis, in Anlehnung an andere groß und erfolgreich zu werden, ist ihm oft wichtiger als die Wahrnehmung der

Wirklichkeit und als aufrichtige Wahrhaftigkeit, weswegen er sich immer wieder um seine eigene Achse herumwindet, wenn er nach oben klettert.

So leben im Hopfen übermäßiges Erfolgsstreben, Abhängigkeit von anderen und Sensibilität in etwas reizbar-verbitterter Dreisamkeit. Daher paßt er besonders gut zu sensibel wahrnehmenden und etwas verbitterten Menschen mit leichtem Größenwahn, hinter dem sich aber Unsicherheiten verbergen. Die Kombination aus Größenwahn und Unsicherheit in Verbindung mit hoher Sensibilität führt natürlich schnell zu Nervenstreß. Hier bildet der Hopfen einerseits Reizstoffe, andererseits aber auch nervenberuhigende Wirkstoffe.

Astrologische Zuordnung

Wir können im Hopfen die Konstellation *Mars/Uranus* erkennen, da diese häufig nach Großem strebende, in Wirklichkeit aber unsichere und reizbare Charaktere hervorbringt, die Erfolg und Anerkennung brauchen, dabei aber stets auf Halt durch andere angewiesen sind.

Anwendung

Die frischen Hopfenzapfen werden verwendet, um Bier würziger und haltbarer zu machen. Dabei wirkt frischer Hopfen harntreibend und sekretionslösend sowie leicht beruhigend, enthält aber auch einige Reizstoffe, die bei Berührung auf der Haut Rötung und einen Bläschenausschlag hervorrufen können (Hopfenpflückerkrankheit).

Wer gerne Bier trinkt, sollte berücksichtigen, daß Bier aufgrund seines Hopfenzusatzes Reiz- und Bitterstoffe enthält, die jede Reizbarkeit, Bitterkeit und Traurigkeit verstärken können, weswegen es sich empfiehlt, Bier eher in Maßen zu genießen. Dabei ist die verträgliche Dosis von Person zu Person unterschiedlich: Manch einer reagiert bereits nach einem Glas »allergisch«, während ein anderer sehr viel Bier und Hopfen verträgt.

Medizinische Anwendung

Die frischen Hopfenzapfen enthalten die bitter-aromatischen Wirkstoffe Humulon und Lupulon, welche durch Lagerung ihre Zusammensetzung verändern und neue, beruhigende Wirkstoffe bilden, unter anderem auch solche, die denen des Baldrians ähnlich sind. Dabei steigt die Konzentration beruhigender Wirkstoffe innerhalb von zwei Jahren Lagerung bei Raumtemperatur stetig an und läßt dann wieder nach.

Als *Einschlaf- und Beruhigungsmittel* sind also die getrockneten Hopfenzapfen zu verwenden. Diese können zur Herstellung eines Bades aufgegossen oder als Tee zubereitet werden, der aber nicht besonders gut schmeckt. Deswegen war es früher üblich, die getrockneten Hopfenzapfen in ein Kissen einzunähen und mit ins Bett zu nehmen. Pulverisierte Hopfenzapfen hingegen sind in handelsüblichen Hopfen-Dragees enthalten, in denen sich aber nur sehr geringe Mengen der gewünschten Wirkstoffe befinden.

Obwohl besonders der frische Hopfen einen etwas kritischen Charakter besitzt, bildet er kräftigende, *appetitanregende* und *verdauungsfördernde* Wirkstoffe sozusagen als körpereigene Medizin, denn er fühlt sich selber manchmal schwach und hat keinen Appetit, weil er zu reizbar und zu sensibel ist und zu viele Eindrücke wahrnimmt, was dazu führt, daß er keine weiteren Eindrücke und auch keine Nahrung mehr aufnehmen kann.

Der Genuß von Bier kann also den Körper stärken und außerdem die Milchmenge stillender Mütter problemlos steigern, wobei die kräftigende und beruhigende Wirkung einen guten Einfluß auf Mutter und Kind ausübt, das ja wie der Hopfen schnell wächst, aber abhängig, sensibel und reizbar ist. Während der Stillzeit gilt es aber unbedingt zu beachten, daß Alkohol schnell in die Muttermilch gelangt und für Kinder sehr schädlich ist. Daher sollte die Menge von einem Glas Bier am Abend nicht überschritten werden, es sei denn, es handelt sich um alkoholfreies Bier. Doch auch dieses sollte wegen seines Hopfengehaltes nicht im Übermaß genossen werden.

Aufgrund der Inhaltsstoffe, die mit dem weiblichen Hormon Östrogen verwandt sind, ist Hopfen besser für Frauen geeignet als für Männer und paßt natürlich besonders gut zu Frauen mit Hopfen-Eigenschaften, die z. B. ihre Stellung, ihren Halt und ihre Sicherheit von ihrem Mann bekommen, was ihnen zwar einen hohen Status, aber Schwäche und Abhängigkeit beschert, weswegen sie reizbar, verbittert und melancholisch werden.

Homöopathische Anwendung

Zur Herstellung der homöopathischen Urtinktur werden die frischen Hopfenzapfen verwendet, die als homöopathisches Mittel unter der Bezeichnung *Lupulus* erhältlich sind.

Lupulus wird als mildes Beruhigungsmittel vor allem bei Nervenüberreizung häufig in der Urtinktur oder in sehr niedrigen Potenzen verwendet.

In der Homöopathie gilt ja der Grundsatz: Gleiches mit Gleichem heilen, und deswegen kann Lupulus in homöopathischen Dosen gerade für solche Menschen ein geeignetes Mittel sein, die nach dem Genuß von Bier schlechte Laune bekommen. Hier paßt Lupulus vor allem zu ebenso sensiblen wie reizbaren Personen, die am Tage häufig ermüden und nachts nicht schlafen können.

Da frische Hopfenzapfen nach Berührung mit der Haut Reizerscheinungen hervorrufen können, wird Lupulus in mittleren Potenzen bei *Bläschenausschlägen*, Herpes, Dermatitis, scharlacharten Ausschlägen und Hautabschilferungen gegeben.

Die Tatsache, daß frischer Hopfen harntreibend wirkt, führt zu seiner Verwendung in homöopathischen Verdünnungen als Mittel gegen *Reizblase*.

Doldengewächse
Apiaceae bzw. Umbelliferae

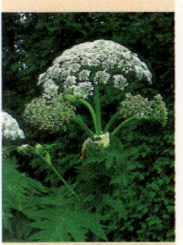

Charakter: jugendlich, luftig, leichtfüßig, vielseitig und nervös

Doldengewächse haben kleine, fünfzählige, meistens weiße *Blüten*, die kreisförmig auf eigenen kleinen Blütenstielen stehend in Dolden angeordnet sind. Dabei sind alle Blüten gleich weit vom Stengel entfernt.

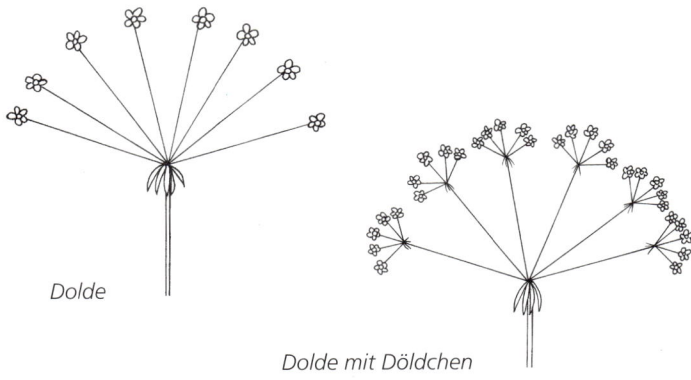

Dolde

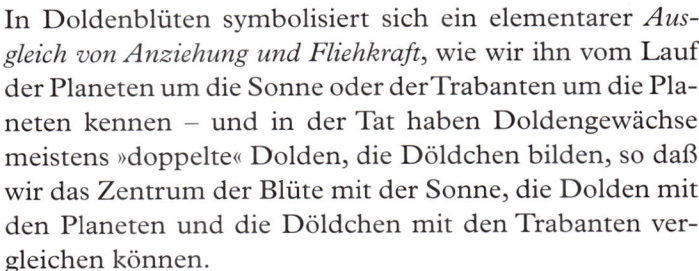

Dolde mit Döldchen

In Doldenblüten symbolisiert sich ein elementarer *Ausgleich von Anziehung und Fliehkraft*, wie wir ihn vom Lauf der Planeten um die Sonne oder der Trabanten um die Planeten kennen – und in der Tat haben Doldengewächse meistens »doppelte« Dolden, die Döldchen bilden, so daß wir das Zentrum der Blüte mit der Sonne, die Dolden mit den Planeten und die Döldchen mit den Trabanten vergleichen können.

Aufgrund der Blütenbildung können wir schließen, daß diese Charaktere sich immer wieder von der Mitte weg bewegen, wobei sie mitunter abheben und dann in gleichbleibender Entfernung um das Zentrum der Schwerkraft tanzen. Doldenblüten symbolisieren gewissermaßen einen Mikrokosmos, und sie leben im Einklang mit den kosmischen Gesetzen. Dabei handeln sie nur wenig egoistisch und auch nicht »aus dem Bauch heraus«, denn sie suchen nach Weisheit.

Daß Doldenblüten meistens in weißer Farbe erscheinen, ist also kein Wunder, denn Weiß bedeutet *Liebe zu Wahrheit und Objektivität*, wobei das von außen kommende Licht ungebrochen reflektiert wird. So verfügen diese Pflanzen über einen unvoreingenommenen Charakter, der nur ungerne eine subjektive Färbung annehmen mag. Eindrücke nimmt er nicht allzu tief in sich auf, er steigert sich nie in etwas hinein und will die Dinge viel lieber so erfahren, wie sie wirklich sind. Dabei bewertet er nichts und befindet sich häufig »jenseits von Gut und Böse«.

Im Prinzip sind weißblühende Doldengewächse die griechischen Philosophen unter den Heilpflanzen, die die Dinge gerne hinterfragen und von allen Seiten sehen können, wobei sie aber stets nach der Quintessenz suchen, was sich in den fünfzähligen Blütenblättern ausdrückt.

Diese Pflanzen entsprechen auch jenen Menschen, die für viele, eher zufällige Begegnungen offen sind und deren Liebesleben quasi darin besteht, den anderen bzw. die andere zu umkreisen, sich aber niemals tiefer einzulassen, da sie die Freiheit lieben und die Wahrheit, die sich eben nicht in der Einseitigkeit erfahren läßt.

Etwas mehr Subjektivität, mehr Orientierung aus dem Empfinden und mehr Stimmungsbetontheit zeigen hingegen die gelbblühenden Doldengewächse, die aber ebenso nervös wie ihre weißblühenden Familienangehörigen sind.

Doldengewächse haben fast alle fiederteilige *Blätter*, die also an Federn erinnern, woran sich ihr luftiger, offener und etwas fahriger, nervöser und vielseitiger Charakter ablesen läßt. Dieser ist auch an ihrer Gesamterscheinung zu erkennen, denn Doldengewächse bilden viele Stengel und Zweige, Blätter und Blüten. So können wir am Aussehen dieser Pflanzen mit ihren vielseitigen Verzweigungen eine gewisse Ähnlichkeit mit Nervensträngen erkennen, und im Zusammenhang mit ihrer nervösen Vielseitigkeit ist es nun eigentlich kein Wunder mehr, wenn Doldengewächse häufig Wirkstoffe enthalten, die einen Einfluß auf das *Nervensystem* ausüben. Einige Doldengewächse bilden aber auch wohltuende, entkrampfende, milchbildende, sekretions- oder menstruationsfördernde Wirkstoffe, die das *hormonelle Geschehen* günstig beeinflussen.

Doldengewächse sind wie unruhige und fahrige Personen, die viele Dinge gleichzeitig machen können. Sie brauchen unzählige Erfahrungen, denn nur so können sie zu einer runden und recht objektiven Sichtweise gelangen. Einseitigkeit und Einsamkeit ertragen sie nicht. Sie brauchen Freunde, mit denen sie reden können, sie benötigen Bewegung und Zerstreuung und reisen gerne umher, weil sie dadurch beruhigt werden. Sie finden ihre Mitte, ihr inneres, subjektives Zentrum nur, indem sie mit gewissem Abstand und Objektivität um dieses Zentrum herumtanzen können. Sie leben in freier Gemeinschaft mit Gleichgesinnten und befinden sich in offenen Kreisen, wobei sie sich aber nicht von anderen vereinnahmen lassen wollen, weswegen sie manchmal sogar ätzende oder giftige Stoffe bilden.

Aufgrund ihrer *Neigung zu ungesunder Nervosität* gibt es also auch einige nutzlose oder sogar giftige Arten von Doldengewächsen, die bisweilen mit den nützlichen verwechselt werden, was gefährliche Folgen haben kann. Zu diesen Pflanzen zählen unter anderem: Gefleckter Schierling, Wasserschierling, Hundspetersilie, Kälberkropf, Giersch, manche Kerbelarten, die allesamt weißblühend sind und die ich hier als »Schierlinge« bezeichnen möchte, was botanisch zwar nicht ganz korrekt, aber trotzdem passend ist. »Schierlinge« sind im Prinzip freie, intellektuelle, etwas schizoide Charaktere, die an viele Dinge gleichzeitig denken können, da sie unberührt von Leidenschaften und Projektionen leben: Das Wort schier bedeutet soviel wie rein. Doch die Reinheit der Schierlinge besteht im Prinzip nur darin, daß sie sich auf nichts einlassen, wozu sie auch viel zu nervös sind. Aufgrund dieser Nervosität, aber auch aufgrund ihrer Neigung, unberührbar bleiben zu wollen, bilden Schierlinge mitunter destruktive Wirkstoffe, die auf das Nervensystem Einfluß nehmen und Koordinationsstörungen oder Lähmungen hervorrufen können – welche wiederum symbolisieren, daß diese Charaktere sich manchmal bis zur körperlichen Empfindungslosigkeit von sich selbst entfernt haben.

Astrologische Zuordnung

Astrologisch gesehen entspricht allen Doldengewächsen der Planet *Merkur*, der in der Mythologie mit geflügelten Schuhen dargestellt wird und der als sonnennächster Planet dafür zuständig ist, daß wir uns überhaupt in der Welt entfalten und in dieser funktionieren können. Auch der Planet *Uranus* ist im Prinzip den Doldengewächsen zuzuordnen, da er als höhere Oktave von Merkur angesehen wird und dafür sorgt, daß wir uns aus unserer Befangenheit befreien und die Dinge leichtnehmen können – bis zum Abheben.

Der Planet Merkur ist zuständig für alles, was vernünftig funktioniert und zweckmäßig ist. Entsprechend befinden sich auch viele nützliche Pflanzen wie Möhre, Sellerie, Petersilie, Fenchel, Kümmel, Anis, Pimpinelle, Pastinake, Dill und Liebstöckel unter den Doldengewächsen, von denen viele als besonders bekömmlich für Kinder angesehen werden, auf deren Entfaltungsdrang und deren neugierige Beweglichkeit die Wirkstoffe dieser Pflanzen einen wohltuenden Einfluß ausüben.

Kümmel

Carum carvi

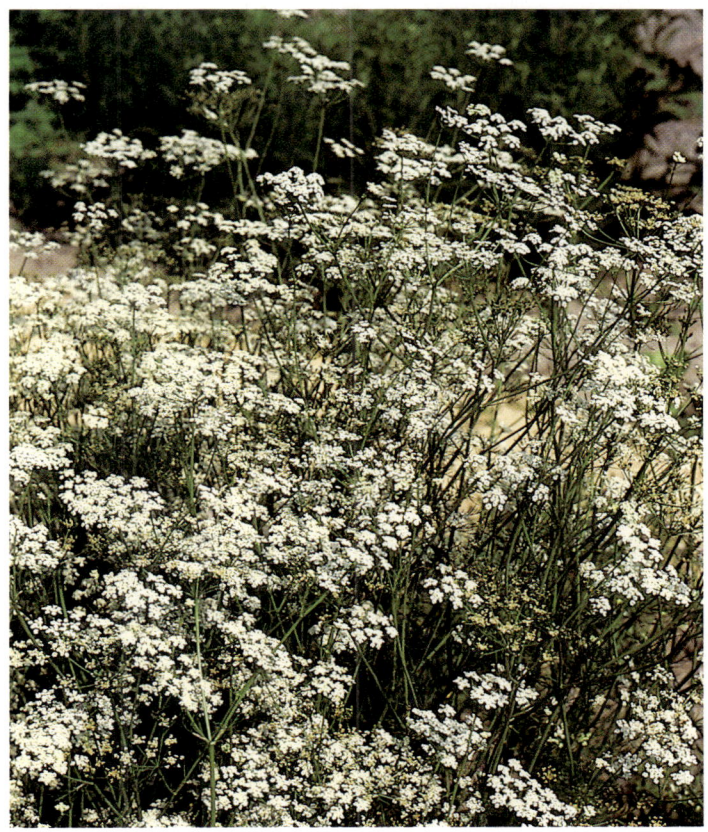

Charakter: der Wind eines frischen Geistes

Der Kümmel ist eine bekannte Heil- und Gewürzpflanze,
die nicht erst durch Menschen irgendwann in den mitteleuropäischen Raum gebracht wurde, sondern quasi schon
immer hier existiert hat, und zwar von den Bergregionen

- Blüte: Klein, weiß bis rosa, fünf Blütenblätter; in zusammenge-
  setzten Dolden (Dolden mit Döldchen) stehend; Hüllblätter fehlend, Hüllchen fehlend oder wenigblättrig; Früchte zerfallen in
  die sichelförmigen Teilfrüchte, die gemeinhin als »Kümmel« bekannt sind und das typische, leicht herbe, eigenartig und würzig
  duftende ätherische Öl enthalten, dessen Hauptwirkstoff
  Carvon ist; Blütezeit: Mai bis Juli.
- Körper: Aus einer spindelförmigen Wurzel steigt eine zweijährige Pflanze, deren Blätter kahl und zwei- bis dreifach gefiedert
  sind, mit beinahe fadenförmigen, aber relativ kurzen Fiederchen; die unteren Fiederchen bilden, wenn sie von der Blattspindel abgehen, ein kleines Kreuz; Höhe der Pflanze: 30 bis
  100 cm.
- Standort: Auf fetten, nicht zu trockenen Wiesen und Weiden
  sowie an Wegrändern verbreitet; als Heil- und Gewürzpflanze
  häufig kultiviert; Heimat: Europa bis Sibirien, von den Gebirgen
  des Mittelmeeres bis zur nördlichen Taiga.

des Mittelmeergebietes bis zur nördlichen Taiga und von
der Atlantikküste bis nach Sibirien. Deswegen ist der
Kümmel für Mitteleuropäer eine sehr geeignete Pflanze,
die wenig Ansprüche stellt und gut mit rauhem Klima oder
mit anderen eher schwierigen Situationen zurechtkommt,
denn sie weiß einfach, daß sie nicht im Paradies lebt, darauf hat sie sich längst eingestellt.

Der Kümmel gehört zu den weißblühenden Doldengewächsen. Er hat also einen luftigen, eher intellektuellen
Charakter, der die Welt möglichst objektiv, von Gefühlen
und Ärgernissen bereinigt, erfahren will. Daß er sehr viele
Blüten, Zweige und gefiederte Blätter bildet, läßt eine starke Vielseitigkeit erkennen, wobei die ganze Pflanze etwas
unruhig und fahrig wirkt. Dabei vermag der Kümmel die
Dinge leichtzunehmen – das wird an seinen gefiederten
Blättern deutlich, deren Fiederchen aus dünnen und beinahe fadenförmigen Abschnitten bestehen.

Obwohl der Kümmel wie die meisten anderen Doldengewächse die Leichtigkeit des Seins zu leben versteht, hat er

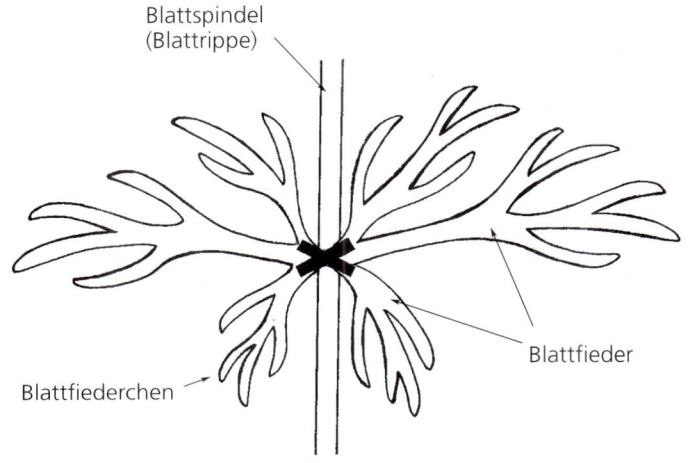

Blattspindel
(Blattrippe)

Blattfieder

Blattfiederchen

Ein Kreuz bildende Blatt-fiederchen

es im Detail doch immer wieder mit Situationen zu tun, in denen etwas verquer läuft und in denen er es sich recht kompliziert macht, was an seinen asymmetrisch angeordneten Blattfiederchen zu sehen ist, die in der Nähe der Blattspindel stets ein Kreuz bilden. So können wir sagen, daß der Kümmel im Bereich alltäglicher Kleinigkeiten »sein Kreuz zu tragen« hat.

Der sehr vielseitige und fahrige Kümmel verfängt sich also immer wieder in kleinen, widrigen, komplizierten Alltagssituationen, aus denen er aber dank seines beweglichen und intellektuellen Charakters mit einer gewissen Leichtigkeit und mit dem Wind eines frischen Geistes herausfindet, denn der Kümmel ist *weise* und sieht die Dinge von allen Seiten. Beinahe jedes Problem kann er kreativ und erfinderisch lösen. Er erträgt die Widersprüche des Lebens mit Leichtigkeit, weil er weiß, daß die Wahrheit nie einseitig, sondern stets widersprüchlich ist. Sein Charakter ist jedoch nicht immer angenehm, sondern etwas *unpersönlich, herb* und *frisch* – gerade so wie seine intensiv und eigenartig schmeckenden Früchte, die meist gemeint sind, wenn von »Kümmel« die Rede ist.

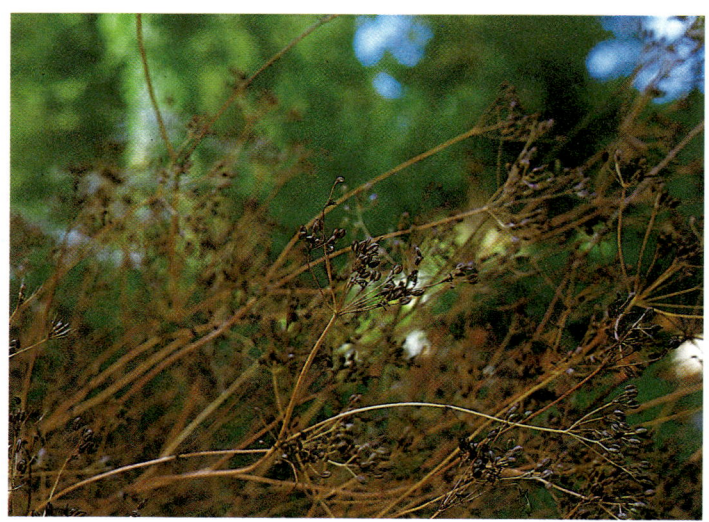
Kümmel, früchtetragende Pflanze

Astrologische Zuordnung

Astrologisch können wir den Kümmel der Kombination *Wassermann/Jungfrau* bzw. *Uranus/Merkur* zuordnen, die einerseits frei und erfinderisch ist, andererseits aber auch zu sehr auf jedes Detail eingeht. Dabei beherrscht die Jungfrau auf der organischen Ebene den Darm, während dem Wassermann bzw. dem Planeten Uranus das Nervensystem zugeordnet wird, wobei er kühlen Witz und befreiende Elemente mit sich bringt. So ist es kein Wunder, wenn Kümmel den Darm befreiende Wirkstoffe enthält.

Anwendung

Es werden die in ihre Teilfrüchte zerfallenen, getrockneten Früchte der Pflanze verwendet, und zwar meist als Gewürz oder für Teezubereitungen.

Der an Widrigkeiten gewöhnte Kümmel verfügt über jede Menge Wirkstoffe gegen schwerverdauliche Situationen und läßt, als Gewürz verwendet, ballaststoffreiche und blähende Speisen wie Weißkohl oder Vollkornbrot bekömmlicher werden.

Medizinische Anwendung

Die Einnahme von Kümmel als Tee oder als Gewürz belebt und entkrampft die Darmmuskulatur. Dabei bringt Kümmel »frischen Wind« in eine träge und schwerfällige, zu Verstopfung neigende Verdauung und erleichtert den Abgang von Winden. Kümmel hilft, wenn etwas quer liegt, hilft bei »schrägen Fürzen«, die sich nicht lösen mögen und Schmerzen bis hin zu Herzbeschwerden verursachen können.

Der charakteristische, sich besonders in den Früchten konzentrierende, typische Kümmelgeruch und -geschmack ist auf den Gehalt an ätherischem Öl zurückzuführen, dessen Hauptwirkstoff, das *Carvon*, über krampflösende und sekretions- sowie *verdauungsfördernde* Eigenschaften verfügt.

Aufgrund der lösenden und sekretionsanregenden Eigenschaften fördert Kümmel die *Milchbildung* und ist zusammen mit Anis und Fenchel Bestandteil vieler Milchbildungstees. Das ist noch in anderer Hinsicht gut, denn wenn die stillende Mutter Kümmel einnimmt, gelangen auch Kümmelwirkstoffe in die Muttermilch, die bei den häufig auftretenden Blähungskoliken von Säuglingen hilfreich sind. Kümmelauszüge in Form von Tee oder Zäpfchen werden in der Kinderheilkunde ebenfalls häufig verschrieben.

Kümmel hilft auf der psychischen Ebene, die Dinge leichter zu nehmen, auch wenn sie anders verlaufen als beabsichtigt. Dabei wirkt das ätherische Öl von Kümmel *geistig anregend* und löst *nervöse Verspannungen*.

Kümmelauszüge sind in vielen Likören und Schnäpsen enthalten, die wohl ebenfalls helfen sollen, mit Widrigkeiten besser zurechtzukommen, wobei sie in Maßen zu bestimmten Mahlzeiten genossen eine Medizin sind, die den Geist erfrischt und die Verdauung erleichtert.

51

Homöopathische Anwendung

In der Homöopathie wird Kümmel nicht verwendet. Wer also Kümmel in homöopathischer Form verwenden will, muß sich eine Urtinktur aus den zerstoßenen Früchten oder aus der frischen Pflanze selbst herstellen und dann entsprechend hochpotenzieren (lassen).

In homöopathischen Dosierungen ist Kümmel ein geeignetes Mittel für intellektuelle, erfinderische Charaktere, die aber eher unruhig und zuwenig konzentriert sind, die es sich im Bereich alltäglicher Kleinigkeiten meistens zu kompliziert machen und die auf der körperlichen Ebene zu nervösen Durchfällen neigen.

Anis

Pimpinella anisum

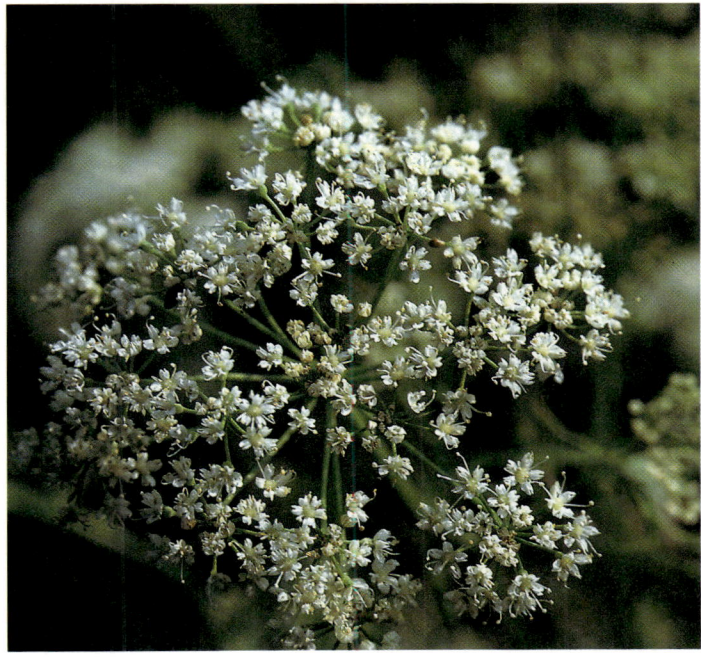

Anis

☞ **Botanischer Steckbrief**

- Blüte: Klein, weiß, fünf Blütenblätter; in Döldchen auf Dolden; Früchte kümmelähnlich, aber nicht sichel-, sondern eher birnenförmig, im Geschmack süß, würzig und lakritzeartig; reich an ätherischen Ölen, fetten Ölen und Zucker; Blütezeit: Juli bis August.
- Körper: Reich verzweigt mit relativ kleiner Wurzel; Stengel rund und gerillt; die unteren Blätter sind ungeteilt, die mittleren einfach gefiedert und die oberen zwei- bis dreifach gefiedert; gesägter Blattrand; aromatisch duftende einjährige Pflanze, die 30 bis 60 cm hoch wird.
- Standort: Kultivierte, wärmeliebende Heil- und Gewürzpflanze; Heimat Mittelmeergebiet, vorderasiatischer Raum.

Charakter: befreiender Geisteswitz

Der Anis ist ein weißblühendes Doldengewächs und hat einige Ähnlichkeit mit dem Kümmel, ist aber im Gegensatz zum Kümmel nur eine einjährige Pflanze. So ist Anis schnellebig und *rasch*, verfügt jedoch über einen angenehmeren Charakter als der Kümmel, dem öfter mal etwas schiefgeht. Anis hingegen ist noch eher darauf aus, *die Dinge möglichst leichtzunehmen*. Deswegen schmecken Anisfrüchte auch süßer und angenehmer als Kümmelfrüchte.

Daß der Anis über einen Charakter verfügt, der die Dinge zunehmend leichter nimmt, wird an der Bildung seiner *Blätter* deutlich: sie sind im unteren Bereich der Pflanze ungeteilt, im mittleren Bereich einfach gefiedert und im oberen Bereich zwei- bis dreifach gefiedert, werden also immer offener, differenzierter, feiner und leichter, je weiter die Pflanze nach oben wächst.

So symbolisiert der Anis einen »beflügelten« Charakter, der sich mehr und mehr von irdischen Zwängen löst, bis er nach einer recht kurzen Lebensdauer völlig abhebt und »in den Himmel fährt«. Er befreit sich mehr und mehr von der Erdanziehung, von der Gravitation, was wörtlich übersetzt nicht nur Schwerkraft, sondern auch Ernstheit bedeutet. So wird deutlich, daß es dem Anis darum geht, die Dinge immer weniger ernst zu nehmen und statt dessen immer mehr von der witzigen Seite zu sehen. In diesem Zusammenhang erzeugt Anis süße und lakritzeartig schmeckende *Früchte*, die sogar ein wenig bitter sind – aber nur wie eine Situation, die so bitter ist, daß man noch über sie lachen kann.

Anis ist in der irdischen, materiellen Welt weniger zu Hause als in der geistigen, was sich auch daran zeigt, daß seine Früchte noch lange nach dem Absterben der Pflanze aromatische Wirkstoffe enthalten, ja bestimmte Wirkstoffe erst durch Lagerung bilden. Dennoch duftet auch die frische Pflanze bereits nach dem ätherischen Öl, woran wiederum die Neigung zur »Vergeistigung« deutlich wird, denn etwas Ätherisches ist etwas Geistiges. Dabei verfügt

Anis aber über einen guten, erleichternden sowie befreienden Geist – sein botanischer Name *Pimpinella* ist gleichzeitig der Name einer guten Fee.

Die von unten nach oben aufsteigende Veränderung der Blattform symbolisiert im Prinzip die drei Zustände fest, flüssig und gasförmig, wir können aber auch sagen, daß hier die Dreigestalt von Körper, Seele und Geist symbolisiert ist – wobei der rasche Anis immer recht bald in den gasförmigen, luftigen, geistigen Zustand gelangen will.

Anis ist auch in diesem Zusammenhang wesensverwandt mit Alkohol, genaugenommen mit Weingeist, der zwar flüssig ist, aber leicht verdunstet, sich also verflüchtigt und der ohne Zweifel auch eine starke geistige Wirkung hat. Das ist wohl der Grund, weswegen der Auszug aus Anisfrüchten geschmacksgebender Bestandteil vieler weltbekannter alkoholischer Getränke ist, beispielsweise Pernod und Ouzo, die in Maßen genossen eine durchaus sinnvolle Wirkung haben können. Anis erheitert den Geist und harmoniert mit Alkohol. Er kann in Verbindung mit Alkohol seine Wirkung besonders gut entfalten. Umgekehrt wird Alkohol durch Aniszusatz bekömmlicher und wirkt hier förderlicher auf den Geist als in anderen Zusammensetzungen. Wenn wir nun wieder bedenken, daß dem Anis als weißblühendem Doldengewächs der Charakter griechischer Philosophen innewohnt, braucht es uns nicht mehr zu wundern, daß Ouzo in Griechenland das Nationalgetränk ist.

Anis paßt zu raschen, aufgeweckten Personen mit veränderlichem, *nervösem* Charakter, die auf jede neue Situation mit einem anderen Gesicht reagieren können. Dabei befinden sie sich immer im Hier und Jetzt, und zwar mit zukunftsweisender Tendenz. Ihr Leben wird von Tag zu Tag unbeschwerter, denn ihre Gedanken kreisen nicht um materielle Sorgen. Eventuelle Notwendigkeiten werden so schnell erledigt, daß sich im wahrsten Sinne des Wortes die Not schnell wendet. So können diese Personen über das Leben lachen, das ihnen komisch erscheint, und es fallen ihnen immer wieder neue, alberne Dinge ein. Sie erleben jeden Moment unbefangen und schöpferisch, wobei sie Ideen, Witze und Geschichten erfinden, die das eigene Dasein weit überdauern können.

Astrologische Zuordnung

Astrologisch können wir Anis den Übergang vom 12. ins 11. Feld zuordnen, also den Bereich, wo etwas noch Unbestimmtes zum Ursprung kommt, wo etwas neu ist, wo Einfälle und Ideen aus der Taufe gehoben werden, wo etwas aus den Wassern des Unbewußten aufsteigt und wo »Wasser zu Luft wird«. Die im Anis angelegte Dreigestalt in Verbindung mit ihrem Geisteswitz können wir außerdem der Konstellation *Jupiter/Uranus/Merkur* zuordnen bzw. einer Betonung der Sternzeichen *Schütze, Wassermann und Zwillinge*.

Anwendung

Als Gewürz werden die getrockneten reifen Früchte verwendet, die meistens in ihre Teilfrüchte zerfallen sind. Anis ist besonders geeignet zum Würzen von süßem Gebäck und anderen, kohlehydratreichen Nahrungs- und Genußmitteln, die rasch vom Körper aufgenommen und ver-

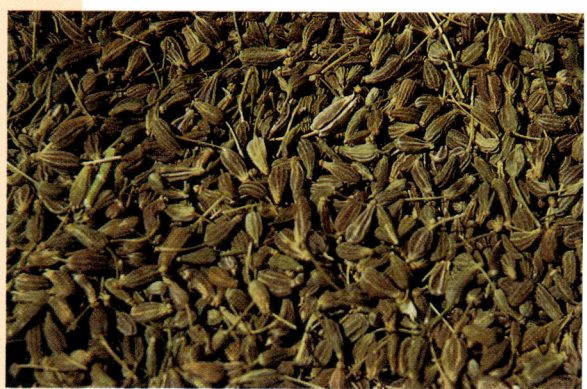

*In ihre Teilfrüchte
zerfallene Anisfrüchte*

brannt werden. Sie wirken dann besonders auf das Nervensystem anregend und sind durch Beigabe von Anis besser zu verdauen. Daher können wir dieses Gewürz als »Kümmel der Süßspeisen« bezeichnen.

Medizinische Anwendung

Auch für medizinische Zwecke werden die getrockneten Früchte und deren Auszüge verwendet. Dabei stellen kohlehydratreiche Speisen oder Alkohol aufgrund ihrer Wesensverwandtschaft mit Anis besonders gute Trägersubstanzen dar, und so kann die medizinisch heilsame Wirkung durch den Verzehr von Anisplätzchen oder das Trinken eines Anisettes erreicht werden, was durchaus im Sinne dieser Pflanze ist, die das Leben leichtzunehmen versteht.
Ebenso wirksam wie wohlschmeckend ist auch der Anistee. In Hustensäften wird oft der konzentrierte Auszug oder das ätherische Öl aus den Früchten verwendet, dessen Hauptwirkstoff das *Anethol* ist.
Da Anis einen raschen, unruhigen, veränderlichen und fahrigen Charakter hat, bildet diese Pflanze sozusagen als körpereigene Medizin Wirkstoffe gegen *nervöse Unruhe*. Deswegen hat Anis wie auch immer eingenommen beruhigende und krampflösende Eigenschaften, die sich bei *Husten* oder bei *Bauchschmerzen* wohltuend auswirken, wobei die gesunde Sekretion angeregt wird. Außerdem stimmt Anis den Geist unvoreingenommen und heiter und wirkt auf diese Weise innerlich erleichternd. Er wirkt ausgleichend auf den *Hormonhaushalt*, leicht aphrodisierend und fördert die *Milchbildung*.
Die Einnahme von Anistee ist wohltuend bei hormonell bedingten Stimmungsschwankungen im weiblichen Zyklus und wirkt erheiternd bei depressiven Zuständen, etwa kurz vor der Menstruation, im Wochenbett oder in den Wechseljahren. Dabei wirkt Anis Vermännlichungserscheinungen entgegen und beeinflußt außerdem eine zu starke

Menstruationsblutung günstig. Wenn wir bedenken, daß die Gebärmutterschleimhaut sich zwar nicht Jahr für Jahr, aber Monat für Monat erneuert und wie der Anis drei Phasen durchmacht, können wir uns bildhafter vorstellen, daß der im Prinzip sich ebenso rasch erneuernde Anis mit den hormonellen Veränderungen während des weiblichen Zyklus in Beziehung steht. So fördert Anis in jeder Darreichungsform die Freude an der eigenen Weiblichkeit und sorgt dafür, daß die Brüste schöner werden. Wenn Frauen unter hormonell bedingter Unruhe leiden, die mit einer Störung der Schilddrüsenfunktion oder auch nur mit Verspannungen und Verdauungsbeschwerden einhergehen kann, ist Anis ebenfalls ein geeignetes Mittel, das lösend, ausgleichend und beruhigend wirkt.

Die milchbildende Wirkung von Anis wird übrigens auch am Aussehen der Pflanze selbst deutlich, denn die weißen *Blüten*, die strahlenförmig aus der Dolde kommen, erinnern tatsächlich an strahlenförmig aus der Brust schießende Milch. Dieses Gleichnis gilt natürlich auch für andere weißblühende Doldengewächse, wie z. B. den Kümmel, der ebenfalls stark milchbildend wirkt.

Zur Förderung der Milchbildung ist es am sinnvollsten, anishaltigen Tee zu trinken, da dieser gleich die nötige Flüssigkeit mitliefert. Spuren von Aniswirkstoffen gelangen dabei auch in die Muttermilch und üben somit einen beruhigenden Einfluß auf den Säugling aus, wirken nervös bedingten Blähungskoliken entgegen und harmonisieren Verdauungsprozesse. Anisfrüchte, die ja fettes Öl und Zucker enthalten, sind besonders wohltuend, wenn süße und leicht fetthaltige Nahrung verdaut werden soll, wie es bei der Muttermilch der Fall ist. In Plätzchen für Kinder, die sich rasch entwickeln, jeden Tag Neues dazulernen und viel Süßes brauchen, ist Anis deswegen ein durchaus sinnvolles »Gewürz«. Außerdem ist Anis in Beruhigungstees für Säuglinge und Kleinkinder enthalten.

Anis ist besonders in der *Kinderheilkunde* geschätzt, denn die Pflanze harmoniert mit dem Kindlichen, da sie den gleichen unvoreingenommenen Charakter hat, der mit Krankheiten meistens rasch fertig wird. In der Kinderheilkunde findet der Anisauszug häufig in *Hustensäften* Verwendung, weil er nachweislich sekretionsfördernd und krampflösend wirkt. Dabei bildet diese Pflanze Wirkstoffe gegen Husten, weil sie selbst durch ihre fahrige und nervöse Art nicht ruhig genug atmet und außerdem leichtsinnig ist, so daß sie sich gelegentlich die Luftröhre erkältet. Aber auch am Aussehen der Pflanze mit ihren drei Seinszuständen fest, flüssig und gasförmig, wobei das Feste verflüssigt und anschließend verdunstet wird, können wir die hustenauflösenden Eigenschaften von Anis erkennen, die bei festsitzendem Husten und selbst bei schwerer Bronchitis, beginnender Lungenentzündung oder leichteren Formen von Pseudokrupp die Heilung fördern, was nicht heißt, daß wir hier ohne ärztlichen Rat handeln sollten. Die beste Wirkung erreichen wir, wenn wir Anisöl verdunsten lassen, z. B. in einer Duftlampe oder noch besser, indem wir während der Heizperiode Handtücher in Wasser tränken, dem einige Tropfen Anisöl beigegeben sind. Wenn wir dann anschließend die ausgewrungenen Handtücher auf unsere Heizkörper legen, haben wir neben der heilsamen Aniswirkung auch noch den Effekt, daß die trockene und für die Schleimhäute schädliche Heizungsluft mit Feuchtigkeit angereichert wird.

Homöopathische Anwendung

In der Homöopathie wird Anis nicht verwendet. Er wäre aber ein geeignetes homöopathisches Mittel für eilige, schnellebige, bewegliche und witzige Typen, die im Geiste frei und gut gelaunt sind, aber vor dem Ernst des Lebens weglaufen, vor dem sie im wahrsten Sinne des Wortes »Schiß« haben, wobei sie häufig Bauchschmerzen bekommen. Sie können sich aber auch kamikazeähnlich verhalten. Außerdem erkälten sie sich aus Leichtsinn.

Fenchel
Foeniculum vulgare

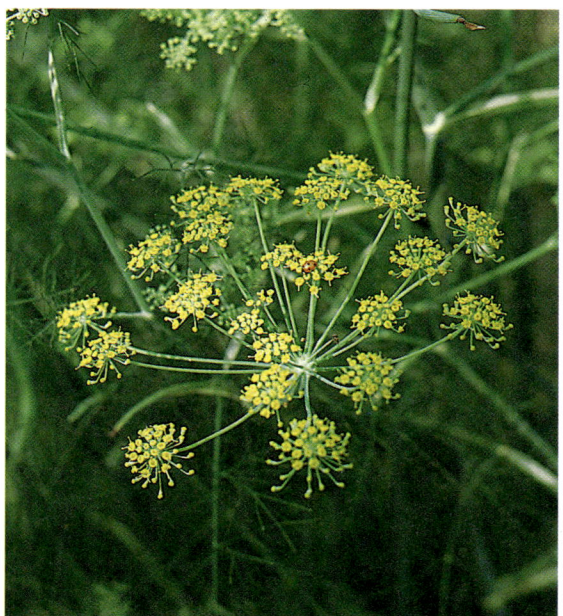

Fenchel

☞ **Botanischer Steckbrief**

- Blüte: Klein, gelb, fünf Blütenblätter, in Döldchen auf Dolden, Hüllblätter fehlend; aromatischer Duft; Früchte zerfallen meist in zwei Teilfrüchte (»Fenchelkörner«), die ölhaltig und sehr aromatisch sind; Blütezeit: Juli bis September.
- Körper: Verhältnismäßig tiefe Wurzeln; in allen Pflanzenteilen charakteristischer lakritzeartiger Fenchelduft; rundlicher, zart gerillter Stengel; Blätter zwei- bis dreifach gefiedert mit fadenförmigen Abschnitten; längliche weiße Blattscheide; Höhe der drei- bis vierjährigen winterharten Pflanze: 70 bis 190 cm.
- Standort: Weltweit kultivierte Heil- und Gewürzpflanze, die gut gedüngte Böden und viel Sonne braucht; im Mittelmeergebiet und im vorderasiatischen Raum beheimatet.

Charakter: vielseitig und offen, aber gefühlvoll und frischen Mutes

Fenchel und Anis verfügen zum Teil über identische Wirkstoffe, wobei sie besonders in der Kinderheilkunde zur Anwendung kommen, denn sie stehen aufgrund ihrer beweglichen, offenen und frischen Art mit dem Kindlichen in Beziehung. Der gelbblühende Fenchel ist im Gegensatz zum weißblühenden Anis jedoch gefühlsbetonter und gleichzeitig gelassener und hat einen beständigeren Charakter als der rasche und flüchtige Anis, denn er lebt meistens drei bis vier Jahre, während Anis nur einjährig ist.

Im Aussehen hat der Fenchel große Ähnlichkeit mit dem Dill, der aber etwas kleiner, zarter, feiner, beweglicher und fließender ist, einen etwas melancholischeren Charakter hat und dessen Kraut zum Einlegen von sauren Gurken verwendet wird. Im Vergleich zum Dill ist der Fenchel eher *heiter*, was sich besonders in seinem süßen, erfrischenden, lakritzähnlichen Aroma äußert. Dabei sieht der Fenchel jedoch etwas sparriger aus und ist vom Dill auch darin zu unterscheiden, daß seine Blattstiele am Ansatz von einer länglichen, hellen Blattscheide umgeben sind.

Fenchel*blätter* sind zwei- bis dreifach gefiedert mit sehr dünnen, beinahe fadenförmigen, aber dennoch etwas starren Abschnitten. Hier zeigt sich, daß diese Pflanze die Dinge leichtzunehmen versteht und nach allen Seiten offen ist. Dabei hat sie sehr starke sensitive, ja *fast mediale Eigenschaften*, denn die Blattabschnitte wirken wie Antennen, mit denen diese Pflanze feine Schwingungen in der Umgebung spüren kann.

Deswegen paßt der Fenchel gut zu solchen Kindern, die sehr *sensibel* auf Stimmungen und Erwartungen der Umgebung reagieren, da sie sich für alles interessieren, nach allen Seiten offen sind und ihre Erfahrungen machen müssen, wobei sie hin und wieder zu nervösen Erscheinungen neigen – und diese *nervöse* Charakteristik können wir an der Pflanze erkennen, wenn wir uns ihre vielen aufstrebenden Stengel mit ihren fahrig wirkenden Blättern betrachten.

Zwar ist der Fenchel relativ *zerstreut, fahrig* und *unkonzentriert*, wird dabei aber doch von sicheren seelischen Instinkten, von seiner inneren Stimme und von seinen Gefühlen geleitet, was an der gelben *Blüten*farbe deutlich wird, und so weiß er bei aller nervösen Vielseitigkeit doch, was er will, wobei er seine Interessen energisch mit aufstrebenden, nervigen Stengeln vorantreibt. Dabei gleicht der Fenchel ebenso einem Kind wie einer zerstreuten Professorin, die zwar intellektuell vielseitig und getrieben von genialer Eingebung handelt, aber im Alltag ziemlich chaotisch ist.

In der griechischen Mythologie wird der Fenchel mit dem Licht in Verbindung gebracht, und zwar mit jenem Licht, das den Geist erhellt und das durch die Nerven läuft, um sinnvolle Reaktionen zu erwecken. Deswegen nahm Prometheus einen Fenchelstengel zu Hilfe, um den Menschen das Feuer aus dem Götterhimmel zu besorgen.

Im neugierigen Fenchel ist die Kindheit als ein Entwicklungsstadium des Menschen symbolisiert, in dem wir unzählige neue Erfahrungen machen, uns im Zweifelsfall aber aus dem Inneren zurechtfinden können, wobei wir zwar oft von der Vielseitigkeit der Welt verwirrt sind, uns aber instinktiv und sicher aus dem Bauch heraus orientieren können, nur daß wir leider hin und wieder *Bauchschmerzen* bekommen, wenn wir mehr Eindrücke empfangen, als wir verdauen können. Gegen diese Bauchschmerzen bildet der Fenchel Wirkstoffe.

Der Fenchel ist reich an Gefühlen. Dabei hat er außerdem ein luftiges und heiteres Wesen. Obwohl er seinen Gefühlen freien Lauf lassen kann, ist er weder leidenschaftlich noch egoistisch, sondern offen und ohne Vorurteile. Dabei orientiert er sich aus dem goldenen Strahl inneren Lebens, aus dem Fluß seiner Empfindungen heraus, ist jedoch nach außen hin sensibel, offen, ablenkbar, fahrig und nervös, so daß er bisweilen an *Reizüberflutung* leidet, was neben nervösen Verdauungsbeschwerden auch zu nervös bedingten hormonellen Störungen führen kann. Doch auch gegen diese bildet der Fenchel Wirkstoffe.

Das ätherische Öl des Fenchels duftet ähnlich wie das des Anis und enthält auch denselben aromagebenden Hauptwirkstoff, nämlich das *Anethol*. Dabei bildet Fenchel in seinen Früchten mehr fettes Öl und weniger Zucker als Anis, denn er ist weniger »rappelig«, nervös und trocken, dafür ruhiger, fließender, feuchter und beständiger, so daß er seine Energien besser speichern kann.

Fenchelfrüchte schmecken jedoch nicht nur süß, sondern einen Hauch bitter, denn der offene und vielseitige Fenchel macht in der Außenwelt durchaus die eine oder andere Erfahrung, die einen bitteren Nachgeschmack hinterläßt. Dabei überwiegt die Süße allerdings jede Bitterkeit. Auch hier gleicht der Fenchel einem Kind, das vor allem optimistisch und »süß« ist, selbst wenn ihm manche bittere Erfahrung nicht erspart bleibt. Dabei zeigt das leicht erfrischende Aroma, daß diese Pflanze wie ein Kind immer wieder frischen Mutes ist und sich im Vergleich zu »Erwachsenen« relativ schnell von Krankheit oder Traurigkeit erholt.

Astrologische Zuordnung

Aus astrologischer Sicht können wir im gefühlsbetonten, aber neugierigen Fenchel die Kombination *Mond/Merkur* erkennen.

Anwendung

Es werden die getrockneten, reifen Früchte der Pflanze verwendet, die vor der Anwendung auf jeden Fall zerstoßen oder zerrieben werden sollten, damit die in ihnen enthaltenen ätherischen Öle und andere Wirkstoffe herauskommen können.

Fencheltee gilt als wärmendes Hausgetränk zu den Mahlzeiten oder zwischendurch. Dabei hat der Fenchel im Gegensatz zu manchen anderen Kräutern einen relativ gesunden Charakter, weswegen Fencheltee keine Nebenwirkungen hervorruft, es sei denn, eine Person ist gegen Fenchel allergisch.

Medizinische Anwendung

Auch zu medizinischen Zwecken kann der Tee aus den getrockneten, zerstoßenen Früchten verwendet werden. Außerdem wird das ätherische Öl in der Aromatherapie oder zur Herstellung des bei Kindern sehr beliebten Fenchelhonigs benutzt.

In Fenchelöl ist neben *Fenchon* als wesentlicher Bestandteil das *Anethol* enthalten, das *antibakterielle* und *hustenlösende Eigenschaften* hat. Deswegen ist Fenchel ein besonders geeignetes Mittel gegen Husten, das außerdem beruhigend und entkrampfend wirkt. Besonders beliebt sind Fenchelpräparate wie Hustentee oder -sirup in der Kinderheilkunde, denn Fenchel hat einen recht angenehmen Geschmack.

Daß Fenchel Wirkstoffe gegen Husten sowie gegen Heiserkeit bilden muß, wird deutlich, wenn wir uns die Pflanze betrachten, deren dünne, zerstreut wirkende Blätter eine zarte Atmung und eine dünne Stimme symbolisieren, die eher gehaucht als gesprochen wird, etwas starr und blockiert ist und als sensibles »Stimmchen« angesehen werden kann.

Fencheltee wirkt außerdem auf die Darmmuskulatur entkrampfend und *blähungslösend*. Wie Kümmel und Anis ist auch Fenchel ein wesentlicher Bestandteil von Beruhigungstees für Babys und Kleinkinder, die häufig an Bauchschmerzen, Verspannungen und nervös bedingten Blähungskoliken leiden.

Auch auf den *Hormonhaushalt* übt Fencheltee einen regulierenden Einfluß aus, denn Fenchel ist ja eine gefühlsbetonte, wenngleich etwas nervöse Pflanze, die gleichzeitig heitere, unvoreingenommene und frische Charaktereigenschaften hat, so daß sie Wirkstoffe bildet, die bei nervös bedingten Störungen hormoneller Drüsentätigkeit ausgleichend und leicht anregend wirken.

Der positive Einfluß auf den Hormonhaushalt war bereits den Menschen im Mittelalter bekannt. Es wurde behauptet, daß Fenchel nicht nur die Verdauung, sondern auch das sexuelle Verlangen anrege und schlaffe Männer wieder munter mache.

Frauen, die gelegentlich Fencheltee trinken, bekommen einen ausgeglicheneren, regelmäßigeren Zyklus und haben auch auf der psychischen Ebene weniger Probleme mit den zyklusbedingten hormonellen Schwankungen. Eine zu starke Monatsblutung wird durch Fenchel etwas schwächer, eine zu schwache Monatsblutung hingegen wird etwas stärker. Durch Fenchel wird der weibliche Hormonhaushalt normalisiert.

Deswegen regt Fenchel auch die *Milchbildung* stillender Mütter an und steigert außerdem die Qualität der Milch. Daß dabei die Wirkstoffe des Fenchels in die Muttermilch gelangen, ist für die Verdauungstätigkeit des Babys von Nutzen.

Hildegard von Bingen schreibt, daß Fenchel wie auch immer eingenommen froh und heiter stimme sowie eine gute Verdauung, eine schöne Gesichtsfarbe und einen angenehmen Körpergeruch bewirke. Fenchelkörner auf leeren Magen gegessen sollen die »Verschleimung« (katarrhalische Krankheiten wie Schnupfen oder Husten) mindern, Mundgeruch beseitigen und alle Eiterungen sowie Entzündungen hemmen.

Spätestens seit der Antike ist bekannt, daß Fenchel innerlich wie äußerlich angewendet gut für die *Augen* sein soll, was ja in der griechischen Mythologie dadurch versinnbildlicht wird, daß das Licht der Erkenntnis durch einen Fenchelstengel auf die Erde gebracht wurde. Deswegen kann frischer, abgekühlter und gut ausgefilterter Fencheltee für Augenwaschungen verwendet werden, und zwar besonders bei entzündlichen Augenerkrankungen. In früheren Zeiten wurden sogar die Augen Neugeborener mit Fenchelauszug gewaschen, wahrscheinlich um bakteriellen Infektionen vorzubeugen, die bereits im Geburtskanal z. B. durch Gonokokken übertragen werden können.

Homöopathische Anwendung

In der Homöopathie wird Fenchel nicht verwendet. Die Urtinktur aus der frischen Pflanze könnte aber entsprechend hochpotenziert ein geeignetes Mittel für sensible, vielseitig interessierte Personen mit nervös bedingten Krankheitserscheinungen sein.

Engelwurz

Angelica archangelica

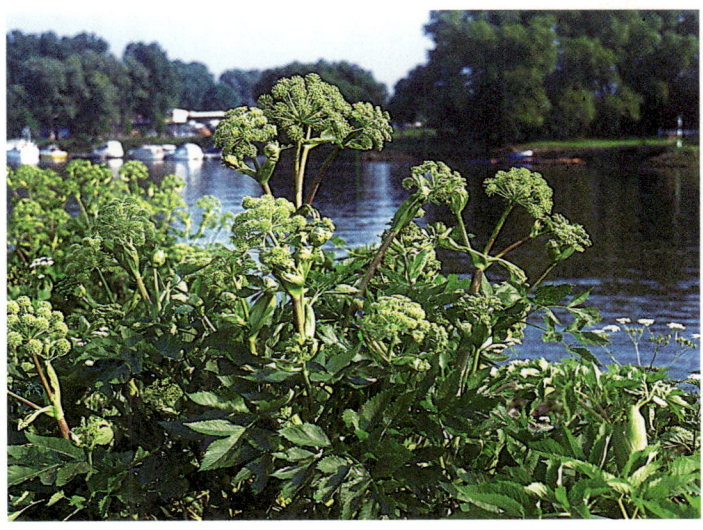

Charakter: ein schüchterner Riese, der rot anläuft

Der Name Engelwurz bzw. *Angelica* weist darauf hin, daß
diese Pflanze in früheren Zeiten als eine Art »Schutzengel«
der Menschen angesehen wurde, wobei die Stengel und
Wurzelteile zum Schutz vor Pest und anderen ansteckenden Krankheiten eingenommen wurden. Der Beiname
archangelica bedeutet soviel wie Erzengel-Pflanze und geht
von der Legende aus, daß einem armen Mönch eines Tages der Erzengel Raphael erschien, um ihn auf die Heilkraft dieser Pflanze hinzuweisen.
Die Echte Engelwurz gedeiht auf feuchten Böden, an
Flußufern und Auen und ist mit ihrer Größe von bis zu
2,50 m eine imposante Erscheinung. Sie darf aber nicht
verwechselt werden mit der Riesen-Bärenklau *(Heracleum*

☞ **Botanischer Steckbrief**

- Blüte: Klein, grünlich, fünfzählig mit weißen Genitalien; in kugelförmigen Döldchen auf kugelförmigen Dolden, Hülle fehlend, Hüllchenblätter linealisch; Blütezeit: Juni/Juli.
- Körper: Kräftige, hohle, leicht gerillte bis glatte Stengel; Zweige kommen aus einer deutlich gerillten, umhüllenden, hellgrünen Blattscheide, welche vor dem Aufgehen von Blatt und Blüte aufgebläht wirkt; Stengel und Zweige kurz vor dem Aufblühen durchgehend rötlich anlaufend; Blätter meist zweifach gefiedert mit eiförmig zugespitzten und am Rande gesägten Fiederblättern; die ganze Pflanze enthält aromatischen Saft, der etwas seifig nach Badewasser, gleichzeitig scharf, bitter und aromatisch schmeckt; Höhe der Pflanze: 120 bis 250 cm.
- Standort: An Flußufern, Auen, zeitweise überschwemmten Staudenfluren und Küsten, wobei die Pflanze auch Salz- oder Brackwasser verträgt; ursprünglich aus Nordosteuropa und Westasien kommende Arznei-, Gewürz- und Kulturpflanze, die von den Gebirgsregionen des Mittelmeeres bis hin zu arktischen Gegenden gedeiht, aber kein extrem ozeanisches Klima verträgt; in Deutschland verwildert und an Flußufern sich ausbreitend.

spondylium), die auf gleichem Boden oft in Nachbarschaft mit der Engelwurz gedeiht und mindestens die gleiche Höhe erreicht, deren Blätter jedoch borstig behaart sind und die nicht grünliche, sondern weiße Blüten bildet, welche einen Monat später erscheinen als die der Engelwurz und nicht in kugeligen, sondern auf schirmförmigen Dolden stehen.

Die Engelwurz hat trotz ihrer auffälligen Größe eine gewisse *Scheu*, sich zu zeigen, sie ist sozusagen ein schüchterner Riese, der gerne allen Seiten gerecht wird, was daran zu erkennen ist, daß sie nur relativ unscheinbare, grünliche *Blüten* bildet, die in kugelförmigen Dolden mit Döldchen angeordnet sind, wobei die kugelförmigen, runden Blütenstände darauf hinweisen, daß die Engelwurz sich gerne abgerundet ausdrückt und nach allen Seiten gleich verhält. Dabei verfügt sie über gute intellektuelle Fähigkeiten und Unterscheidungsvermögen, denn sie bildet gefiederte *Blätter*, deren Fiedern aber nicht wie die vieler anderer Doldengewächse dünn, nervös und fahrig, sondern schön gestaltet aussehen. So ist die Engelwurz trotz ihrer vielseitigen und intellektuellen Charakteristik eine Persönlichkeit, die über ein gutes *Konzentrationsvermögen* verfügt, was auch daran deutlich wird, daß sie nur wenige, aber recht dicke Stengel und Zweige hat.

Dabei führt diese zweijährige Pflanze alles mit einer gewissen *Vorsicht* aus, da sie im ersten Lebensjahr zunächst einmal nur Blätter und keine blü-

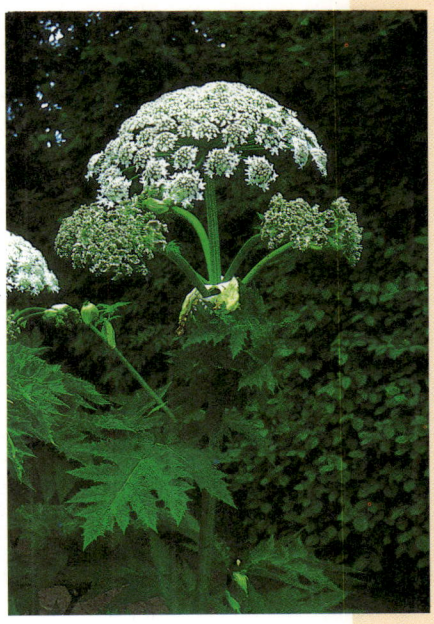

Riesen-Bärenklau, die oft mit der Engelwurz verwechselt wird

tentragenden Stengel bildet, so daß sie vorab die nötigen Energien erwirtschaftet, um dann im nächsten Jahr in ihrer vollen Pracht zu erscheinen. Auch an ihren auffällig großen, vor dem Aufbrechen von Blatt und Blüte aufgeblasen wirkenden Blattscheiden, die anfangs nicht nur das jeweilige riesige, meist zweifach gefiederte und insgesamt von dreieckigem Umriß erscheinende Blatt, sondern auch die Blütenknospen umhüllen, wird deutlich, daß diese Pflanze über vorsichtige, schützende und bergende Eigenschaften verfügt.

Im krassen Gegensatz zu den lieben, schüchternen und beschützenden Eigenschaften, die dieser Pflanze innewohnen, bildet die Engelwurz *reizende Wirkstoffe*, die etwas eigenartig nach Badewasser und Kräuterbitter duften und in den Blütenstengeln kurz vor Erscheinen der Blüte derart angereichert sind, daß sie verätzungsähnliche Erscheinungen und Allergien hervorrufen können. Dies weist darauf hin, daß die große, verbreitete, durchsetzungsstarke En-

69

gelwurz, die ihre Gefühle nicht deutlich genug auslebt, im Inneren so manches ätzend findet, worauf sie entsprechend gereizt reagiert. Dabei laufen ihre zunächst grünen, gerillten Stengel rot an, wenn die Pflanze zu blühen beginnt.

Astrologische Zuordnung

Astrologisch können wir diese Pflanze dem Sternzeichen *Wassermann* bzw. der Konstellation *Sonne/Uranus* zuordnen, die für jene Charaktere steht, die sich schnell immer wieder von der eigenen Mitte entfernen und dabei kaum mehr in der Lage sind, ihre seelische Eigenart zu entwickeln bzw. sich festzulegen, was an der Bildung der kugelförmig sich vom Zentrum wegbewegenden, unscheinbaren Blüten deutlich wird. Auch die Tatsache, daß diese Pflanze äußerlich groß und ruhig wirkt, dabei aber im Inneren reizbar und unruhig ist, entspricht der Konstellation Sonne/Uranus, die häufig herausragende Personen hervorbringt, die gerne so wirken, als wären sie mit allen Wassern gewaschen, die sich aber innerlich oft in heller Aufregung befinden, weswegen sie zu sprunghaften, schrulligen Verhaltensweisen neigen. Die Tatsache, daß die Engelwurz an teilweise überfluteten Ufern wächst, wobei es ihr an seelischer Eigenart fehlt, da sie sich unscheinbar und engelhaft nach allen Seiten gleich verhält, findet ihre Entsprechung aber nicht nur im Sternzeichen Wassermann, sondern auch in der Konstellation *Mond/Neptun*.

Medizinische Anwendung

Aus eigener Erfahrung weiß ich, daß der nach Seife schmeckende Saft der frischen Pflanze den Schutzfilm der Mundschleimhaut derart angreifen kann, daß Erreger von Halsschmerzen oder Heiserkeit einen Wirkungsbereich bekommen, den sie vorher nicht hatten. Deswegen werden zu medizinischen Zwecken die im Frühjahr oder Herbst gesammelten getrockneten Wurzeln verwendet. Darauf spielt auch der Name Engelwurz an, wobei die Wirkstoffe der getrockneten Wurzeln stabiler und weniger aggressiv sind als beispielsweise die der frischen Stengel.

Die aromatisch-bitteren Wurzelauszüge haben *reinigende, heilende und stärkende Eigenschaften.* Sie sind wesentlicher Bestandteil vieler bekannter Kräuterschnäpse sowie Ausgangsstoff für bestimmte Kräuterdestillate, die als »Melissengeist« bekannt sind.

Die getrockneten Wurzeln können wir aber auch pulverisiert als Gewürz verwenden, oder wir können aus ihnen einen Tee oder einen Kräuterlikör herstellen, indem wir eine Handvoll Wurzeln mit einem Liter Branntwein zusammen eine Woche lang ziehen lassen. Anschließend werden die Wurzeln abgefiltert und die Flüssigkeit mit Honig oder Zucker gesüßt, bis der richtige Geschmack erreicht ist.

Zubereitungen aus Engelwurz enthalten Bitterstoffe, welche *magenstärkend* und *appetitanregend* sowie günstig auf die Sekretion der Verdauungsdrüsen wirken. Da Engelwurz außerdem scharf schmeckt, kommt es zu einer wärmenden Wirkung, und auch diese heizt der Verdauung gewissermaßen ein. So helfen Zubereitungen aus Engelwurz bei Appetitlosigkeit und *Verdauungsschwäche,* bei Magenverstimmung und bei beginnenden leichten *Magen-Darm-Infektionen* sowie bei krampfartigen *Bauchschmerzen* und *Blähungen.* (Engelwurz verfügt auch über krampflösende Wirkstoffe.)

Da die Engelwurz im Mittelalter als Pflanze gegen die Pest und andere ansteckende Krankheiten empfohlen wurde, sind in den Säften dieser Pflanze vermutlich *antibakterielle Wirkstoffe* enthalten, die auch bei bakteriellen Darminfektionen eine positive Wirkung ausüben können. Aufgrund ihrer außerdem vorhandenen entkrampfenden Eigenschaften kommen Zubereitungen aus Engelwurz sogar als Medizin gegen solche Magengeschwüre in Frage, die durch bakterielle Infektionen hervorgerufen werden.

Zubereitungen aus Engelwurz sind eine geeignete Medizin

für alle Personen, die stark, ruhig und überlegt wirken, aber innerlich gereizt auf diverse Eindrücke reagieren, die sie ja mit ihrer schüchternen Art nicht besonders deutlich umsetzen, herauslassen und ausdrücken können, sondern vielmehr für sich behalten. Gegen das hier entstehende Gefühl der Reizüberflutung bildet diese Pflanze in ihren Wurzeln *nervenstärkende Wirkstoffe*. Daß die Engelwurz quasi als körpereigene Medizin außerdem über Inhaltsstoffe verfügt, die die Verdauungsorgane stärken, liegt hingegen daran, daß sie in Situationen der Reizüberflutung keine weiteren Eindrücke mehr »verdauen« kann.

Der Gehalt an reinigenden, stärkenden, aber hautreizenden Inhaltsstoffen läßt flüssige Engelwurzauszüge und sogar den frischen Saft der Pflanze äußerlich angewandt geeignet erscheinen gegen *rheumatische Prozesse*. Da Engelwurz außerdem nervenstärkend und entkrampfend wirkt, sind Einreibungen mit Engelwurzessenz zusätzlich sinnvoll bei *Nervenschmerzen und Muskelverspannungen*.

Während der Therapie mit Engelwurzzubereitungen ist jedoch darauf zu achten, daß Überdosierungen schädlich und »ätzend« wirken, wobei vor allem Haut und Schleimhäute angegriffen werden. Engelwurzextrakte können bei empfindlichen Personen Allergien auslösen und die Lichtempfindlichkeit erhöhen. Deswegen sollte für Engelwurz der Grundsatz gelten: weniger ist mehr, das heißt, je weniger wir von dieser Droge verwenden, desto mehr positive Wirkung erhalten wir, weswegen meines Erachtens die Engelwurz besonders als Homöopathiepflanze geeignet ist.

Homöopathische Anwendung

Zu Unrecht ist die Engelwurz in der Homöopathie nahezu unbekannt. Sie ist aber unter *Decoctum* im Homöopathischen Arzneimittelbuch verzeichnet.

Decoctum wird gegeben bei *Katarrhen der Luftwege*, da die Engelwurz aufgrund ihrer inneren Unruhe zu einer gewissen Anfälligkeit der Atemorgane neigt. Auch bei Nervosität und daraus entstehenden *Nervenleiden,* insbesondere bei Entzündungs- und Schmerzzuständen durch Nervenüberreizung, wirkt Decoctum günstig.

Gemäß dem homöopathischen Grundsatz Gleiches mit Gleichem hilft dieses Mittel bei *Reizungszuständen von Haut und Schleimhäuten sowie bei Allergien.*

Engelwurz in homöopathischen Verdünnungen wirkt auch deswegen günstig gegen allergische Reizzustände, weil diese Pflanze trotz ihres lieben und großzügigen, beinahe engelhaften Charakters innerlich derart gereizt ist, daß sie aggressive Säfte und rot anlaufende Stengel bildet, was im übertragenen Sinne bedeutet, daß sie zu Hautrötung und ätzenden, allergischen Reaktionen neigt, die wir in diesem Zusammenhang als autoaggressive Immunstörungen verstehen können.

Baldrian

Valeriana officinalis

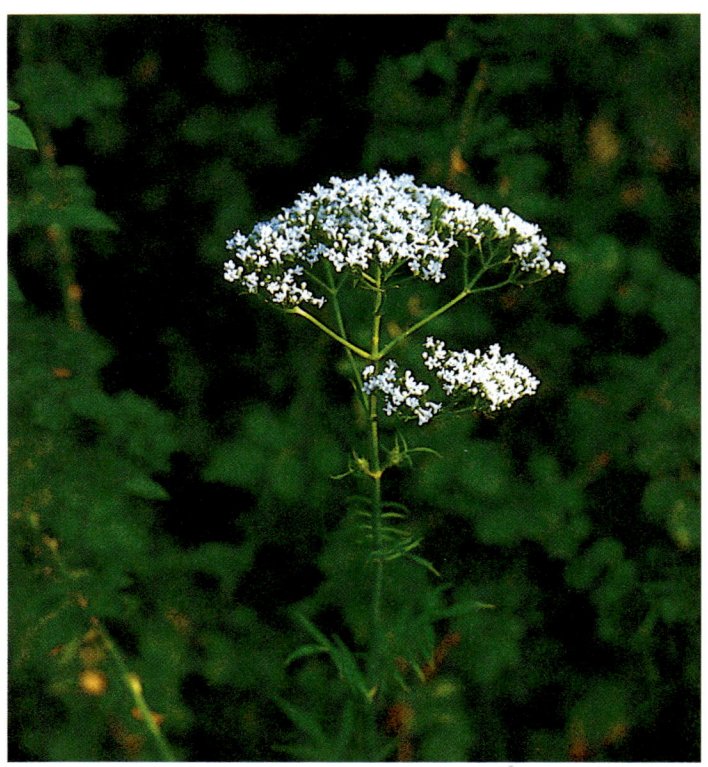

Baldrian

Charakter: nervöse Erschöpfbarkeit auf der Suche nach geistigem Ausgleich

Der Baldrian hat einige Ähnlichkeit mit einem Doldengewächs, denn seine *Blüten* sehen aus, als ob sie in Dolden
stehen. In Wirklichkeit stehen sie jedoch in Zymen, das
heißt, die mittleren Blüten gehen zuerst auf, während die
seitwärts abgehenden Blüten sich später öffnen. Dennoch

- Blüte: Klein, weiß bis hellrosa, fünf Kronblätter, trichterförmiger Blütenkelch; Blüten erscheinen erst im zweiten oder dritten Lebensjahr der Pflanze und stehen in dreigeteilten, doldenähnlichen Zymen; parfümartiger, stechend-süßer Blütenduft; Blütezeit: Mai bis August.
- Körper: Kurzer, brauner Wurzelstock mit Ausläufern; Staude mit längsgeriffelten Stengeln; Blätter und Zweige gekreuzt gegenständig angeordnet; Blätter einfach gefiedert mit sieben bis einundzwanzig lanzettlichen und am Rande gesägten Abschnitten ohne Blattstiel an den Stengeln erscheinend; Höhe der Pflanze: 40 bis 160 cm.
- Standort: Am liebsten mit Nachmittagssonne an geschützten Stellen in unmittelbarer Nähe von Bachufern, an Nebenarmen von Flüssen und an Ufern beinahe stehender Gewässer sowie auf Moorwiesen, im Schutze lichter Laubwälder; verbreitete Pflanze; Heimat: von den Gebirgen des Mittelmeerraumes bis zur nordischen Taiga; Europa und Westasien.

ist der Baldrian so wie die Doldengewächse ein vielseitiger, schwer festzulegender, nervöser Grundcharakter, der mit seinen zumeist weißen Blüten die Objektivität liebt und mit seinen gefiederten *Blättern* die Welt aufgeschlossen sowie mit einer gewissen Leichtigkeit wahrnimmt, obwohl er manchmal der Verzettelung anheimfällt.

Im Gegensatz zu den Doldengewächsen, die häufig viele Zweige bilden und deren Blüten kreisförmig um ein Zentrum herum stehen, sind die Zweige des Baldrians gekreuzt gegenständig angeordnet, wobei seine Blütenstände dreigeteilt sind, das heißt, vom mittleren Stengel gehen zwei neue, blütentragende Seitenzweige ab, die sich wiederum verzweigen können.

Daß der Baldrian nach drei Seiten ausgerichtet ist, bedeutet, daß er nicht wie ein Doldengewächs nervös in alle Richtungen strebt, um alles von allen Seiten gleich und ohne subjektiven Standpunkt zu erfahren, sondern daß er nach einer sinnvollen Balance sucht, die sich aus dem Zusammenspiel der Gegensätze ergibt. Drei ist die Zahl des sinnvollen Zusammenhangs, und diesen erfährt der Baldrian, wenn er nach links und nach rechts schaut, um dann am besten auf dem Mittelweg voranzukommen. Einseitig ist er also nicht, denn er hat immer beide Seiten im Auge und setzt sich sogar für die gegensätzlichen Interessen der anderen Seiten ein, denn auf den Seitenzweigen entstehen Blüten, nachdem die mittleren bereits welk geworden sind. Häufig blüht der Baldrian auch in zartem Rosa, der Farbe harmonieliebender Genießer, welche im Zweifelsfall eher den sicheren Weg wählen als unnötige Risiken eingehen. Deswegen steht der Baldrian auch ungerne allein, sondern meistens im Verbund. Dabei verfügt er über einen festen Wurzelstock, der sich durch Bildung unterirdischer Ausläufer verjüngt und vermehrt, denn diese Art der Vermehrung erscheint ihm sicherer, als sich allein auf die von vielen Zufällen abhängige Vermehrung durch Blüte und Frucht zu verlassen. Dennoch bildet er recht viele Blüten, die außerdem sehr stark duften, wobei sie ein etwas übertrieben harmonisches, stechend süßes Aroma ausströmen und somit vielleicht Insekten eher verscheuchen als anlocken.

Daß der Baldrian einen etwas *sicherheitsliebenden* Charakter hat, zeigt sich auch daran, daß seine federförmigen Blätter ohne Stiel direkt am Stengel sitzen, was bedeutet, daß er einerseits zwar offen ist und leicht begreift, andererseits aber auch Angst hat, loszulassen und sich auf weitere Verzweigungen, wir können auch sagen: Zweifel und Unsicherheiten, einzulassen.

Ein Baldrian-Charakter fürchtet sich vor zu vielen Zweifeln und Unsicherheiten, und auch deswegen sucht er im Leben immer wieder nach *Sinn*. Er ist aber dennoch ein etwas *fahriger* und *nervöser* Typ, der sich nie auf eine einzige Sache einläßt, sondern stets »drei Eisen im Feuer« hat. Dabei erfährt er einen gewissen Ausgleich im Wechselspiel der Gegensätze.

Der Baldrian blüht von Mai bis August genau in dem Vierteljahr, wenn die Tage am längsten sind, und so bekommt ein Baldrian-Charakter meistens zuwenig Schlaf, wobei er einerseits ein »wacher« Typ ist, andererseits aber häufig auch erschöpft ist. Seine *nervöse Erschöpfbarkeit* wird besonders deutlich, wenn wir uns die federigen Blätter dieser Pflanze betrachten, die meistens etwas schlaff herunterhängen und dabei ähnlich aussehen wie vor Erschöpfung hechelnde Zungen. Daß der Baldrian sich bisweilen überanstrengt, ergibt sich auch aus seinen gegensätzlichen Charaktermerkmalen wie Vielseitigkeit einerseits und Bodenständigkeit andererseits, die zusammenwirken wie Fliegenwollen und gleichzeitig an die Schwerkraft Gefesseltsein.

Um sich zu schonen, wächst der Baldrian gerne am warmen Waldrand oder zumindest an Plätzen, wo er geschützt steht. Er mag keinen kalten Wind, und er liebt am meisten die Nachmittagssonne. Außerdem braucht er feuchte Stellen, denn wir finden ihn vor allem in unmittelbarer Nähe von Bächen, Gräben und Flüssen. Diese Nähe zu meist fließenden Wassern braucht der Baldrian, um wieder »Strom« zu bekommen, um auftanken, sich erholen und die Nerven beruhigen zu können.

So paßt diese Pflanze zu ruhelosen und widersprüchlichen Personen, die aber immer auch die Mitte zwischen den Widersprüchen finden, weil sie sie sinnvoll verbinden können. Dabei brauchen sie ein gewisses Maß an Sicherheit und fließender Regelmäßigkeit, um ihrer unruhigen, manchmal auch ängstlichen Seele Frieden zu geben. Sie neigen zu Schlaflosigkeit einerseits und Erschöpfungszuständen andererseits. Um das innere Gleichgewicht wiederherzustellen, hilft es ihnen, am Wasser spazierenzugehen. Ihre beste Tageszeit ist der Nachmittag.

Astrologische Zuordnung

Astrologisch gesehen entspricht dem Baldrian die Kombination von *Venus* und *Uranus*, denn die Venus ist rosa, erdverbunden, bequem, sicherheitsliebend und harmoniesuchend und immer darauf bedacht, die Balance zwischen den Gegensätzen zu halten. Der Planet Uranus hingegen ist für die nervösen und fahrigen, luftigen und nach Wahrheit suchenden Eigenschaften zuständig. Daß der Baldrian Eigenschaften von Luft und Erde, also von Uranus und Gaia, in sich vereint und da er am Wasser steht und dort wie Schaumkronen aussehende Blütenstände hervorbringt, spricht ebenfalls dafür, ihn der Göttin Aphrodite (lat. Venus) zuzuordnen, die aus dem Schaum des Wassers emporstieg, nachdem Uranus auf Veranlassung von Gaia entmannt worden war. Aphrodite ist seitdem dafür zuständig, daß gegnerische Interessen miteinander vereint werden und daß Polaritäten letzten Endes zu einem harmonischen Ausgleich kommen, weswegen sie für Liebe, Partnerschaft und Frieden steht. Sie regiert das Sternzeichen Waage, das wie der Baldrian nach beiden Seiten schaut, um dann einen ausgewogenen Standpunkt einnehmen zu können. Außerdem sind im auffallend dreigliedrigen Baldrian aber auch *Jupiter*-Eigenschaften vorhanden, denn Drei ist die Zahl, die dem Jupiter-Prinzip entspricht.

Medizinische Anwendung

Es werden die getrockneten Wurzeln verwendet, und zwar nicht die Wurzelstöcke, sondern die Wurzelausläufer der Pflanze. Sie enthalten Inhaltsstoffe, welche bei erschöpfenden, die funktionelle Leistungsfähigkeit beeinträchtigenden, nervösen Zuständen ausgleichend wirken. Daß der zu nervöser Erschöpfung neigende, aber die Ausgewogenheit sowie die Sicherheit liebende Baldrian seine beruhigenden Hauptwirkstoffe in den Wurzeln bildet, liegt wohl daran, daß er Ruhe und einen sicheren Standpunkt natürlich vor allem in den Wurzeln spürt. Baldrianwurzeln werden in der Zeit von September bis November gesammelt. Sie sind aber in fachgerecht getrocknetem Zustand auch im Handel erhältlich und sollten lieber dort bezogen werden, denn wenn alle Leute die Wurzeln selbst ausgraben würden, gäbe es bald keinen Baldrian mehr.

Die Hauptwirkstoffe der frischen Baldrianwurzel sind die Valepotriate, die chemisch sehr instabil sind, weswegen sie in der sorgfältig gelagerten und getrockneten Wurzel der hier beschriebenen Art *Valeriana officinalis* zwar noch vorkommen, sich aber in allen üblichen Zubereitungen dieser Pflanze nicht mehr nachweisen lassen. In medizinischen Dragees aus anderen Baldrianarten, z. B. indischer oder amerikanischer Herkunft, sind jedoch Valepotriate enthalten. Wer also in den Genuß der Valepotriate aus den Wurzeln des heimischen Baldrians kommen will, sollte entweder frische oder sehr sorgfältig getrocknete Wurzeln einfach kauen oder aus ihnen einen Kaltauszug bereiten, d. h. die Wurzelteile in kaltem Wasser mindestens 6 Stunden ziehen lassen und anschließend wie einen Tee abfiltern.

Valepotriate gelten als Medizin bei *Angst- und Spannungszuständen* sowie bei *motorischer Unruhe* und *Konzentrationsschwäche*, denn sie wirken auf das zentrale Nervensystem. Formen von Erschöpfung und von verspannter Reizbarkeit werden durch Gabe von Valepotriaten gelindert, wobei es zu einer Beruhigung und Entkrampfung der Muskulatur kommt. Diese motorische Beruhigung führt zu einer Verbesserung der feinmotorischen Fähigkeiten, wobei das intellektuelle Leistungsvermögen, aber auch das Durchhaltevermögen bei andauernden, konzentrierten Tätigkeiten gestärkt wird. Bemerkenswert ist, daß Valepotriate nicht durch anregende, sondern durch beruhigende Wirkung die geistige Leistungsfähigkeit, ja die geistige Wachheit fördern, welche ihre Kraft eben nicht aus nervöser Bewegung, sondern aus der Ruhe schöpft, einer Ruhe, die bei hoher Leistungsfähigkeit sogar noch mit wenig Schlaf auskommen kann.

In üblichen Zubereitungen aus der *Valeriana officinalis* sind zwar keine Valepotriate enthalten, aber deren chemische Zerfallsprodukte haben einen durchaus ähnlichen Effekt, sie wirken nämlich ebenfalls muskelberuhigend und machen gelassener, besonders bei motorischer Unruhe, wobei das Konzentrationsvermögen erhöht wird. In diesem Zusammenhang ist Baldrian erwiesenermaßen ein Gegenmittel gegen die Wirkungen von Kokain, Koffein oder Alkohol, wobei experimentell anhand von Rechentests belegt werden konnte, daß Baldrian Verblödungserscheinungen durch Drogen entgegenwirkt. In höheren Dosen ruft Baldrian jedoch Störungen der Koordination, des geordneten Bewegungsablaufs und der Muskeltätigkeit hervor – eine Nebenwirkung, die für die »reinen« Valepotriate nicht zutrifft.

Obwohl Baldrian häufig als Mittel gegen *Einschlafstörungen* empfohlen wird, wirkt er nicht ermüdend, sondern lediglich das zentrale Nervensystem beruhigend. Erst der reichliche Gebrauch von Baldrianessenz, in der keine Valepotriate, aber jede Menge typisches Baldrianaroma enthalten ist, hat eine ermüdende und einschlaffördernde Wirkung, wobei es aber nach einer gewissen Zeit zu Störungen des zentralen Nervensystems bis hin zu Lähmungserscheinungen kommen kann.

Vor regelmäßigem Baldriangebrauch möchte ich deswegen warnen, lediglich für nervös verspannte und zu Erschöpfung neigende Personen mit Baldrian-Charaktereigenschaften kann es durchaus in Ordnung sein, regelmäßig Baldrian in reiner und sehr niedrig dosierter Form einzunehmen.

In früheren Zeiten galt Baldrian als Mittel, welches Verliebte günstig beeinflussen sollte, was nicht weiter verwundert, ist Baldrian doch eine Pflanze der Aphrodite. Ganz sicherlich hilfreich und beruhigend wirkt Baldrian, wenn zwei Menschen in einer nervenaufreibenden, von gegensätzlichen Spannungen getragenen und teilweise erschöpfenden Beziehung leben. Aber auch für nervös-verspannte, frisch Verliebte, womöglich noch mit *Potenz- und Orgasmusstörungen*, ist Baldrian geeignet, denn er wirkt gegen Angst und Nervosität und erhöht gleichzeitig die Fähigkeit, sich in Ruhe auf das Wichtige zu konzentrieren. Daß Baldrian überhaupt Wirkstoffe bildet, die das Konzentrationsvermögen fördern und die gegen nervöse Erschöpfung wirken, liegt daran, daß diese Pflanze selbst zu nervöser Erschöpfung neigt, wobei sie immer wieder gegensätzliche Interessen im Auge behalten muß, um dann konzentriert, ja ausbalanciert wie ein Seiltänzer den richtigen Weg gehen zu können.

Homöopathische Anwendung

Auch in der Homöopathie werden die getrockneten Wurzelteile zur Herstellung der Urtinktur verwendet. Baldrian ist als homöopathisches Mittel unter der Bezeichnung *Valeriana* erhältlich.

Valeriana wird hauptsächlich in der Urtinktur oder in niedrigen homöopathischen Verdünnungsgraden gegeben, und zwar gegen verschiedene *nervöse Beschwerden* wie Überreiztheit, Erschöpfung und Unkonzentriertheit, die mit einem Gefühl von Lahmheit oder Zittern der Gliedmaßen verbunden sein können, wobei gleichzeitig eine Neigung zu Schlafstörungen besteht.

Valeriana wirkt auch bei krampfartigen Zuständen im Magen-Darm-Bereich und ist ein geeignetes Mittel für Babys, die nervös-lebhaft, zu wach und etwas verspannt sind und bestimmte Mengen der getrunkenen Milch in geronnenen Klumpen wieder erbrechen.

Bei verschiedenen rheumatischen Beschwerden und anderen Schmerzsymptomen, die aber allesamt nervösen Ursprungs sind und mit erschöpfender Unruhe einhergehen, ist Valeriana ebenfalls passend.

Auffallend ist, daß Valeriana eine starke Gegensätzlichkeit der Symptome in sich birgt und deswegen geeignet ist, wenn eine Person einerseits übernervös und wach ist, dann aber wieder lahm und schläfrig wirkt, wenn jemand sich einmal besonders gut konzentrieren kann, während ihm dann wieder jede Menge Flüchtigkeitsfehler unterlaufen, oder wenn jemand in der einen Nacht viel, verwirrend und unruhig träumt und in einer anderen Nacht wie im Koma schläft usw.

Aufgrund seines dreizähligen, die Gegensätze sinnvoll ausbalancierenden Charakters sollte Valeriana am besten in durch drei teilbaren Potenzen wie D3, D6 oder höher eingenommen werden.

Holunder

Sambucus nigra

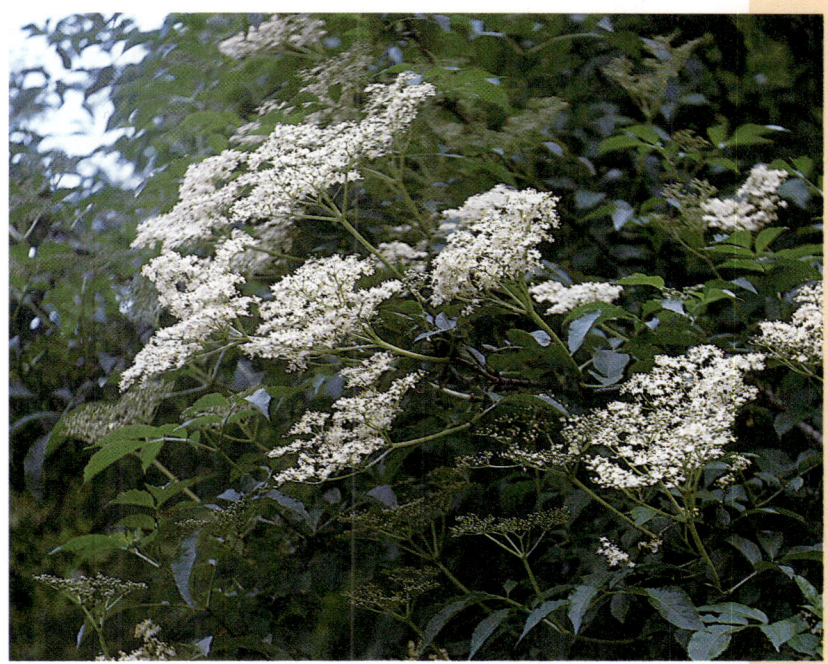

*Holunder-
blüten*

Charakter: Licht und Schatten bilden ein Ganzes
wie Yin und Yang

Der Name des besonders heilkräftigen Holunders leitet
sich von der germanischen Göttin Hel her, einer großen
Gottheit, über die es allerdings fast keine schriftlichen Auf-
zeichnungen gibt, da alles, was mit Religion und Schrift zu
tun hat, in unserer Kultur jahrhundertelang von der Insti-
tution Kirche verwaltet worden ist, die keine Göttin neben
ihrem männlichen Gott duldet. Hel war vor der Christia-

- Blüte: In aufrechten, schirmförmigen Rispen stehende, kleine weiße Blüten mit jeweils fünf Kronblättern, die am Ansatz zusammengewachsen sind; angenehm süßer und gleichzeitig frischer Blütenduft; Früchte dunkelviolett bis schwarz, hängend; Blütezeit: Juni/Juli; Fruchtreife: September/Oktober.
- Körper: Starke Wurzeln; hellbrauner Stamm; viele Zweige, die im Inneren weißes Mark enthalten; reiches Blattwerk; Blätter einfach gefiedert, häufig fünfzählig, am Rande gesägt; ausdauernde Pflanze, die bis zu sieben Meter hoch werden kann.
- Standort: Am Rande von Äckern, Gärten, Wegen und Wäldern; Hecken, Gebüsche und krautreiche Wälder; in Deutschland sehr häufig; liebt stickstoffreiche Böden und Feuchtigkeit; Heimat: Gebirgsregionen des Mittelmeergebietes und gemäßigte Zonen Europas.
- Botanische Zugehörigkeit: Geißblattgewächse.

nisierung germanischer Völker aber eine sehr mächtige Göttin. Als Frau Holle begegnet sie uns im Grimmschen Märchen wieder. Wie Frau Holle, die die Kinder mit Pech oder mit Gold überhäuft, war Hel nicht nur die Herrin der Unterwelt, Höhlen und Höllen, sondern auch Spenderin von Fruchtbarkeit, Reichtum und Glück. Sie war außerdem die Herrscherin über die Jahreszeiten sowie über Licht und Schatten – die wie Tag und Nacht ein Ganzes bilden. Deswegen war diese Göttin auch für das Heilige und das Heilen, also das Wieder-ganz-Werden, zuständig, wobei es einen Zusammenhang zwischen den Worten »heilen« und »Hölle« bzw. »Hel« gibt. Daß die Heilkunst nach einer Göttin benannt worden ist, zeigt, daß sie ursprünglich von Frauen ausgeübt wurde, die vor allem mit schamanistischen Praktiken arbeiteten, denn Heilung bedeutet wörtlich soviel wie durch die Hölle gegangen und heil geworden.

Das Thema Heilung und das Thema *Einigung von Gegensätzen* wie Licht und Schatten, Sommer und Winter, Tag und Nacht oder Leichtigkeit und Schwere wird durch den Holunder symbolisiert, der kurz vor Sommeranfang blüht, wenn die Tage am längsten sind und das Licht seine volle Wirkung entfaltet. Dabei sind seine vielen mild und erfrischend süß duftenden Blüten weiß wie das Licht und streben mit einer gewissen Leichtigkeit nach oben. Die reifen Früchte hingegen sind saftig und schwarz wie die Nacht, wobei sie schwer von den ebenfalls dunkel verfärbten Blütenstengelchen herabhängen. Sie werden zum Herbstanfang geerntet, wenn die Nächte wieder länger sind als die Tage.

Früher galt der Holunder als Schutzbaum und »guter Geist« des Gartens oder des Bauernhofes, da er nicht nur Heilpflanze und Baum der Göttin Hel war, sondern auch anzeigte, wie es um die Fruchtbarkeit des Gartens oder des Ackers bestellt war, denn der Holunder wächst am liebsten auf stickstoffreichem, etwas gedüngtem Boden am Rande von Äckern, Gärten und Wegen.

Als Pflanze, die viel Feuchtigkeit und einen nahrhaften Boden braucht, hat der Holunder übrigens einen stimmungsvollen Charakter, der das reichhaltige Leben liebt und sich gerne freut, weswegen er sich überall mit seinen vielen leichten und angenehm duftenden Blüten ausbreiten kann. Dabei zeigen die gefiederten *Blätter* und die lichtvolle weiße Blütenfarbe, daß der Holunder die *Dinge leichtnimmt* und gedrückte Stimmungen oder auch innerseelische Spannungen im Lichte der Weisheit zerstreuen kann. Außerdem bedeutet seine weiße Blütenfarbe *Unvoreingenommenheit* und Objektivität, wobei das erfahrene Licht sozusagen subjektiv ungefärbt und ungebrochen reflektiert, also nicht bewertet und nicht »markiert« wird.

Die Frucht, die aus der leichten Holunderblüte hervorgeht, ist jedoch dunkel und saftig und hat die gleiche Farbe wie z. B. ganz sauerstoffarmes Venenblut. Daher ist es kein Wunder, daß der Verzehr von zu vielen Holunderbeeren ein Gefühl von Sauerstoffmangel hervorrufen kann, da das Luftige nur in den Blüten vertreten ist, während es in den schweren Früchten fehlt.

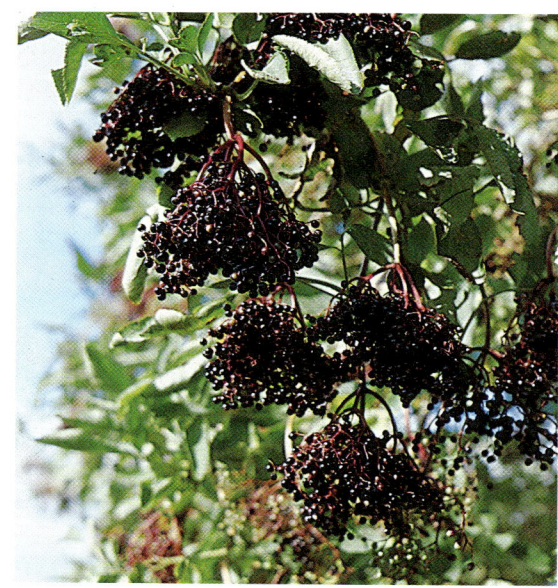

Holunder,
reife Früchte

Astrologische Zuordnung

Die astrologische Entsprechung für den Holunder ist das Sternzeichen *Waage* im Übergang zum Zeichen *Skorpion* im Monat Oktober. Die Waage ist ein luftiges, lichtes Sternzeichen, das den Ausgleich zwischen den Gegensätzen herstellt, Brücken vom Licht zum Schatten baut und immer die Balance zu halten versucht. Der Skorpion hingegen ist dunkel wie das All, ist Himmel und Hölle, Geburt und Tod, Lust und Schmerz in einem, steht für das Eingebundensein in die Kreisläufe des Lebens, für Schaffensdrang und Intensität. Er symbolisiert einen ekstatischen Tanz auf dem Vulkan, und er ist das Zeichen der Göttin Hel.

Die manchmal nahezu giftige Intensität des Zeichens Skorpion findet sich auch wieder in den anderen, giftigen Holunderarten wie dem Zwergholunder *(Sambucus ebulus)*, der klein und wenig verzweigt ist, dessen Blattfiedern schmal und länglich sind und dessen giftige Früchte nicht hängen, sondern aufrecht stehen. Der giftige Rote Holun-

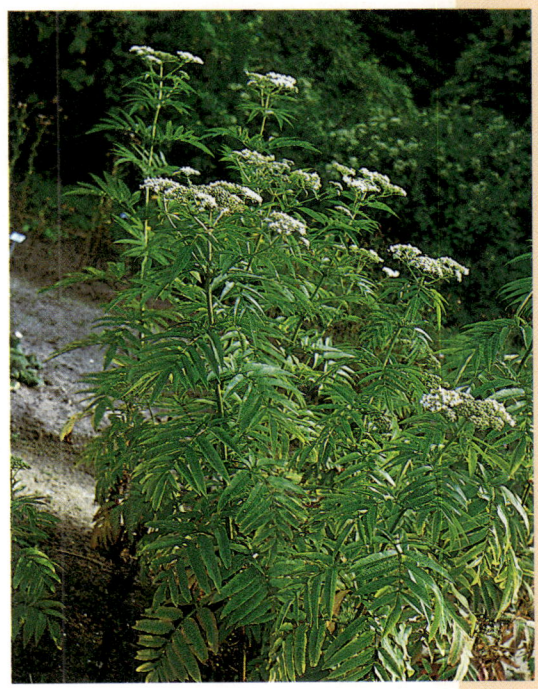

Der in seinem Aussehen an einen vergrößerten Baldrian erinnernde, giftige *Zwerg-Holunder*

der hingegen ist ebenfalls kleiner als der Schwarze Holunder, wobei er sehr ähnliche Blätter bildet, aber über grünlichgelbe Blüten sowie über knallrote Früchte verfügt.

Anwendung

Aus den frischen weißen Holunderblüten läßt sich zum Sommeranfang ein wunderbares Getränk herstellen, indem einige Blüten z. B. in Sekt, Weißwein, Saft oder Wasser eingelegt und mit etwas Zitronensaft und Zucker abgeschmeckt werden. Dabei wirkt das Getränk aus Holunderblüten schweißtreibend, kühlend und lösend.
Die dunklen Früchte hingegen werden häufig zu Sirup oder Marmelade verarbeitet, sind aber nicht sehr bekömmlich, wenn man mehr als eine Handvoll roh ißt.

Medizinische Anwendung

Es werden einerseits die frischen oder die getrockneten Blüten, andererseits aber auch die zu Sirup oder Mus verarbeiteten Beeren verwendet. Der Tee aus den getrockneten Blüten wirkt bei fieberhaften Erkältungen *fiebersenkend*, *schweißtreibend*, *heilend* und *lösend*. Die entsprechend zubereiteten Früchte haben eine ähnliche, aber vor allem auch eine beruhigende, nährende und kräftigende Wirkung. Ein bekanntes Hausmittel bei fieberhaften grippalen Infekten mit Gliederschmerzen ist der Holunderbeersirup, der mit heißem Wasser oder als Grog getrunken wird.

Im Holunder sind auch *virushemmende* Eigenschaften nachgewiesen worden.

Es ist durchaus sinnvoll, Blüten und Früchte gemeinsam anzuwenden. Sie bilden ohnehin ein Ganzes, denn die schweren Früchte sind aus den leichten Blüten hervorgegangen, wie vielleicht die eine oder andere Erkrankung aus zu großem Leichtsinn oder umgekehrt aus zu großer Kühle und Ernsthaftigkeit hervorgegangen ist. Und da es ja beim Holunder um das Thema Heilung und Einigung von Gegensätzen geht, wirkt beispielsweise Tee aus Holunderblüten mit einem Schuß Holunderbeersirup heilend im wahrsten Sinne des Wortes. Er hilft, wieder ganz zu werden und krank machende Einseitigkeiten zu lösen. Dabei werden unruhige, luftig-nervöse Menschen durch dieses Getränk heilsam beruhigt, während unterkühlte, langsame und ernste Menschen eher angeregt werden.

Homöopathische Anwendung

Zur Herstellung der Urtinktur werden die frischen Blätter und Blüten der Pflanze verwendet. Holunder ist als homöopathisches Mittel unter der Bezeichnung *Sambucus nigra* in der Apotheke erhältlich und wird vor allem in niedrigen Potenzierungen angewendet.

Sambucus nigra wirkt *harntreibend* sowie schweißtreibend, ausgleichend und insgesamt lösend.

Dieses homöopathische Mittel ist in niedrigen bis mittleren Potenzen passend bei *fieberhaften Hustenerkrankungen*, die mit beängstigender Atemnot einhergehen können.

Auch bei rheumatischen Erscheinungen kann Sambucus nigra gegeben werden, vor allem wenn diese aufgrund von innerer Unausgewogenheit entstanden sind.

In höheren Potenzen ist Sambucus nigra geeignet bei allen möglichen Beschwerden, die aus einem disharmonischen Verhältnis von Leichtigkeit und Schwere oder Optimismus und Depression entstanden sind.

Johanniskraut

Hypericum perforatum

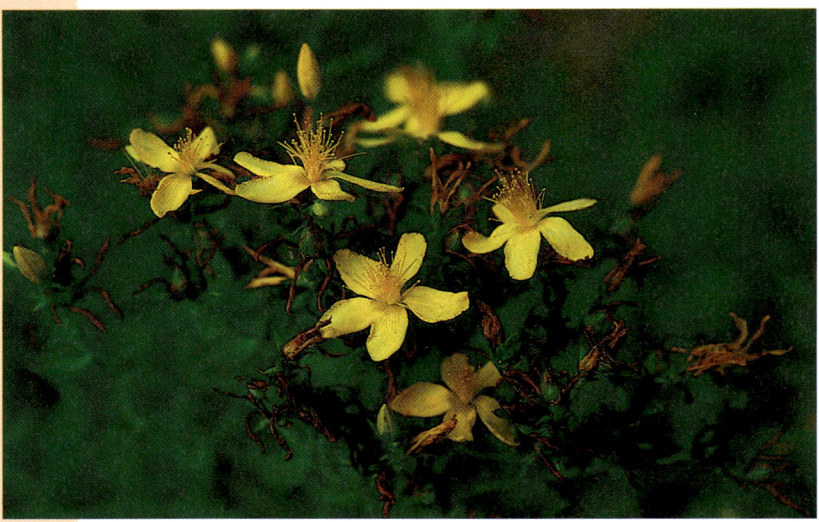

Johanniskraut

 Charakter: sich dem Rampenlicht preisgeben aus
Liebe zum Licht und zum Leben

Das Johanniskraut ist eine gewöhnliche, beinahe überall in
Europa auftauchende, recht anspruchslose Pflanze, die zu
Sommeranfang blüht (Johanni), wenn die Tage am längsten sind und die Sonne mittags am höchsten steht, wobei
aber jetzt schon der Höhepunkt erreicht ist, der sich nicht
mehr steigern läßt, da nach der Sommersonnenwende die
Tage allmählich wieder dunkler werden.

Wer genau hinsieht, wird bereits zum Sommeranfang merken, daß viele Pflanzen nicht mehr so frisch aussehen wie
im Frühling. Die Zeit des Wachsens und der Entfaltung
geht zu Ende, die Zeit der Fruchtbarkeit und des Reifens

- **Blüte:** Gelb, fünf Kronblätter, Staubgefäße in der Blütenmitte spritzig hervorstehend; darunter befinden sich pro Blüte drei Blütenstempel; beim Zerdrücken der Knospen und Blüten kommt roter Pflanzensaft zum Vorschein, der das Pigment Hypericin enthält; in rispenartigen Zymen stehend; Blütezeit: Sommersonnenwende bis August.
- **Körper:** Aus einem verzweigten Wurzelstock steigt eine Staude mit zweikantigen Stengeln und Zweigen, an denen die Blätter gekreuzt gegenständig angeordnet und ohne Blattstiel erscheinen; das einzelne Blatt ist länglich-eiförmig und mit winzig kleinen Tüpfelchen durchscheinend punktiert; Stengel und Blüten tragen Pigmentflecken, die wie Leberflecken aussehen; Höhe der Pflanze: 30 bis 70 cm.
- **Standort:** Magere, trockene Rasenflächen, Wald- und Wegränder, sandige Böden; in der prallen Sonne stehend; Heimat: Europa und Westasien, vom Mittelmeer bis zur nördlichen Taiga.
- **Botanische Zugehörigkeit:** Johanniskrautgewächse (Hartheugewächse), die zur botanischen Ordnung der Teestrauchartigen gehören.

beginnt. Die meisten Pflanzen bekommen nun festere, trockenere Blätter, die schon Anzeichen des Welkens in sich tragen. Während im Frühling mehr die eigene Schönheit und das Ego gepflegt werden, entsteht nun im Angesicht des irgendwann herannahenden Todes das Bedürfnis, sich dem Leben preiszugeben, sich zu öffnen, zu lieben und sich fortzupflanzen. Dabei entsteht schöpferische Zuversicht, wie sie durch die wärmende Sommersonne symbolisiert wird.

Die *Blüten* des *Johanniskrauts* sind gelb, das heißt, es hat einen *sonnigen*, *gefühlsbetonten* und *optimistischen* Charakter, der reich an Empfindungen ist und sich gerne in den eigenen Stimmungen erlebt. Da es aber auf magerem, trockenem Boden wächst, ist es mit dem Fluß der Gefühle des Wasserreichs nicht verbunden, aber auch nicht so sehr mit dem Erdreich. Vielmehr erhält es seine Lebenskraft von der sonnigen Luft, und so hat es einen warmen und luftigen Charakter. Das Johanniskraut ist wenig »geerdet«, erfährt aber Sicherheit, indem es sich größeren Zusammenhängen hingibt. Dabei badet es nur zu gerne im Licht der Sonne, von der es seine Lebensenergie erhält und ohne die es sich depressiv, verlassen und kalt fühlen würde.

Daß das Johanniskraut mitten in der prallen Sonne gedeihen kann, zeigt, daß es keine Probleme hat, im Rampenlicht zu stehen. Im Schatten anderer Pflanzen würde es verkümmern. Es will gesehen werden, und es ist erfolgssüchtig, weswegen es sich beinahe überall durchsetzen kann. Dabei mag es aber keinen feucht-emotionalen oder besonders nährstoffreichen Grund unter sich haben, sondern entfaltet seine volle Kraft in Kargheit, Trockenheit und sengender Hitze.

Das Johanniskraut ist ein anspruchsloser, beinahe asketischer und etwas ehrgeiziger Charakter, der aber nicht nach materiellem Reichtum und egoistischer Entfaltung, sondern nach dem Licht strebt.

Die Fähigkeit, in der vollen sommerlichen Mittagssonne bestehen zu können, verdankt das Johanniskraut vor allem seinen relativ kleinen und festen *Blättern*, die wenig Verdunstungsfläche bieten und obendrein von winzig kleinen, lichtdurchlässigen Punkten durchdrungen sind, welche als »Tüpfel« bezeichnet werden und pigmentreiches Öl enthalten, das wir als eine Art pflanzeneigenes Sonnenöl ansehen können. Dabei schützt sich diese Pflanze aber nicht nur durch Bildung von Pigmenten vor dem intensiven Licht der Sonne, sondern auch mit ihrer *Durchlässigkeit*, *Hingabe* und *Liebe*. Da die pralle Sommersonne dieser Pflanze nichts anhaben kann, galt sie in früheren Zeiten als eine Art Schutzgeist gegen Feuer, weswegen die Leute sie bei Gewitter mit sich trugen oder an bestimmte Stellen des Hauses hängten.

Das lichtdurchlässige Johanniskraut lebt die Botschaft von Erleuchtung und Liebe, wobei es sich wie eine Person verhält, die lachen kann, wenn jemand böse ist, weil sie in der

Lage ist, durch Liebe sowie durch Heiterkeit jede brenzlige Situation zu entschärfen. Manchmal kommt sie dabei aber in Streß, vor allem weil sie ohnehin schon immer im vollen Rampenlicht steht und noch dazu asketisch lebt. Das zehrt natürlich an den *Nerven* – und gerade deswegen bildet das Johanniskraut Inhaltsstoffe, die einen heilenden Einfluß auf die Nerven ausüben.

Die Blätter des Johanniskrauts sind klein und halten sich ohne Blattstiel direkt am Stengel fest. Dies läßt auf Zurückhaltung und Vorsicht schließen, wenn es darum geht, sich in einzelnen Situationen Luft zu verschaffen und sich locker zu entfalten. Daß die Blätter außerdem paarweise geordnet und in regelmäßigen Abständen erscheinen, zeigt, daß in der Art des Johanniskraut-Charakters, sich darzustellen, und in seinen Worten, die vorsichtig abgewägt sind, Ordnung herrscht. Dabei kann das Johanniskraut auch an spontaner Beweglichkeit verlieren und etwas starr erscheinen mit seinen kantigen Stengeln.

Johanniskraut schmeckt etwas bitter, weswegen wir sagen können, daß es einen leicht »*verbitterten*« Charakter hat, wobei es trocken, starr und sachlich wirkt, obwohl oder gerade weil es so liebesfähig, hingebungsvoll ist, was aber dazu führt, daß es immer wieder Enttäuschungen erleben muß. Da es von vorneherein keine besonderen Ansprüche stellt und auch nicht gerade egoistisch ist, reagiert es auf fehlende Liebe, fehlende Erfolgserlebnisse und fehlendes Licht mit relativ schweren Depressionen, und so bildet es als körpereigene Medizin unter anderem Wirkstoffe, die innerlich eingenommen aufhellend bei Depressionen wirken.

Astrologische Zuordnung

Astrologisch gesehen entspricht das Johanniskraut dem liebevollen, gefühlsbetonten und relativ bescheidenen Zeichen *Krebs* in Verbindung mit dem ihm gegenüberliegenden, ehrgeizigen und erfolgsuchenden Zeichen *Steinbock*. Auch die Konstellation der beiden Herrscher von Krebs und Steinbock, *Mond* und *Saturn*, kommt im Johanniskraut zum Ausdruck, da diese mit der Neigung verbunden ist, nichts für sich in Anspruch zu nehmen bei einem gleichzeitigen starken Bedürfnis, geliebt zu werden und Erfolg zu haben. Wenn hier nun von außen zu wenig Wärme kommt und statt dessen bittere, schmerzhafte, enttäuschende Erfahrungen gemacht werden, können als Schutz vor Schmerz die Gefühle absterben, schwere Depressionen entstehen, oder es kommt ganz konkret zu Taubheit und Lähmungen der Nervenbahnen. Deswegen bildet das Johanniskraut stimmungsaufhellende Wirkstoffe, welche den Fluß der Empfindungen, die Weiterleitung elektrischer Impulse, den »Strom« bzw. das »Licht« wieder anstellen und sogar bereits taub gewordenes Nervengewebe wiederbeleben können.

Medizinische Anwendung

Es werden die frischen oder die getrockneten, oberirdischen Teile der blühenden Pflanze verwendet, aus denen ein Tee oder ein Öl hergestellt werden kann. Wenn wir Johanniskrautöl selber herstellen wollen, füllen wir eine Flasche mit den blühenden Pflanzenteilen und begießen sie mit Olivenöl oder einem anderen Öl, bis die Pflanzenteile bedeckt sind. Diese Flasche wird an einem sonnigen Platz ungefähr zwei bis drei Wochen verschlossen stehengelassen, bis das Öl sich dunkel-rötlich gefärbt hat. Dann wird das ausgefilterte Öl in lichtundurchlässige Flakons gefüllt. Johanniskrautöl, das aufgrund seiner Rotfärbung als »Rotöl« bekannt ist, ist auch in Reformhäusern erhältlich. Der wichtigste Bestandteil des Johanniskrauts ist das Hypericin, ein etwas widersprüchlicher Wirkstoff, der als rotbraunes Pigment einerseits vor Sonneneinstrahlung schützt, andererseits aber auch die Lichtempfindlichkeit erhöht, also photosensibilisierend wirkt. Die scheinbar widersprüchliche Wirkung von Johannis-

kraut, das einmal vor Licht schützen und einmal die Lichtempfindlichkeit erhöhen soll, erklärt sich, wenn wir bedenken, daß diese Pflanze in Freundschaft mit dem Licht
lebt, das für sie Nahrung und Lebensquell ist und dem sie
sich hingibt, weswegen sie einerseits besonders empfindlich für Licht ist, von dem sie andererseits aber viel verträgt. Dabei halte ich es für wahrscheinlich, daß Johanniskraut nur anfangs die Lichtempfindlichkeit der Haut erhöht, während es später zur Bildung von Hautpigmenten
beiträgt.

Ich weiß von einer Frau, der äußerlich aufgetragenes Johanniskrautöl half, nachdem sie sich einen Sonnenbrand
geholt hatte, wobei sie aber nicht frisch eingerieben wieder
in die Sonne ging, sondern erst einmal den Sonnenbrand
auskurierte. Johanniskrautöl ist also als After-Sun zu betrachten, das nach leichten Verbrennungen unsere verletzte Haut heilen und uns schützende Pigmente liefern kann.

Wenn wir davon ausgehen, daß die Natur auch ganz konkret in jede Pflanze das Organ bzw. den Zustand hineinzeichnet, auf den sie wirkt, können wir im Johanniskraut
mit seinen lichtdurchlässigen Tüpfeln und seinen wie
Leberflecken aussehenden, unregelmäßig auf der Pflanze
verteilten dunklen Punkten ganz deutlich erkennen, daß
diese Pflanze einen ausgleichenden Einfluß haben muß
bei *Pigmentstörungen*, unregelmäßiger Bräunung und Neigung zu Sommersprossen – wobei besonders hellhäutige
und lichtempfindliche Personen mit Johanniskraut
äußerst vorsichtig umgehen sollten, da die Lichtempfindlichkeit ja zunächst erhöht wird.

In äußerlichen Einreibungen mit Johanniskrautöl sind die
spontanen, photosensibilisierenden Eigenschaften segens-
reich bei *Taubheit der Haut* und bei *Schmerzen*, die auf Nervenverletzungen oder -quetschungen zurückzuführen
sind. Denn Hypericin macht lahmgelegte Nerven, die ja
eigentlich elektrische Impulse weiterleiten sollen, wieder
»lichtdurchlässiger« und regeneriert in diesem Zusammenhang die Nervenfunktion.

Einreibungen mit Johanniskrautöl sensibilisieren die Haut, lösen Angstblockaden und wirken entkrampfend. So ist Johanniskrautöl auch ein hervorragendes Massageöl für den Rücken, da es Verspannungen und Nervenblockaden löst. Daher kann es bei Hexenschuß und Bandscheibenvorfall hilfreich sein, und zwar besonders dann, wenn es durch *Schädigungen der Wirbelsäule* zu mehr oder minder schweren Nervenquetschungen gekommen ist, die sich in Form von starken Rückenschmerzen, aber auch in Form von Taubheit oder Lähmungserscheinungen der Extremitäten äußern können.

Innerlich eingenommen werden vor allem die photosensibilisierenden Eigenschaften dieser Pflanze aktiv, weswegen Johanniskrautöl oder -tee als hervorragendes, aufhellendes Mittel bei *Depressionen* empfohlen wird, die sich besonders gerne in der dunklen Jahreszeit einstellen. Auch für Personen, denen es an sonniger Zuversicht fehlt und die sich viel »Streß« machen, wobei sie gelegentlich »die Nerven verlieren«, sind Zubereitungen aus Johanniskraut geeignet. Hellhäutige Personen sollten diese nur sehr vorsichtig einnehmen, am besten in homöopathischen Dosen.

Neben Hypericin sind im Johanniskraut auch ätherische Öle, Gerbstoffe und Bitterstoffe vorhanden, die zu seiner Heilwirkung beitragen und die innerlich eingenommen die Schleimhaut der Verdauungsorgane stärken und dafür sorgen, daß eine zu »depressive« Verdauung in Schwung kommt.

Homöopathische Anwendung

In der Homöopathie wird die Essenz aus der frischen, blühenden Pflanze verwendet, die als Urtinktur oder in entsprechenden homöopathischen Verdünnungsgraden unter der Bezeichnung *Hypericum* erhältlich ist.

Hypericum wird überwiegend äußerlich angewandt, und zwar in der Urtinktur, die mit Wasser verdünnt auf der

Haut verrieben wird. Die Anwendungsgebiete sind hier ähnlich wie bereits beschrieben, und so helfen Einreibungen mit Hypericum bei Schmerzen und bei *Taubheit nach Nervenverletzungen*, die durch Unfall, Operation oder Amputation entstanden sein können. Auch bei Nervenquetschungen oder bei nervenschädigenden Wirbelsäulenkomplikationen sind Einreibungen mit Hypericum von Nutzen. Hypericum ist außerdem ein bekanntes Heilmittel bei *Nervenschmerzen* und *-entzündungen*, die nicht auf mechanische Einwirkung zurückzuführen sind.

Unterstützend zur äußeren Anwendung kann Hypericum als nervenregenerierendes Mittel in der Urtinktur oder in sehr niedrigen homöopathischen Verdünnungen auch innerlich eingenommen werden.

In niedrigen bis mittleren homöopathischen Potenzen ist Hypericum ein hervorragendes Mittel gegen »Lampenfieber« und ähnliche nervöse Ängste. Dabei wirkt dieses Mittel auch innerlich bei allen möglichen Schmerzzuständen, die quasi ohne organische Ursache entstehen können. Hypericum löst depressive Blockierungen auf, vertreibt die seelische Dunkelheit und bringt Helle, Einsicht oder gar Erleuchtung.

In höheren homöopathischen Potenzen ist Hypericum geeignet für gestreßte Personen, die nach Licht, Erfolg und Anerkennung streben und die dafür gerne auf einiges verzichten, wobei sie im Grunde zu Depressionen neigen, die sich immer wieder einstellen, sobald der Erfolg ausbleibt.

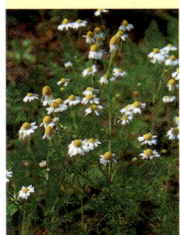

Korbblütengewächse
Asteraceae, Compositae

Charakter: Lebensfreude

Eine Korbblüte besteht aus vielen kleinen *Blüten*, die sich in der Mitte der »Blüte« quasi wie in einem Korb befinden. Die einzelne, eigentliche Blüte ist in Wirklichkeit sehr klein, röhrenförmig und fünfzählig. Manche Blüte bildet jedoch seitwärts eine lange »Zunge« aus, die wie ein Blütenblatt erscheint. Die gelben »Blütenblätter« der Sonnenblume z. B. sind in Wirklichkeit die langen Zungen einzelner, kleiner Blüten.

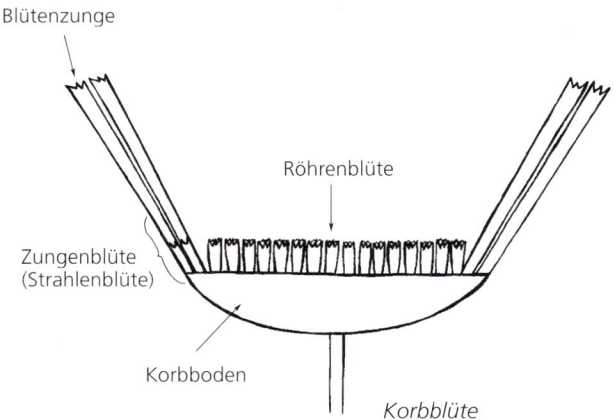

Blütenzunge

Röhrenblüte

Zungenblüte
(Strahlenblüte)

Korbboden

Korbblüte

Einige Korbblütengewächse wie der Löwenzahn oder die Wegwarte haben Blütenköpfe, die aus lauter Zungenblüten bestehen. Andere hingegen wie der besonders bittere Wermut oder der Rainfarn bilden überhaupt keine Blütenzungen. Bei den typischen Korbblütengewächsen wie Sonnenblume, Ringelblume oder Margerite ist der Blütenkorb rundum von einem Kranz aus Zungenblüten umgeben, die meistens wie Strahlen von der Mitte weggehen – weswegen sie auch Strahlenblüten genannt werden – und die manchmal in einer anderen Farbe erscheinen als die mittleren, kleinen Blüten. Diese Strahlenblüten sind bei manchen Pflanzen unfruchtbar und dienen nur dazu, Insekten anzulocken. Andere Strahlenblüten hingegen sind zwar fruchtbar, aber für Insekten kaum zugänglich. Sie sind nicht wirklich offen, strahlen sozusagen im eigenen Licht und befruchten sich selbst.

Korbblütengewächse mit Strahlenblüten haben viel »Ausstrahlung«. Sie strahlen vor Lebensenergie, sie freuen sich, sie leuchten. Sie sind wie kleine Sonnen. Von daher ist es kein Wunder, wenn sie häufig in sonnigem Gelb oder Weiß erblühen.

Korbblütengewächse haben viele Empfindungen, denn sie bilden viele Blüten, ja Körbe voller Blüten. Ihre Empfindungen können aber nicht allzu groß und tief sein, bedenkt man die Winzigkeit der einzelnen Blüten. Dennoch sind *Empfindungsreichtum* und *Lebensfreude* die wichtigsten Eigenschaften einer typischen Korbblütenpflanze, die gerne vor Freude strahlt, jedoch wenig »solide« ist, da sie kein Holz bildet, und eher einen schnellebigen Charakter hat, wobei sie aber relativ lange blüht und sich immer wieder neu aussät. Typische Korbblütengewächse sind deswegen sexy und fruchtbar, und was sie im materiellen Bereich nicht zustande bringen, das bringen sie auf der psychischen Ebene zustande.

Sinnbildlich gesehen feiern diese Pflanzen ein Fest nach dem anderen, und deswegen scheint es im ersten Moment erstaunlich, daß sie häufig intensive Bitterstoffe bilden, welche ja eindeutig auf eine gewisse »*Verbitterung*« hinweisen – wahrscheinlich als Reaktion darauf, daß die Realität einfach herber ist, als es sich diese zumeist optimistisch ausstrahlenden Charaktere erhoffen.

Bitterstoffe aus Korbblütengewächsen wirken jedoch appetitanregend sowie kräftigend und heilend, und zwar besonders für im Grunde optimistische Personen, die gelegentlich an der bitteren Realität leiden. Korbblütengewächse enthalten Wirkstoffe, die den »Bauch« stärken und die einen heilenden Einfluß auf Magen und Darm ausüben, wobei sie die körpereigenen Abwehrkräfte mobilisieren, deren wichtigste Zellen zum größten Teil in den Darmwänden gebildet werden. In geringeren Mengen enthalten diese Pflanzen auch ätherische Öle. Außerdem verfügen besonders die kleineren Korbblütengewächse, die häufig getreten werden, über wundheilende Inhaltsstoffe.

Astrologische Zuordnung
Korbblütengewächse entsprechen astrologisch dem Sternzeichen *Löwe* und der *Sonne*.

Ringelblume
Calendula officinalis

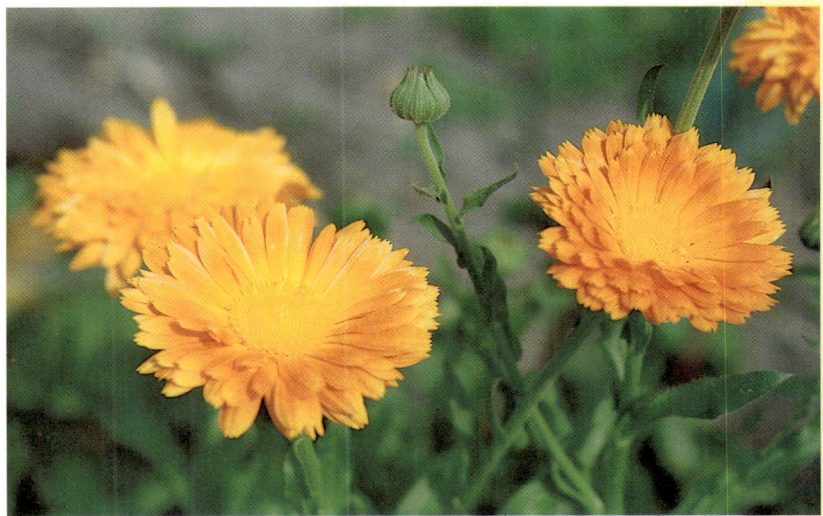

Charakter: die Ausstrahlung buddhistischer Mönche

Die Ringelblume bildet am Außenkreis des Blütenkorbes relativ viele Strahlenblüten, was natürlich nichts anderes bedeutet, als daß sie viel Ausstrahlung hat, die durch die sonnig-gelbe Blütenfarbe noch betont wird. Die gelbblühende Acker-Ringelblume, *Calendula arvensis*, ist die Urform der Ringelblume.

Die in der Heilkunde wichtigste Art ist die Garten-Ringelblume, *Calendula officinalis*, die aber nicht gelb, sondern überwiegend orange blüht – was auf ein hitziges, widersprüchliches und exzentrisches Wesen schließen läßt, denn Orange ist eine Mischung der gegensätzlichen, warmen

- Blüte: Orange; viele kleine Röhrenblüten, umgeben von Strahlenblüten, welche in der gleichen Farbe blühen; mitsamt den Strahlenblüten bildet die Pflanze kreisrunde Blütenköpfe; Blütezeit: Juni bis November; die samenartigen Früchte der Ringelblume sind gebogen oder eingerollt, sie sind geringelt, und das hat dieser Pflanze den Namen Ringelblume gegeben.
- Körper: Einjährige, sehr blühfreudige Pflanze mit spindelförmiger Wurzel; aufrechte Stengel, die zart behaart sind; die Blätter sind breitlanzettlich und am Rande glatt oder nur sehr schwach gezähnt; Höhe der Pflanze: 20 bis 50 cm.
- Standort: Die orangeblühende Garten-Ringelblume ist eine aus der Acker-Ringelblume hervorgegangene Kulturpflanze, die zur Augenfreude und als Heilpflanze in vielen Gärten zu finden ist, wo sie am liebsten in der Nachmittagssonne steht und dabei wenig Ansprüche an den Boden stellt, der aber am besten sandig bis lehmig und alkalisch sein sollte; sie sät sich jedes Jahr von selbst aus, verwildert aber irgendwann und blüht dann zumeist gelb; Ringelblumensamen sind schon in Ausgrabungen frühgeschichtlicher Gartenkulturen zu finden gewesen; vermutlich wurde die Ringelblume aus dem vorderasiatischen Mittelmeergebiet nach Europa gebracht.

Farben Gelb und Rot, welche symbolisiert, daß das seelische Sichzurechtfinden (die Seele wird der Farbe Gelb zugeordnet) gefärbt und in Frage gestellt ist durch Impulse, welche sich durchsetzen wollen und die durch die Farbe Rot repräsentiert werden. Orange bedeutet deswegen Infragestellungen, innere Unruhe und Wanderschaft, aber auch Wahrheit, höchste Verzückung und neue Erfahrungen im Hier und Jetzt.

Wenn wir nun auch noch bedenken, daß die Farbe für Ruhe, Kühle und Konzentration auf das Wichtige Dunkelblau, also die Komplementärfarbe von Orange ist, wird besonders klar, daß die orangeblühende Ringelblume die allergrößten *Schwierigkeiten* haben muß, *zur Ruhe zu kommen*.

Im Gegensatz dazu ist die gelbblühende Ringelblume ruhiger, sie handelt im Fluß ihrer Emotionen, im Einklang mit sich selbst. Außerdem ist sie häufig kleiner und bescheidener als die orangeblühende Ringelblume, die gelegentlich mehr will, als sie kann.

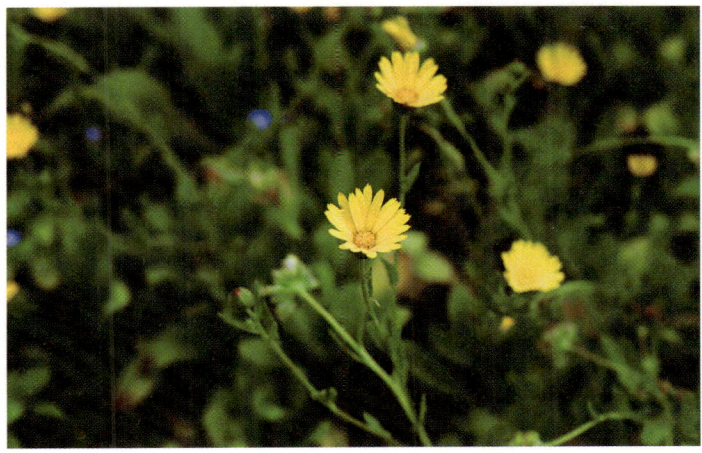

Aber auch gelbblühende Ringelblumen sind eher unbeständige, von ihrer inneren Stimme getriebene, *im Hier und Jetzt lebende Charaktere*, die wie alle anderen Ringelblumen monatelang Blüte für Blüte treiben, woher sich auch ihr botanischer Name *Calendula* ableitet, der nichts anderes bedeutet als »Kalenderblume« und der vielleicht auch darauf Bezug nimmt, daß diese Pflanze nur ein Jahr lebt. So neigt sie einerseits dazu, sich völlig zu verausgaben, ist aber andererseits, da sie sich immer wieder aussät, so fruchtbar, daß sie auf diese Weise zu sinnvoller Dauer gelangt.

Da die orangeblühende Garten-Ringelblume einen reizbareren, unruhigeren und extremeren Charakter hat als ihre gelbblühende Schwester, bildet sie natürlich auch mehr Wirkstoffe, sozusagen als körpereigene Medizin, und so ist es kein Wunder, daß sie die interessantere Heilpflanze ist. Bei der heilkräftigen Garten-Ringelblume handelt es sich übrigens um eine Zuchtform, eine menschlich beeinflußte, quasi »neurotisierte« Form, von der es wiederum mehrere gezüchtete Unterarten gibt, z. B. solche, deren Blütenköpfchen ausschließlich aus Strahlenblüten bestehen, oder andere mit braunen Röhrenblüten im Inneren des Köpfchens usw. Wenn die Garten-Ringelblume sich jedoch in Ruhe über die Jahre hinweg immer wieder neu aussäen und verwildern kann, wird sie der kleineren, gelbblühenden Urform immer ähnlicher, da sie natürlicher geworden ist und zu sich gefunden hat.

Eine Garten-Ringelblume blüht orange, solange sie noch nicht sicher ist, ob sie sich in Ruhe wieder aussäen kann. Sie fühlt sich also häufig bedroht und in Gefahr, und diese Bedrohungserwartung führt zu Überreiztheit. Dabei ist sie ablenkbar und will meistens zuviel gleichzeitig, weswegen sie überdreht ist und sich übersteuert oder unkonzentriert ist und anfällig wird für Verletzungen, aber auch für nervös bedingte Verdauungsstörungen, gegen die sie aber hervorragende Wirkstoffe bildet.

An den Spitzen ihrer Strahlenblüten befinden sich drei kleine Zipfel, wie übrigens auch an den Spitzen der meisten Strahlenblüten anderer Korbblütengewächse. Die Drei steht für das Zusammenspiel von These, Antithese und Synthese, was bedeutet, daß den Dingen eine sinnvolle Perspektive gegeben werden kann, und so strahlt die Ringelblume am Ende *Zuversicht* aus.

Eine Ringelblume hat nichts Aggressives und nichts Verletzendes an sich. Sie bildet keine Stacheln und keine Reizstoffe. Deswegen reagiert sie in Situationen, in denen sie sich wehren müßte, oft nur durch eine Art geistig-weltanschauliches Überlegenheitsgefühl, ist aber dennoch gelegentlich unangenehm berührt, was dazu führt, daß in ihren Blüten relativ viele Bitterstoffe enthalten sind. Nach außen strömt die Ringelblume aber ein angenehmes und heilsames Aroma aus, das auf ihren Gehalt an ätherischen Ölen zurückzuführen ist. Dabei hat sie genügend Lebensfreude und Optimismus, um immer wieder zu sich zu kommen und mit neuer Kraft weiterzumachen.

Die Tatsache, daß die Blätter dieser Pflanze einfach, von lanzettlicher Form und am Rande glatt oder nur sehr schwach gezähnt sind, bedeutet, daß die Ringelblume eher die glatten Seiten der Außenwelt wahrnimmt, wobei sie es kaum nötig hat, »Zähne« zu zeigen. Da sie außerdem recht viele Blätter bildet, können wir erkennen, daß sie in regem Austausch lebt und gerne kommuniziert, wobei sie die meisten Konflikte durch Gespräche lösen kann. Hier verhält sie sich aber eher schlicht, und ihre Worte sind einfach und wohltuend wie die Worte des Dalai Lama.

Überhaupt hat die Ringelblume eine besondere Beziehung zum Buddhismus, und wir können sie auch als »*Karmablume*« bezeichnen, denn sie verdeutlicht uns durch ihre Blühkraft, durch ihre Fruchtbarkeit, durch ihr Sterben und durch ihre beständige Wiederkehr das Gesetz vom Kreislauf der Wiedergeburten, das vom buddhistischen Gott Mahakala beherrscht wird, der gleichzeitig das Feuer des Lebens besitzt, das in der Hölle zu Hause ist. Dieses Feuer erinnert wiederum an die Ringelblume, die verschwenderisch und lebhaft in flammenartig leuchtenden Gelb- und Orangetönen blüht, welche außerdem mit den Farben der Gewänder buddhistischer Mönche identisch sind.

Die Ringelblume lebt wie das Feuer im Hier und Jetzt. Sie kann in allem einen Sinn finden, und daß alles einen Sinn hat, das strahlt sie auch aus. So gelangt sie zu einer religiösen Einstellung, die sie veranlaßt, im Hier und Jetzt zu strahlen und die Sorgen aus der Vergangenheit oder die Sorgen um die Zukunft loszulassen. Die Ringelblume ist »*erleuchtet*«. Deswegen kann sie jeden Moment neu erleben und weitaus sinnvoller gestalten, als wenn er durch unnötige Sorgen blockiert und in seiner schöpferischen, göttlichen Kraft behindert werden würde. Sie atmet frei und unbelastet, und sie führt ein ebenso sinnvolles wie erfülltes Leben in einer Art verzückter, meditativer Ekstase, wobei sie sich von materiellen Sorgen weitgehend befreit hat.

Astrologische Zuordnung

Die orangeblühende Garten-Ringelblume hat eine starke Beziehung zu dem vom Planeten *Jupiter* beherrschten Sternzeichen *Schütze*, und wie Schütze-Menschen verfügt sie über viel Ruhelosigkeit, viel »Feuer«, viel optimistische Ausstrahlung sowie über die Eigenschaft, den Dingen immer wieder einen Sinn zu geben.

Ihre ebenso grellen wie unmittelbar auf das Hier und Jetzt bezogenen Charaktereigenschaften können wir jedoch dem Planeten *Uranus* bzw. dem Sternzeichen *Wassermann* zuordnen, wobei sich aus der Kombination der Zeichen Wassermann und Schütze eine Persönlichkeit ergibt, die gut loslassen kann und die ständig neue Assoziationen verbunden mit genialen Einfällen hat. Außerdem können wir in der sonnengleich, aber grellorange ausstrahlenden Ringelblume, die sich nicht konzentrieren kann und immer wieder Neues anfängt, auch noch die Konstellation *Sonne/Uranus* erkennen.

Die Farbe Orange ist dabei nicht nur für den Planeten Uranus zuständig, sondern gleichzeitig für die Konstellation *Mars/Mond*, denn sie ist ja eine Mischung aus Rot und Gelb, wobei die Farbe Rot zum Planeten Mars gehört, während die Farbe Gelb dem Mond zuzuordnen ist. Mars/ Mond zeigt hier mehr das »Höllenfeuer« der Ringelblume und bedeutet innere Reizbarkeit, wobei es besonders im Privatleben zu Streitereien kommen kann, die auf den Magen schlagen und unter Umständen entsprechende Schmerzen bis hin zu Magengeschwüren verursachen, gegen welche die Ringelblume jedoch heilsame Wirkstoffe bildet.

Medizinische Anwendung

Es werden die frischen oder die getrockneten Blüten der orangeblühenden Garten-Ringelblume, *Calendula officinalis*, verwendet, die mehr Wirkstoffe, mehr ätherisches Öl und auch mehr Carotin-Farbstoffe enthalten als die der gelbblühenden Ringelblume. Dabei können die ganzen Blütenköpfchen mitsamt den grünen Korbböden und deren grüne Spreublätter oder nur die ausgezupften Strahlenblüten verwendet werden.

Ringelblumenblüten sollten im Dunkeln getrocknet und außerdem trocken, kühl und dunkel gelagert werden, damit das in ihnen enthaltene wohlriechende ätherische Öl nicht zerstört wird. Bei der Teezubereitung aus Ringelblumenblüten ist darauf zu achten, daß diese in Wasser ziehen müssen, welches höchstens 70 oder 80 °C heiß sein darf.

Der Tee aus Ringelblumen ist ein hilfreiches Mittel bei *Schmerzen, Krämpfen und Entzündungen im Magen-Darm-Bereich*, denn Ringelblumenblüten enthalten krampflösende, leicht beruhigende und wundheilende Wirkstoffe.

Da Ringelblumenblüten relativ viele Bitterstoffe enthalten, wird durch Einnahme von Ringelblumentee oder anderen -zubereitungen die *Verdauung* günstig beeinflußt, wobei die Bildung gesunder Magensäfte und die Sekretion der Bauchspeicheldrüse sowie anderer für die Verdauung wichtiger Drüsen angeregt wird.

Auch bei Problemen mit *Leber* und *Galle*, bei Gallenstau, bei Druck und Schmerzen im Leberbereich oder drohender Leberentzündung wirkt Tee aus Ringelblumen günstig. Daß die Ringelblume einen positiven Einfluß auf Leber und Galle hat, dachten sich schon die Menschen vor vielen Jahrhunderten, da sie davon ausgingen, daß alle Pflanzen, die gelben Saft enthalten, in metaphysischer Beziehung zur Galle stehen. Und tatsächlich bildet die Ringelblume Wirkstoffe, die die Gallenwege entkrampfen und Entzündungen im Leberbereich heilen können. Dabei wird die Leber in der klassischen Astrologie dem Planeten Jupiter zugeordnet und ist dafür zuständig, daß problematische Stoffe chemisch aufgeschlüsselt und unschädlich gemacht werden, so daß der Körper entgiftet wird, weswegen wir auch sagen können, daß die Leber hilft, den durch Außeneinflüsse »vergifteten« und deprimierten Lebenswillen wiederaufzubauen – eine Eigenschaft, die bei der immer wieder zum Optimismus findenden Ringelblume stark ausgeprägt ist.

Am häufigsten wird die Essenz aus Ringelblumen verwendet, die in der Apotheke erhältlich ist, aber auch selbst hergestellt werden kann, am besten indem frische Ringelblumenblüten mit Branntwein oder mit 70%igem Alkohol in einem geschlossenen Gefäß ungefähr zehn Tage lang an einem nicht zu kühlen Ort stehengelassen werden. Dann werden die Blüten abgeseiht, und die Essenz ist fertig. Die Anwendung der Essenz ist deswegen empfehlenswert, da in ihr die ätherischen Öle besser erhalten sind als in anderen Zubereitungsformen.

Das angenehm duftende ätherische Öl der Ringelblume riecht ähnlich wie frisches und ganz gesundes Wundsekret, und deswegen ist es natürlich naheliegend, daß die Essenz oder der Preßsaft aus den Blüten eines der besten Wundheilmittel ist. Dabei fördert der Auszug aus Ringelblumenblüten die *Krustenbildung*, auch weil in der Ringelblume viele Carotinoide enthalten sind, die die orangegelbe Blütenfarbe hervorbringen und chemisch dem Vitamin A nahestehen. Letzteres hat granulationsfördernde Eigenschaften und ist bei der Neubildung der Haut wichtig – die sich ebenso beständig erneuert wie Ringelblumenblüten.

In der medizinischen Praxis wird Ringelblumenessenz in Salben, Umschlägen oder Waschungen bei der Behandlung von Hauteinrissen sowie von schlecht heilenden und entzündlichen Wunden verwendet, wenn die Krustenbildung schwach ist, wenn ganze Stücke der Haut oder sogar Fleisch verlorengingen und »Haut nicht an Haut« kommt. Hier kann die Ringelblumenessenz wie eine Art »*Hautflicken*« wirken. Auch zur Behandlung von entzündlichen Amputationsnarben oder von Krampfadergeschwüren erscheint Ringelblumenessenz geeignet. Aufgrund ihrer überreizten, grellen Charakteristik in Verbindung mit wundheilenden Eigenschaften bildet die Ringelblume außerdem Wirkstoffe gegen Herpes-Infektionen (Streß-Bläschen).

Menschen mit einer eher trockenen, zu kleinen Einrissen und Entzündungen neigenden Haut sollten nach dem Duschen, Baden oder Waschen eine Ringelblumencreme auf ansonsten parfümfreier, möglichst einfacher und neutraler Grundlage benutzen.

Als *Mundspülmittel* ist Ringelblumenessenz mit Wasser verdünnt geeignet zur Blutstillung nach Zahnextraktionen und zur Förderung der Wundheilung nach zahnärztlichen Eingriffen.

Homöopathische Anwendung

Die homöopathische Essenz aus Ringelblumen ist unter der Bezeichnung *Calendula* in der Urtinktur oder in entsprechenden homöopathischen Verdünnungen erhältlich, wobei für die Herstellung der Urtinktur das ganze zur Blütezeit gesammelte frische Kraut verwendet wird.

Calendula in der homöopathischen Urtinktur oder in entsprechend niedrigen Potenzierungen ist im Prinzip identisch mit Ringelblumenessenz und wird auch genauso angewandt.

In niedrigen und mittleren homöopathischen Dosierungen paßt Calendula erstens zu Menschen mit Neigung zu *Magengeschwüren*, die auftreten können, wenn es ihnen an innerer Ruhe fehlt, wenn sie sich nicht zu Hause fühlen und der eigene Rhythmus häufig durch ärgerliche Anliegen gestört wird. Zweitens können Calendula-Charaktere an Gallenkoliken leiden, und zwar vor allem wenn sie ihre auftretenden Konflikte mit Schnelligkeit, Optimismus und geistiger Überlegenheit übergehen, aber dennoch verbittert sind und sich ärgern. Und drittens neigen diese schnellebigen, etwas gehetzten Typen auch noch zu *entzündlichen Veränderungen der Darmschleimhaut* und des Enddarms, da sie sich sprichwörtlich »den Arsch aufreißen«.

In höheren homöopathischen Verdünnungsgraden ist Calendula geeignet für Menschen, die sich nicht konzentrieren können und die an innerer Unruhe, Sprunghaftigkeit sowie an gelegentlichen Koordinationsstörungen leiden, da sie schnell und leichtsinnig, aber irritierbar sind, weswegen sie außerdem zu Unfällen und Verletzungen neigen. Dabei paßt Calendula vor allem zu solchen nervösen und lebhaften Menschen, die viel Wärme und Anerkennung brauchen und sich schnell erkälten, besonders bei feuchtem Wetter – denn die Ringelblume ist etwas kälteempfindlich, weswegen sie bei Regenwetter ihre Blüten schließt, wobei sie zwar bis in den späten Herbst hinein Blüten bildet, aber stirbt, sobald der Winter eingesetzt hat.

Echinacea

Echinacea purpurea

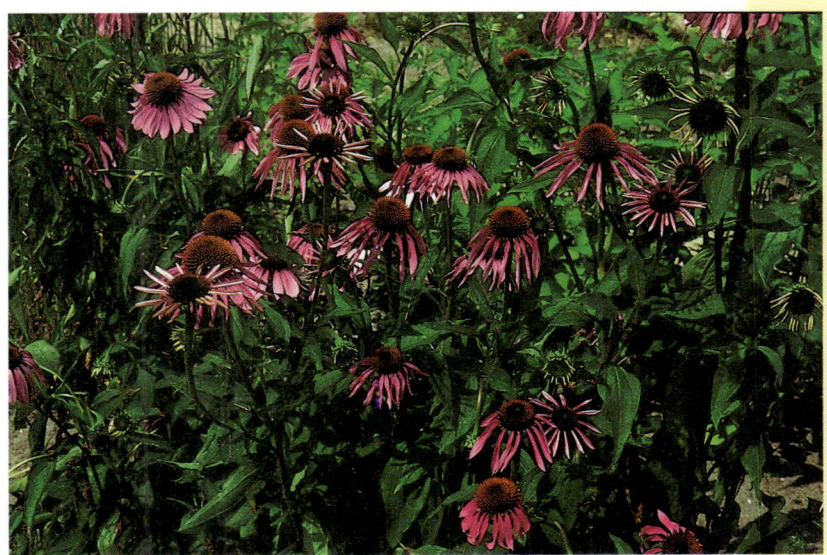

Echinacea

Charakter: gebremste Aggression in einer schön erscheinenden Welt

Die in neuerer Zeit als Pflanze zur Stärkung der körpereigenen Abwehrkräfte bekannt gewordene Echinacea ist ursprünglich im Gebiet der USA zu Hause. Dort ist sie von den indianischen Ureinwohnern traditionell zur Wundbehandlung eingesetzt worden. Erst seit etwas mehr als hundert Jahren wird sie im europäischen Raum als Heilpflanze verwendet, und deswegen gibt es für sie auch noch keinen eindeutigen deutschen Namen. Die Echinacea ist botanisch nahe verwandt und im Aussehen beinahe identisch mit der Rudbeckie, einer bekannten Gartenpflanze, die auch Sonnenhut genannt wird.

- Blüte: Viele kleine orangerote bis braune Röhrenblüten stehen auf einem sich nach oben wölbenden Blütenkörbchen und sind von roséfarbenen Strahlenblüten umgeben; die Blüten entspringen nicht einer Knospe, sondern wachsen allmählich in ihren Zustand hinein; zur Zeit der Geschlechtsreife färben die Zungenblüten sich rosa und strahlen waagerecht aus, werden aber nach unten gedrückt, sobald sich das befruchtete Blütenkörbchen nach oben wölbt, das mit seinen spitzen, harten roten Früchtchen an einen stacheligen Igel erinnert, weswegen der deutsche Name dieser Pflanze auch Igelkopf lautet; Blütezeit: Juli bis September.
- Körper: Aus einer spitzen Pfahlwurzel wächst im ersten Jahr eine Blattrosette, welche die Wurzel stark werden läßt; im zweiten und in jedem weiteren Lebensjahr entsteht eine kräftiger werdende Staude, deren Blütenstengel ungefähr bis zur Hälfte ihrer Länge beblättert sind; die Blätter sind lanzettlich; Höhe der Pflanze: 20 bis 80 cm.
- Standort: Sonnige, trockene Plätze; als Heil- und Gartenpflanze seit dem 19. Jahrhundert in Europa kultiviert; Heimat: mittlere und östliche Staaten der USA.

Die Echinacea sieht interessant aus, und dank ihrer extremen Farbgebung ist sie eine Schönheit, die mit rosaroten Strahlenblüten Harmonie ausstrahlt. Ihre mittleren, kleinen Röhren*blüten* stehen jedoch in beißendem Kontrast zu den harmonischen Strahlenblüten, denn sie sind nicht rosa, sondern orangerot bis braun und gleichzeitig spitz, wobei sie nach der Befruchtung stachelig verhärten. So hat diese Pflanze einen Charakter, der in seiner Mitte über feurige, beinahe fieberhafte Energien verfügt, die aber um der Harmonie willen abgebremst werden. Die Echinacea ist einerseits zum Kämpfen zu nett, andererseits jedoch zu aggressionsgeladen, um dauerhaft nett sein zu können. Sie leidet an inneren Widersprüchen und ist nur selten wirklich zufrieden. Deswegen ist ihre harmonische Ausstrahlung, kaum daß sie mit dem Erblühen zum Vorschein kommt, relativ schnell geschwächt, denn die rosaroten Strahlenblüten senken sich schlapp nach unten, sobald sich der stachelige Blütenkorb nach oben wölbt.

In diesem Zusammenhang ist die Echinacea ein Charakter, der sich gerne »einigelt«, was daran deutlich wird, daß ihre sich hochwölbenden Blütenkörbchen aussehen und sich anfühlen wie kleine rote, eingerollte Igel. Und wenn diese Pflanze sich einigelt, kann sie logischerweise nicht mehr offen ausstrahlen. Dabei lebt in der Echinacea ein *Widerspruch zwischen herausfordernden und absichernden Eigenschaften*, wobei die Sicherheitsliebe dominiert, was auch an ihrer Entwicklung deutlich wird, da diese Pflanze in ihrem ersten Lebensjahr lediglich als Blattrosette in Bodennähe verweilt und sich so genügend Reserven erwirtschaftet, um erst in den darauffolgenden Jahren zu erblühen.

Die sonnenliebende Echinacea ist eine Pflanze, deren Leben bei äußerer Harmonie mit inneren Kämpfen verbunden ist. Dabei verhält sie sich zunächst einmal freundlich und nett, mit zunehmender Reife hingegen wird sie widerborstig und bäumt sich auf – wobei sie aber weniger für sich als für ihre Kinder kämpft bzw. für das, was sie hervorbringt. Sie selbst kann sich meistens nicht so spontan durchsetzen, wie sie es eigentlich möchte, und sie muß aufpassen, daß sich ihre steckengebliebenen Aggressionen nicht destruktiv gegen sie selbst richten – was bei Echinacea-Personen auf der körperlichen Ebene neben *autoaggressiven Verhaltensweisen* zu Immunstörungen, zu erhöhter Entzündungs- und Infektionsneigung, zu Fieber und zu Verletzungen führen kann, gegen die diese Pflanze aber nun als körpereigene Medizin Wirkstoffe bildet.

Astrologische Zuordnung

Aus astrologischer Sicht entspricht die Echinacea dem Zeichen *Stier* und der dazugehörigen »rosaroten« Venus, die die sinnlichen, schönen, harmonischen, bequemen und sonnigen Seiten des Lebens liebt und eine gewisse Zeit braucht, bis sie in neue Situationen hineinwächst. Auch die Konstellation *Mars/Venus* können wir in dieser Pflanze erkennen, die ihre Aggressionen gerne durch grelle und lautstarke Nettigkeit kompensiert, wobei sie sich aber stets in Verteidigungsbereitschaft befindet und mitunter ihre angestauten Aggressionen geballt zum Vorschein kommen läßt. Ihre Tendenz zur Verhärtung läßt außerdem eine *Mars/Saturn*-Komponente erkennen.

Medizinische Anwendung

Echinacea-Präparate sind in Apotheken und Reformhäusern erhältlich. Manche Hersteller verwenden die frische, blühende, ganze Pflanze, andere hingegen nur die Wurzeln, um aus *Echinacea angustifolia* oder aus *Echinacea purpurea* medizinisch wirksame Zubereitungen herzustellen, wobei es im Prinzip egal ist, welche Echinacea-Art oder welche Pflanzenteile verwendet werden, da sie die gleichen Wirkstoffe enthalten. Unterschiede gibt es jedoch in der Konzentration der Wirkstoffe und auch im Preis. Die beste Wirkung hat wahrscheinlich der Preßsaft aus dem frischen, blühenden Kraut der Echinacea purpurea, welcher zur Haltbarmachung häufig mit Alkohol versetzt wird.
Die rote, igelköpfige und stachelig-verteidigungsbereite Echinacea bildet Wirkstoffe, die die *Widerstandskraft gegen Krankheiten* stärken. Dabei regen Echinacea-Präparate die körpereigenen Abwehrkräfte an und helfen innerlich eingenommen bei allgemeiner Infektanfälligkeit sowie besonders bei beginnenden Infektionen. Solange Infektionen nicht überhandnehmen, sind sie jedoch sinnvoll und halten den Körper im Training für den Kampf gegen Krankheiten. Deswegen ist es auf Dauer sicherlich eher schädlich, beispielsweise jedesmal, wenn sich ein Schnupfen ankündigt, zu Echinacea-Präparaten zu greifen.
Wenn wir wissen wollen, gegen welche Krankheiten die Echinacea besonders wirksam ist, und gleichzeitig davon ausgehen, daß die Natur in jede Pflanze das Organ oder den Zustand hineinzeichnet, zu dem sie in Beziehung steht, so können wir in der Echinacea-Blüte schnell erken-

nen, daß der gestippte rote Blütenkorb Ähnlichkeit mit *Wundschorf* auf der Haut oder auch mit einer entzündeten roten Mandel im rosaroten Rachen hat, und tatsächlich bildet diese Pflanze in erster Linie wundheilende, entzündungshemmende und die Abwehrzellen aktivierende Wirkstoffe, die seit vielen Jahren zur *Wundheilung* und gegen *Mandelentzündungen* empfohlen werden.

Mandelentzündungen treten auf, wenn wir uns in einer Gemeinschaft zu harmonisch verhalten, von der wir abhängig sind und in der wir Gemeinheiten »schlucken« müssen, was zwangsläufig zu *Schluckbeschwerden* führt, welche verschwinden, wenn wir wie die Echinacea lernen, uns zu wehren und für unser eigenes Leben Verantwortung zu übernehmen.

Echinacea-Personen sind jedoch zunächst einmal etwas abwehrschwach, wobei sie die harmonischen und süßen Seiten des Lebens lieben. So neigen diese Menschen zu *Genuß- und Naschsucht* und essen besonders gerne Süßigkeiten, Kuchen, Eis und Schokolade. Nach dem Verzehr von Süßigkeiten kommt es aber zu einer Art Energieschub, der sich »gefährlich« auswirken kann, wenn eine Person nicht gelernt hat, mit ihren Energien umzugehen. Außerdem führt der übermäßige Genuß von Süßigkeiten zu einer Schwächung des Körpers, da Süßigkeiten Vitamine rauben, den Körper übersäuern und das Wachstum schädlicher Bakterien oder Pilze fördern, die die gesunde Darmflora zerstören, was in der Folge das Immunsystem stört, dessen Abwehrzellen zu ungefähr 70 % in den Darmwänden gebildet werden. Deswegen kann die Einnahme von Echinacea-Präparaten hilfreich sein, um eine durch den Genuß von zu vielen Süßigkeiten hervorgerufene Störung des Immunsystems wieder in Ordnung zu bringen.

Besondere Wirksamkeit zeigt Echinacea gegen *bakterielle Infektionen*, wobei dieses Mittel aber keine nachweisbaren bakteriziden Eigenschaften hat, sondern lediglich dem Körper bei der Beseitigung von Entzündungen, Krankheitserregern und Gewebstrümmern hilft. Dabei kann durch Einnahme von Echinacea-Präparaten die Bildung milden, reinigenden Eiters gefördert werden – weswegen dieses Mittel nicht angewandt werden sollte bei drohendem Blinddarmdurchbruch. Ansonsten aber ist Echinacea sinnvoll auch bei inneren Entzündungen, beispielsweise der Eierstöcke, der Gebärmutter oder des Urogenitalbereichs, da dieses Mittel jeden milden, reinigenden Ausfluß fördert.

Egal bei welcher Krankheit – rechtzeitig eingenommene Echinacea-Präparate können den Einsatz von Antibiotika überflüssig machen, wobei sie nicht »anti-bio«, also gegen das Leben wirken, sondern im Gegenteil noch den Körper zur Selbstheilung anregen. Aber auch wenn es aus medizinischen Gründen wirklich ratsam ist, Antibiotika zu nehmen, kann die gleichzeitige Einnahme von Echinacea-Präparaten dem Körper bei der Beseitigung von »Bakterienleichen«, abgestoßenen Geweberesten und toxischen Stoffen helfen.

Extrakte aus Echinacea aktivieren die Funktion der Nebennierenrinde, was zu vermehrter Ausschüttung körpereigener, entzündungshemmender Kortikoide führt. Da Echinacea gleichzeitig das Immunsystem harmonisiert, kann die Einnahme dieses Mittels sinnvoll sein bei allergischen Erkrankungen. Dabei bildet die Echinacea noch unerforschte, gegen *Allergien* wirkende Inhaltsstoffe, da sie ja selbst gelegentlich zu übertrieben heftigen, also »allergischen« Abwehrreaktionen neigt, die sich in den roten, igelförmigen Blütenständen der Pflanze äußern, deren Ähnlichkeit mit einer allergischen Erscheinung auch für Laien zu erkennen ist.

Als Nebenwirkung bei der Therapie mit Echinacea kann ein verstärktes Schlafbedürfnis entstehen, da der Körper, wenn er Abwehrkräfte bildet, Ruhe braucht. Hier kommt es nach einer gewissen Zeit zu mehr Besonnenheit und zu mehr Widerstandskraft, wobei letztere sich unbequemerweise auch im Zusammenleben mit anderen äußern kann.

In der Schulmedizin wird Echinacea bei *Entzündungen*

im Hals-, Nasen- und Rachengebiet oder bei der Behandlung von *Ekzemen* intramuskulär injiziert. Eine Injektion in die Vene wird durchgeführt, wenn rasche Ergebnisse erzielt werden sollen. Die anregende Wirkung auf körpereigene Abwehrprozesse kann hier aber Fieber hervorrufen, weswegen Echinacea in dieser Form nicht gerade gegeben werden sollte, wenn bereits Fieber besteht. Bei bestimmten Krankheiten des Immunsystems, wie z. B. bei Leukämie, wird üblicherweise davon abgeraten, Echinacea-Präparate zu nehmen. Auch für Diabetiker ist Vorsicht geboten, obwohl die »harmonische«, sonnenliebende und süßigkeitensüchtige Echinacea eigentlich Wirkstoffe gegen Zuckerkrankheit bilden müßte, aber hier vielleicht am sinnvollsten in homöopathischen Dosierungen wirkt.

Äußerlich wird Echinacea als Salbe und als Tinktur im Verhältnis 1:10 oder 1:5 verdünnt bei *Entzündungen* nach Verletzungen, bei chronischen Eiterherden der Haut und bei Furunkulose angewendet, wobei Echinacea die Abwehrkraft des Hautgewebes stärkt, die Bildung heilenden Wundsekretes fördert und schließlich auch für eine vernünftige Schorfbildung sorgt. Am Aussehen der Blüte können wir außerdem erkennen, daß diese Pflanze vor allem gegen dunkelrote Hautentzündungen mit Bildung von Hautgeschwüren, Beulen, Pusteln und gegen krustenbildende Herpes-Infektionen wirken muß. Auch wenn es nach Verletzungen der Haut zu einer Blutvergiftung bzw. Lymphdrüsenentzündung kommt, ist Echinacea ein geeignetes Mittel – wobei sich die betroffene Person aber unbedingt in ärztliche Behandlung begeben soll.

Homöopathische Anwendung

Zur Herstellung der homöopathischen Urtinktur wird die frische, blühende, ganze Pflanze *Echinacea angustifolia* verwendet, die als homöopathisches Mittel unter der Bezeichnung *Echinacea* in der Apotheke erhältlich ist.

Echinacea wird meistens in der Urtinktur oder in sehr niedrigen homöopathischen Potenzen angewendet. Dabei sind die Anwendungsgebiete von Echinacea in diesen niedrigen Verdünnungen im Prinzip identisch mit den bereits beschriebenen Anwendungsgebieten.

Hervorzuheben ist, daß Echinacea als homöopathisches Mittel eingesetzt wird bei allen septischen Zuständen, die auch das *Lymphsystem* angreifen, ganz gleich ob es sich dabei um Mandelentzündungen, Blutvergiftung, entzündliche Komplikationen nach Bißverletzungen oder Kindbettfieber handelt.

Dabei ist Echinacea gegen *Kindbettfieber* besonders dann passend, wenn die frischgebackene Mutter erst noch lernen muß, sich in der neuen Situation durchzusetzen und für das Kind dazusein, wobei es passieren kann, daß sie sich aus Furcht und Bequemlichkeit erst einmal einigelt und Angst hat aufzustehen. Dabei kann der Wochenfluß nicht richtig ablaufen und beginnt zu »gammeln«, die Durchsetzungsenergien bleiben im Körperlichen zurück und wirken sich nun destruktiv aus, was zu schweren, hoch fieberhaften und sogar lebensbedrohlichen Entzündungen führen kann. Bei der Einnahme von Echinacea im Wochenbett ist aber zu beachten, daß Echinacea in zu niedrigen Potenzen die Müdigkeit und Schlappheit erhöht und gleichzeitig die Eiterbildung sowie das Fieber verstärken kann, weswegen es hier ratsam ist, Echinacea in höheren homöopathischen Dosen zu nehmen.

Bei *Brustwarzen-* oder bei *Brustentzündungen* ist Echinacea ebenfalls eine sinnvolle Medizin – hat doch die rote, igelköpfige Echinacea durchaus Ähnlichkeit mit einer entzündeten Brustwarze, wobei in diesem Fall auch niedrigere Potenzen verwendet werden können. Wichtig ist es aber außerdem, das Baby nie länger als zehn Minuten an einer Brust saugen zu lassen und außerdem darauf zu achten, daß die Brüste immer leergetrunken werden. Bei Entzündungen der Brustwarzen kann zusätzlich eine Einreibung mit Echinacea-Salbe oder eine Waschung mit Echinacea-Tinktur in Wasser hilfreich sein.

Da Echinacea in allopathischen, also materiellen Dosierungen Müdigkeit erzeugt, erscheint dieses Mittel in entsprechend hohen homöopathischen Verdünnungen geeignet, wenn eine Person unter Müdigkeit und Schwäche leidet, wobei sie entweder häufig an Infektionskrankheiten leidet oder aber sich nur ausgesprochen selten ansteckt, weil sie sich von vorneherein gesundschläft.

Außerdem ist Echinacea in höheren homöopathischen Potenzen ein sinnvolles Mittel, wenn eine eigentlich optimistische, harmonisch ausstrahlende Person sich später mehr und mehr einigelt, sich starr und widerborstig verhält und sich stets in Verteidigungsbereitschaft befindet, wobei sie innerlich verhärtet und dann immer weniger ausstrahlt.

Kamille

Chamomilla recrutita, Matricaria chamomilla

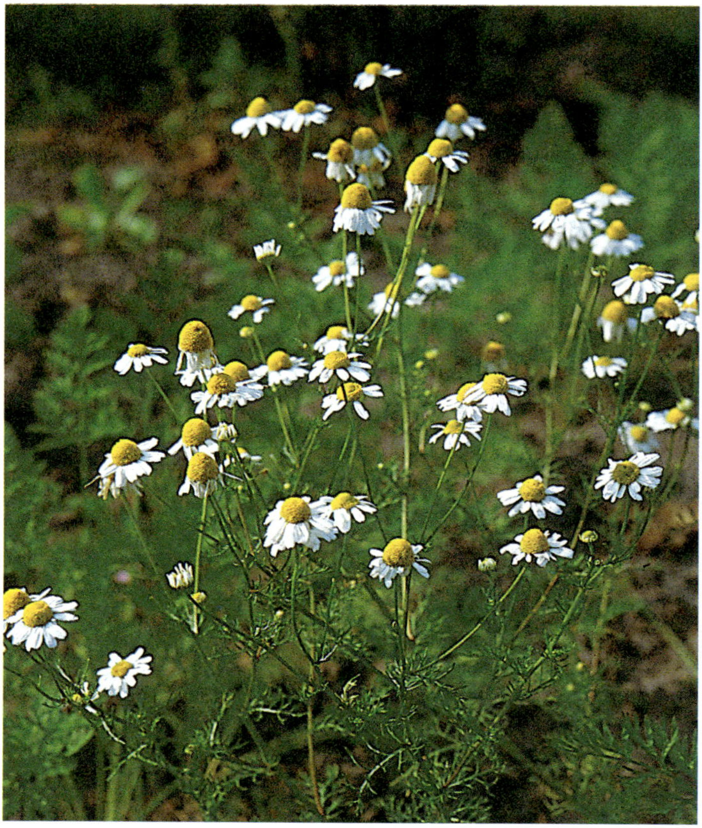

Kamille

Charakter: mütterliche Freundlichkeit und nervöse Hysterie

Die Kamille ist eine blühfreudige, einjährige Pflanze, die einen sich verausgabenden, etwas oberflächlichen und ebenso schnellebigen wie fruchtbaren, jugendlichen Cha-

✎ **Botanischer Steckbrief**

- Blüte: Winzig kleine gelbe Blüten auf einem sich ausstülpenden, innen hohlen Blütenkopf, dessen äußerer Rand von weißen Strahlenblüten umgeben ist, die sich nach unten senken, je mehr sich der Korbboden hochwölbt, und die nach der Befruchtung ganz abfallen; stark aromatisch nach ätherischem Kamillenöl duftend; Blütezeit: Mai bis September.
- Körper: Dünne Pfahlwurzel; verzweigte, aufstrebende, aromatische Pflanze; Blätter zwei- bis dreifach gefiedert mit sehr schmalen, beinahe fadenförmigen Blattabschnitten; einjährige Pflanze mit einer Höhe von 10 bis 50 cm.
- Standort: Sandige oder lehmige, meistens saure Böden; verbreitetes »Unkraut«, das gerne auf Äckern wächst und sich in der Nähe menschlicher Ansiedlungen aussät, wo es die besten Bedingungen vorfindet; zu medizinischen Zwecken angebaute Pflanze; Heimat: Europa, vom Mittelmeer bis zur nordischen Taiga und vom Atlantik bis zum sibirischen Festland verbreitet.

rakter hat, wobei ihre lebendige Dauerhaftigkeit darin besteht, daß sie sich immer wieder neu aussät.

Da sie viele, aufstrebende Zweige bildet, an denen sich gefiederte *Blätter* befinden, deren Fiedern eher fadenförmig als blattähnlich aussehen, können wir in dieser Pflanze eine fahrige, in alle Richtungen sich orientierende, offene, wenig feste und nervöse Persönlichkeit erkennen, die gerne an mehrere Dinge gleichzeitig denkt und sich entsprechend unkonzentriert verhält, wobei sie außerdem von ihren Gefühlen beherrscht wird.

Daß die Kamille eine *stimmungsvolle, gefühlsbetonte Persönlichkeit* ist, wird auch an ihren vielen gelben Blüten deutlich, welche aber gleichzeitig darauf hinweisen, daß die Gefühle der Kamille nicht sehr bedeutend sein können, da die einzelnen Blüten winzig klein sind. Doch gerade deswegen strebt die Kamille nach mehr, was an ihren sich hochwölbenden Blütenständen sowie an der Bildung ihrer weißen Strahlenblüten sichtbar wird, welche symbolisieren, daß die Kamille nach Objektivität sucht und im *Lichte der Weisheit* erstrahlen kann. Daß sie das Geistige liebt, wird auch daran deutlich, daß sie relativ viel ätherisches Öl bildet.

So lebt in der Kamille ein starker *Widerspruch* zwischen Bauch und Geist bzw. *zwischen Subjektivität und Objektivität,* der sich nicht wirklich vereinbaren läßt und zu Verspannungen führt.

Der etwas verspannte Charakter wird besonders deutlich, wenn wir uns die *Blüten*körbe der Kamille genauer betrachten, deren kleine gelbe Röhrenblüten sich auf kugelförmig aufgeblähten Korbböden befinden, wobei die an der Außenseite erscheinenden weißen Strahlenblüten nach unten gedrückt werden, je mehr sich der Korbboden nach oben wölbt, wodurch eine krakenähnliche Erscheinung entsteht.

So ist am Aussehen der Blüten zu erkennen, daß die Kamille ihre weise Ausstrahlung mehr und mehr unterdrückt zugunsten ihrer sich hochwölbenden, subjektiven Anliegen. Ihre Gefühlssucht, ihre Liebe und ihre früchtetragen-

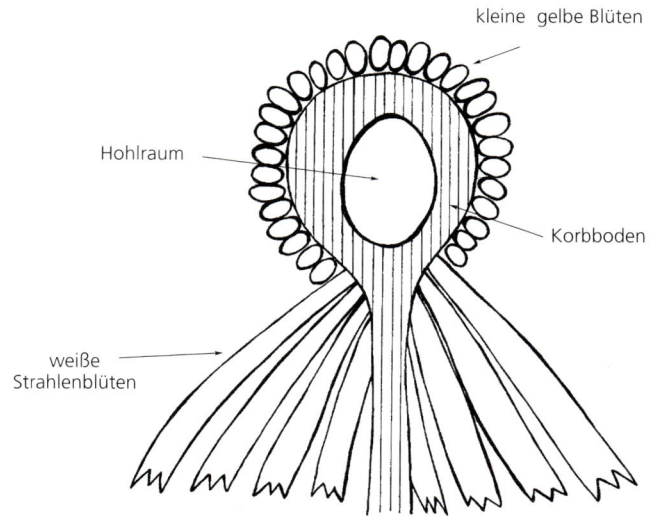

Querschnitt durch eine
Kamillenblüte

122

de Mütterlichkeit sind dabei stärker als ihr Bedürfnis nach Weisheit und Wahrheit, wobei die Wahrheit auch gerne verdrängt wird, da sie als bitter empfunden wird, weswegen die Kamille Bitterstoffe bildet. In diesem Zusammenhang verhält sie sich mit ihren insgesamt recht freundlich aussehenden Blüten meistens zu nett, und auch dies mag ein Grund für ihren etwas verspannten Charakter sein.

Die Kamille kann zwar objektiv und weise ausstrahlen, doch letzten Endes steigen ihr die Empfindungen zu Kopfe. Dabei wird sie im wahrsten Sinne des Wortes hysterisch – der Begriff Hysterie hat seinen Ursprung im Griechischen und leitet sich vom Wort *hysteros* (= Gebärmutter) ab, wobei die alten Griechen unter Hysterie einen Zustand verstanden, bei dem die sexuell unbefriedigte Gebärmutter durch den Körper bis in den Kopf steigt, was psychische Störungen, Migräne und Krankheiten auslösen kann.

Daß die Kamille nicht nur aufgrund ihrer Hysterie eine starke Beziehung zur Gebärmutter hat, wird außerdem deutlich, wenn wir uns klarmachen, daß der aufgeblähte Korbboden dieser Pflanze eine ähnliche Hohlkörperform hat wie die Gebärmutter oder auch wie der Magen, so daß es der Signatur nach nur logisch ist, wenn Kamillentee ein altbekanntes Heilmittel ist bei Menstruationsschmerzen oder bei Magenkrankheiten, die natürlich immer von einer gewissen Hysterie begleitet sind, zu der aber nicht nur Frauen, sondern auch Männer neigen.

Gefühlsbetonte Charaktere wie die Kamille werden seit jeher dem Mond und dem Element Wasser zugeordnet, das immer in Bewegung ist und beständig andere Formen annimmt. Fahrige und nervöse Charaktere hingegen entsprechen eher dem Luftelement, und so können wir die Kamille nicht dem fließenden, sondern eher dem gasförmigen, luftigen, verdunstenden Wasser zuordnen, das sich als Tau niederschlägt und wieder verdunstet. Und wir brauchen auch nicht besonders viel Phantasie, um in der Gesamterscheinung der Kamille eine gewisse Ähnlichkeit mit *Wasserdampf* zu erkennen, wobei die fahrigen, aufwärtsstrebenden Stengel und Blätter sowie die weißen Strahlenblüten den Prozeß der Verdunstung symbolisieren, während die gelben, wirkstoffhaltigen Kamillenblüten eher dem kondensierten Wasser entsprechen.

Der Lebenswandel der fahrigen und schnellebigen Kamille gleicht einer Verdunstung. Sie strebt hysterisch zum Himmel, wobei sie in Beziehung steht zum Himmelsblau, was u. a. daran deutlich wird, daß der Wirkstoff *Chamazulen*, den wir auch Kamillen-*Blau*-Öl nennen können, interessanterweise erst durch Wasserdampfdestillation entsteht.

Dabei liebt die Kamille besonders den Sommerhimmel, der mit Luftfeuchtigkeit angereichert ist, die morgens aus den Pflanzen steigt und sich abends als Tau wieder niederschlägt, um den Pflanzen Wasser zurückzugeben. Wenn aber die grüne Erde im Sommer ihren eigenen Dunst atmet, verbraucht sich die Luft, und dies ist wohl der Grund, weswegen die Kamille neben ätherischem Wohlgeruch auch ein leicht süßliches Verwesungsaroma ausströmt und viel frische Luft benötigt, wobei sie mitunter »hyperventiliert«.

Astrologische Zuordnung

Aus astrologischer Sicht können wir in der Kamille eine Kombination der Zeichen *Krebs* und *Wassermann* bzw. die Konstellation *Mond/Uranus* erkennen, die einen extremen Widerspruch zwischen Subjektivität und Objektivität bedeutet, welcher stimmungsvolle und wechselhafte Personen hervorbringt, die süchtig nach Liebe sind, welche sie im Himmel suchen. Dabei können sie aber ihre weise Ausstrahlung verlieren, während ihre subjektive Wenigkeit sich nach oben aufbläht. Der verspannte, unter Druck stehende, sich für den Himmel, also das Ideelle aufopfernde und dabei zuwenig atmende Charakter dieser Pflanze läßt außerdem einen starken *Pluto*-Einfluß erkennen.

Anwendung

Kamillentee wird wie Pfefferminz- und Hagebuttentee von vielen Menschen zwischendurch oder zum Abendbrot getrunken. Außerdem gilt er als Getränk für Kinder. Wir sollten aber in diesem Zusammenhang nicht vergessen, daß die Kamille eine Heilpflanze ist, die einen nervösen, leicht verspannten, etwas hysterischen und aufgeblähten Charakter hat, weswegen sie bei entsprechenden Verspannungen hilfreich ist, diese aber auch durch unzweckmäßige Anwendung erst hervorrufen kann.

Äußerlich angewendet eignet sich Kamillenabsud mit einem Schuß Zitronensaft zum Aufhellen blonder Haare. Überhaupt paßt die Kamille gut zu blonden und blauäugigen Menschen, besonders zu solchen, die himmlisch und lichtvoll wirken, aber ab und zu nervös werden, wobei sie äußerlich zwar eher leidenschaftslos erscheinen, sich aber vom Kopf her in ihre Gefühle hineinsteigern und dann zu überzogenen Reaktionen neigen können.

Medizinische Anwendung

Medizinisch wirksam ist die Abkochung bzw. das Destillat aus den Blüten. In diesen ist ätherisches Kamillenöl enthalten.

Innerlich eingenommene Zubereitungen aus Kamillenblüten sowie ganz normaler Kamillentee sind hilfreich bei *Magenschmerzen* und sogar bei Magengeschwüren, deren Hauptursache eine durch psychische Verspannungen ausgelöste Durchblutungs- und Funktionsstörung der Magenschleimhaut ist, wobei Zubereitungen aus Kamille einerseits wundheilend und andererseits entspannend auf höchstwahrscheinlich alle Hohlkörpermuskeln wirken. So gesehen könnte Kamillentee auch ein geeignetes Mittel sein bei Herzschmerzen, vor allem wenn diese aus nervöser Verkrampfung entstehen.

Die aufgeblähten Blüten der Kamille enthalten besondere Wirkstoffe gegen alle möglichen *Blähungszustände*, sei es des Magens, der Gebärmutter oder des Darmes. Kamillentee entkrampft den Darm und ist hilfreich bei Koliken, die als verspannte Reaktion auf festsitzende Blähungen entstehen und sogar Herzbeschwerden auslösen können. Besonders gut wirkt Kamillentee außerdem bei Schmerzen, Entzündungen und Geschwüren des Zwölffingerdarms.

Auch bei Übelkeit und Brechdurchfällen ist Kamillentee hilfreich, da er heilende und entkrampfende Eigenschaften hat – besonders, wenn sich der Magen samt Inhalt nach oben wölbt.

Wie bereits angedeutet, sind Zubereitungen aus Kamillenblüten ein bewährtes Mittel in der *Frauenheilkunde*. Kamillenauszug verdünnt mit Wasser wird in jeder Wöchnerinnenstation vor allem für Sitzbäder und Waschungen verwendet. Innerlich eingenommen hilft Kamillentee bei starken Nachwehen, unterstützt die Rückbildung der Gebärmutter und verringert außerdem die Wahrscheinlichkeit einer Wundinfektion. Zusätzlich profitieren nervöse, zu schmerzhaften Blähungskoliken neigende Säuglinge davon, wenn die stillende Mutter Kamillentee trinkt. Einer Frau kann Kamillentee außerdem helfen, wenn sie ein verspanntes Verhältnis zur Menstruation hat und wenn sie zu wehenartigen, krampfartigen Menstruationsschmerzen sowie zu einer relativ starken Blutung neigt.

Der Auszug aus Kamillenblüten wirkt *reinigend*, *entzündungshemmend* und *wundheilend*, weswegen er im klinischen Alltag für Waschungen und Bäder bei der Behandlung großflächiger Wunden verwendet wird. Daß die Kamille so gute Wirkstoffe gegen Verletzungen bildet, liegt daran, daß sie als freundlicher Charakter besonders empfindlich auf Verletzungen reagiert, wobei sie als schnellebige, einjährige Pflanze sinngemäß zur Haut in Beziehung steht, die sich ebenfalls rasch erneuert. Zubereitungen aus Kamillenblüten sind deswegen in vielen kosmetischen

Produkten und Hautcremes enthalten, die hervorragend gegen leichte Verletzungen und Einrisse sowie gegen entzündliche Hautirritationen wirken. Dabei beruhigt Kamillencreme besonders die Haut nervöser Menschen, die zwar freundlich und weise ausstrahlen können, aber doch gelegentlich hysterisch werden. Gegen *Akne* hilft vor allem das Kamillendampfbad, da es die Poren öffnet und Entzündungen ausheilen läßt. Die Wirksamkeit der Kamille gegen Akne ist übrigens auch am Aussehen der pustelähnlichen gelben Blüten zu erkennen. Es ist aber bei äußerlicher Anwendung darauf zu achten, daß es bei empfindlichen Personen zu allergischen Erscheinungen kommen kann, die den Zustand der Haut verschlimmern.

Da die Kamille eine Beziehung zum verdunstenden Wasser hat, sind Anwendungen mit Kamillenabsud besonders geeignet zur Behandlung der *Schleimhäute*, die ja ebenfalls »Wasser verdunsten«, wobei die Inhaltsstoffe der Kamille vor allem auf die Schleimhaut des Magen-Darm-Bereiches, der Gebärmutter und des Rachenraumes wirken. Die Schleimhäute stehen, symbolisch gesehen, für den Fluß des Sinnlichen, und dieser ruhige und stete Fluß aus dem Inneren ist bei der nervösen, fahrigen und hysterischen Kamille etwas irritiert, weswegen sie als körpereigene Medizin nun Wirkstoffe bildet, die die Schleimhäute schützen.

Deswegen hilft bei Entzündungen des Mund- und Rachenraumes die Spülung mit verdünnter Kamillenessenz oder das Dampfbad mit Kamillenblüten. Zwar streiten sich die Experten, ob Dampfbäder wirklich gut sind, da sie die krankhaften Anschwellungen beispielsweise der Nasenschleimhäute noch verstärken, doch weil die Kamille ja ihrem Wesen nach mit Wasserdampf verwandt ist und obendrein ihre wichtigsten Wirkstoffe, das *Bisabolol* und das *Chamazulen*, erst durch Wasserdampfdestillation bildet, ist die Anwendung von Kamillendampfbädern durchaus sinnvoll, z. B. um der Schleimhaut bei beginnenden Infektionskrankheiten Schutz zu geben oder um Wundheit sowie Verletzungen im Nasen-, Mund- und Rachenraum zu heilen. Bei starken Anschwellungen im Nasen-Rachen-Raum, die zu Nebenhöhlenentzündungen und Ohrenschmerzen führen können, wirken jedoch alle Dampfbäder verschlimmernd.

Homöopathische Anwendung

Für die Herstellung der homöopathischen Urtinktur werden nicht nur die Kamillenblüten, sondern die ganzen frischen Pflanzen verwendet, die zur Blütezeit gesammelt worden sind. Die homöopathische Bezeichnung für entsprechend hochverdünnte Kamillenextrakte lautet *Chamomilla*.

In niedrigen Potenzen von D2 bis D4 ist Chamomilla ebenso wie Kamillentee geeignet bei Schmerzen, Krämpfen und Entzündungen im Magen-Darm-Bereich, und zwar dann, wenn die betroffene Person entsprechende Kamilleeigenschaften hat.

Der jugendlich offene, harmlose und bewegliche Charakter der Kamille macht Chamomilla zu einem der bedeutendsten homöopathischen Mittel in der *Kinderheilkunde*, das die beste Wirksamkeit in einer Verdünnung von D6 zeigt.

Chamomilla D6 paßt zu verspannten, lebhaften Säuglingen und Kleinkindern, die viel schreien, ihren Kopf in den Nacken werfen, sich nach hinten durchbiegen und steif machen, zu Krämpfen, *Koliken* und festgesetzten Blähungen neigen, wobei sich der Körper auch nach innen krümmen kann und sich alle Störungen bessern, wenn die Kinder viel auf dem Arm getragen werden. Für ruhige und entspannte, weder aufgeblähte noch hysterische Kinder hingegen ist Chamomilla nicht das geeignete Mittel. Hilfreich ist Chamomilla bei *Zahnungsbeschwerden*, wenn die Kinder sehr unruhig sind und Fieber, Schnupfen sowie einen heißen Kopf haben, wenn manchmal eine Wange oder ein Ohr glühend rot und das andere normal durchblutet ist, wobei es außerdem zu wundmachenden, grünlichen Durchfällen kommen kann, in denen sich kleine Stückchen geronnener Milch befinden, die wie gehackte Eier aussehen.

Außerdem ist Chamomilla ein geeignetes Mittel für *erwachsene, aber kindlich gebliebene, freundliche und dennoch nervös-hysterische Menschen,* die reizbar und schmerzempfindlich sind, schnell anfangen zu schreien und zu jammern, keine Zugluft vertragen und zu Kopf-, Zahn-, Ohren- oder Gesichtsschmerzen neigen, welche so stark werden können, daß die betroffenen Stellen sich nach einer Weile wie betäubt anfühlen, wobei hier am besten niedrige, seicht wirkende LM-Potenzen verwendet werden sollten.

Wenn wir es mit einer Chamomilla-Person zu tun haben, müssen wir darauf achten, daß ihre Leiden größtenteils nervösen und nicht unbedingt organischen Ursprungs sind, weswegen sie sich durch Ärger und Aufregung verschlimmern. Darum sollte man während der Behandlung mit Chamomilla seelischen Belastungen möglichst aus dem Weg gehen.

Neben der Kinderheilkunde ist die *Frauenheilkunde* das zweite große Anwendungsgebiet von Chamomilla, und zwar besonders die Geburtsmedizin. Hier paßt Chamomilla, solange die Gebärmutter »aufgebläht« ist, also vom Beginn der Schwangerschaft bis zum Wochenbett.

Besonders geeignet ist Chamomilla auch für Schwangere, wenn sie *überempfindlich* und *reizbar* sind, wobei sie zu morgendlichem Galleerbrechen und anderen Magen-Darm-Beschwerden neigen. Im späteren Verlauf der Schwangerschaft können schmerzhafte, krampfartige Vorwehen auftreten. Während der Geburt kommt es oft zu überempfindlichen und theatralischen Reaktionen, wobei die Gebärende unter nervösen Verspannungen leidet, weswegen die Wehen zwar schmerzhaft sind, aber die Geburt kaum weiterbringen, da sie eher nach oben als nach unten drücken, wohingegen der Schmerz vom Rücken in die Schenkel strahlt. Auch die Nachwehen sind unangenehmer, als sie sein müßten, die Blutung ist relativ stark und klumpig, wobei der Fluß unter Umständen verstopft wird, was in der Gebärmutter Entzündungen hervorrufen kann, die dann die Ursache für Kindbettfieber sind. Deswegen ist Chamomilla in niedrigen Potenzen für Wöchnerinnen ein unterstützendes Heilmittel und hier besonders geeignet, wenn die betreffende Frau zu sehr unter den schockierenden Folgen von Schwangerschaft und Geburt leidet, wobei sie zu neurovegetativen Störungen neigt, die die Milchbildung beeinträchtigen und außerdem Nervosität beim Säugling hervorrufen können.

Da die Kamille in besonderer Beziehung zu den Schleimhäuten steht, ist Chamomilla ein bewährtes homöopathisches Mittel bei beginnendem Schnupfen sowie bei ständig wiederkehrendem Schnupfen, außerdem bei beginnendem Husten oder Keuchhusten sowie bei Husten, der aus nervöser Verspannung entsteht und sich als Reiz-, Kitzel- oder Krampfhusten bemerkbar machen kann.

Der fahrige, wasserdampfartige, überempfindliche und verspannte Charakter von Chamomilla kann sich auch in diffusen rheumatischen Beschwerden äußern, die meistens mit starken Nervenschmerzen und Muskelverspannungen verbunden sind.

Gänseblümchen

Bellis perennis

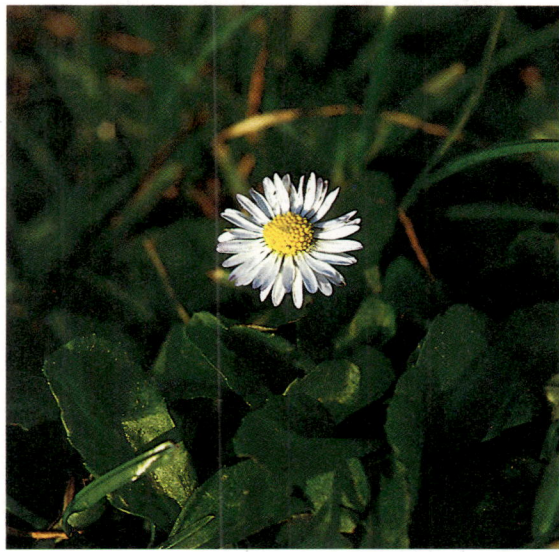

Gänse-
blümchen

☞ Botanischer Steckbrief

- Blüte: Die winzig kleinen gelben Röhrenblüten befinden sich auf einem hochgewölbten Blütenkörbchen und sind von weißen, mitunter auch rötlich gefärbten Strahlenblüten umgeben; die Blüten duften ländlich-deftig und etwas nach Kuhfladen; Blütezeit: je nach Witterungslage vom Frühjahr bis zum späten Herbst oder noch länger.
- Körper: Eine winterfeste Staude, deren Körper aus einer Blattrosette mit spateligen, schwach gesägten, leicht behaarten Blättern besteht; Blütenstengel unbeblättert, unverzweigt, einköpfig und behaart; Höhe der Pflanze: 5 bis 15 cm.
- Standort: Beinahe überall auf nährstoffreichen, frischen Wiesen und Weiden, Rasen und Parkrasen; auch als Zierpflanze ausgesät; Heimat: Europa, Mittelmeer und gemäßigte Zonen, von atlantischen Tiefausläufern beeinflußte Gebiete.

Charakter: die Freude im Kleinen

Wie die Kamille verfügt das Gänseblümchen über gelbe, innere *Blüten*, die von weißen Strahlenblüten umgeben sind. Dabei sind die Korbböden des Gänseblümchens ebenfalls kegelförmig hochgewölbt und hohl, sie sind aber nicht so aufgebläht wie die der Kamille, und so werden die weißen Strahlenblüten des Gänseblümchens nicht nach unten gedrückt, sondern können gerade, unverdrossen, weise und freundlich weiterstrahlen.

Im Gegensatz zur Kamille bildet das Gänseblümchen unverzweigte Blütenstengel, woran sich zeigt, daß es *geradeheraus, ohne Zweifel und eindeutig* handelt, wenn es die Dinge zur Blüte bringen will. Auch seine Blattbildung ist eindeutiger, denn das Gänseblümchen bildet keine gefiederten, nervös und fahrig wirkenden *Blätter*, sondern spatelige, am äußeren Rande nur schwach gesägte, ganz wirkende Blätter, die rund um den Stengel als Blattrosette quasi auf dem Boden der Tatsachen bleiben. So ist das Gänseblümchen weniger hysterisch, weniger fahrig und weniger nervös als die Kamille. Es ist bescheidener, beständiger und verfügt über mehr Lebenserfahrung.

Seine Beständigkeit wird daran deutlich, daß das Gänseblümchen als mehrjährige Staude relativ langlebig ist. Lebendige Ausdauer zeigt sich aber auch daran, daß diese Pflanze fast das ganze Jahr über blüht und lediglich an strengen Wintertagen ihre Blütenbildung einstellt. Die Tatsache, daß Gänseblümchen sich auf jeder einigermaßen nährstoffreichen Wiese oder Rasenfläche immer wieder von selbst aussäen, macht dabei deutlich, wieviel Lebenskraft in diesen kleinen, bescheidenen Pflanzen steckt, die nur ganze 15 cm hoch werden.

Als kleines, aber Lebensfreude ausstrahlendes Korbblütengewächs paßt das Gänseblümchen besonders gut zu *Kindern* und zu *kindlich gebliebenen, bescheidenen und lieben Leuten*, die sich noch über Kleinigkeiten freuen können und mit sich zufrieden sind, wobei sie sich aber recht gut durchsetzen können und über sehr viel gesunde Vitalität verfügen.

Seine freundliche Ausstrahlung macht das Gänseblümchen zu einer beliebten Pflanze, sie stört nicht, wenn sie sich auf dem Rasen breitmacht, da sie weiß, wie weit sie gehen kann. Dabei gedeiht das Gänseblümchen sehr gut in Symbiose mit gärtnerischer Zivilisation auf gepflegten, kurzgehaltenen Rasenflächen. Auf höheren Wiesen hingegen blüht es nur im Frühjahr, da es später im Schatten der Gräser und anderer Pflanzen steht. Deswegen ist das Gänseblümchen ein Charakter, der lieb und artig in die zivilisierte Welt hineinpaßt, aber oft im Schatten der Großen steht, wenn er sich in der Welt der Erwachsenen behaupten will. Da das Gänseblümchen klein ist, erscheinen ihm die anderen groß und mitunter auch bedrohlich. Wenn es aber genügend Aufmerksamkeit, Liebe und Pflege bekommt, verliert es jede Angst und blüht und strahlt.

Gänseblümchen sind genauso zahlreich wie die vielen netten, ganz gewöhnlichen »kleinen Leute« auf dieser Welt, die mit Liebe ihre alltäglichen Kleinigkeiten erledigen, die ihnen wichtig sind. Sie strahlen zufrieden und weise aus und haben im Rahmen ihrer Möglichkeiten großen Erfolg, da diese Charaktere sich ihrer natürlichen Grenzen bewußt sind und in Übereinstimmung mit sich selbst leben.

Der wissenschaftliche Name für Gänseblümchen, *Bellis*, kommt vom lateinischen *bellus* = schön. Dieser Name bringt zum Ausdruck, daß die Gänseblümchen so hübsch und angenehm anzuschauen sind, daß sie als Zierpflanzen auf keinem Parkrasen fehlen dürfen. In der deutschen Sprache heißen Gänseblümchen auch Maßliebchen, eine passende Bezeichnung, die Sinn für das rechte Maß und gleichzeitig Liebreiz ausdrückt, welcher womöglich erst entstehen kann, wenn eine Person zufrieden mit sich selbst ist.

Obwohl Gänseblümchen zu den Zierpflanzen zählen, riechen ihre Blüten so ähnlich wie Kuhfladen, sie riechen ländlich-deftig, aber gesund. Ihr Geruch macht deutlich, daß diese Pflanzen manchmal stinkig, aber nie unangenehm stinkig reagieren, obwohl sie es oft »beschissen« finden, daß sie sich als »kleine Leute« nicht gegen die Großen wehren können, von denen sie manchmal überrannt oder gar verletzt werden – weshalb diese Pflanzen Wirkstoffe bilden, die bei Verletzungen hilfreich sind.

Astrologische Zuordnung

Aus astrologischer Sicht können wir im Gänseblümchen den »Heinzelmännchen«-*Merkur* erkennen sowie das Sternzeichen *Jungfrau* im ausgeglichenen Zustand, das mit Liebe in den alltäglichen Kleinigkeiten aufgeht. Daß das Gänseblümchen hier über Vitalität, Optimismus, Freude, Glück und Erfolg verfügt, läßt außerdem einen *Sonne/Jupiter*-Einfluß deutlich werden, und zwar in denjenigen Sternzeichen oder Horoskopfeldern, die dem Planeten Merkur zugeordnet bzw. von ihm beherrscht werden.

Anwendung

Kinder essen manchmal Gänseblümchen, und einige Feinschmeckerköche verwenden die Blüten zur Krönung bestimmter Salate.

Medizinische Anwendung

Es wird die Essenz aus der ganzen, frischen, blühenden Pflanze verwendet, die äußerlich mit Wasser verdünnt zu Waschungen, Bädern und Verbänden benutzt wird.
Das Gänseblümchen hat einen sehr »gesunden« Charakter, weswegen es nur wenige medizinisch interessante Wirkstoffe bildet. Da es aber zu häufig nicht beachtet, sondern überwuchert, übergangen und getreten wird, bildet es Inhaltsstoffe gegen Verletzungen durch *Tritte, Prellungen oder Quetschungen*.

Da das Gänseblümchen sich immer wieder mit seiner freundlichen Ausstrahlung gegenüber den Großen behaupten muß, vor denen es in gewisser Angst lebt, ist es manchmal angespannt, wobei es sich schnell mal etwas verrenken kann oder auch rheumatische Symptome entwickelt, wenn es nicht die geeignete Haltung findet. Deswegen ist Gänseblümchenessenz ein wirksames Mittel gegen *schmerzhafte Verspannungen und Verrenkungen*. Daß diese Pflanze Wirkstoffe gegen *rheumatische Störungen* des Bewegungsapparates bilden muß, wird auch daran deutlich, daß es ihr mit ihren fehlenden Zweigen und ihren unbeblätterten Stengeln an lockerer Beweglichkeit mangelt.

Die Waschung mit Gänseblümchenessenz in Wasser oder auch die Verwendung einer Gänseblümchencreme ist äußerst hilfreich bei *pickeligen Wundausschlägen*, bei *Ekzemen*, *Furunkulose* und *Akne*.

Seine besondere Beziehung zu akneartigen Ausschlägen wird deutlich, wenn wir uns eine mit Gänseblümchen übersäte Rasenfläche anschauen, die an eine Haut mit vielen Pusteln erinnert. Da Gänseblümchen besonders gut gedeihen, wenn der Rasen oft gemäht wird, können wir schlußfolgern, daß die Pickel einer Gänseblümchen-Person durch häufiges Waschen, intensive Hautpflege, Peelings und Rasuren auf jeden Fall verstärkt werden und am besten wieder verschwinden, wenn die Haut in Ruhe gelassen wird, wobei sie aber, nach dem möglichst seltenen Waschen, mit einer Gänseblümchencreme eingerieben werden sollte.

Wer eine Gänseblümchencreme erhalten möchte, sollte diese in der Apotheke herstellen lassen, wobei eine möglichst neutrale Cremegrundlage verwendet werden muß, in die der alkoholische Auszug aus den frischen Blüten eingelassen wird. Es ist aber auch möglich, ca. 20 g frische oder getrocknete Gänseblümchenblüten in ca. 100 g erhitzter und geschmolzener Cremegrundlage eine halbe Stunde ziehen zu lassen und anschließend abzufiltern.

Homöopathische Anwendung

Als homöopathisches Mittel ist die Essenz aus der frischen, blühenden, ganzen Pflanze unter der Bezeichnung *Bellis perennis* im Homöopathischen Arzneimittelbuch aufgeführt.

Anders als in der Allopathie wird Gänseblümchenessenz in der Homöopathie auch innerlich angewendet bei der Therapie von Akne und Furunkulose, bei entzündlichen Hautveränderungen, aber auch bei *Wundheits- und Zerschlagenheitsschmerz*, der nach Überanstrengung auftreten kann sowie nach tatsächlichen inneren Verletzungen, insbesondere nach Quetschungen, die mit inneren Blutungen verbunden sind.

Ähnlich wie Chamomilla, nur schwächer wirkt Bellis perennis auch auf entzündliche Zustände der Schleimhäute. Hier ist es besonders geeignet bei erhöhter Empfindlichkeit gegenüber unangenehmen Eindrücken, die mit Übelkeit und Magen-Darm-Katarrhen einhergehen kann.

Egal in welcher homöopathischen Potenz Bellis verwendet wird, dieses Mittel paßt am besten zu ganz gewöhnlichen, freundlichen, vitalen Menschen, die sozusagen ewig »das liebe Kind« sein wollen und deren Persönlichkeit relativ einfach ist. Zwar sind diese Menschen im allgemeinen mit sich und ihrer Situation zufrieden, aber sie nehmen Kleinigkeiten mitunter übertrieben wichtig und reagieren entsprechend *empfindlich*. Wenn sie von »den Großen« übergangen werden, reagieren sie verletzt und »stinkig«, bekommen Minderwertigkeitskomplexe und eine Haut, auf der Pickel »blühen«.

Die Empfindlichkeit von Personen mit Gänseblümchen-Eigenschaften äußert sich besonders auf der Haut, es besteht aber auch eine leicht erhöhte Erkältungsneigung sowie eine gewisse Tendenz zu Bindehautentzündungen, Kopfschmerzen und schmerzhaften rheumatischen Prozessen besonders nach Frustration oder Überanstrengung, wobei hier Bellis in mittleren Potenzen passend ist.

Bellis perennis ist außerdem ein geeignetes Mittel in der *Kinderheilkunde*, wo es im Gegensatz zu Chamomilla aber nicht zu besonders unruhigen, hysterischen, aufgeblähten und quengeligen Säuglingen oder Kleinkindern paßt, sondern vielmehr zu nett und zufrieden wirkenden Kindern oder Heranwachsenden, die vor Leben strotzen und kaum zu ermüden sind, sich ihres Lebens freuen und dies auch ausstrahlen, obwohl sie von den Großen oft übergangen werden, worunter sie manchmal leiden.

Löwenzahn

Taraxacum officinale

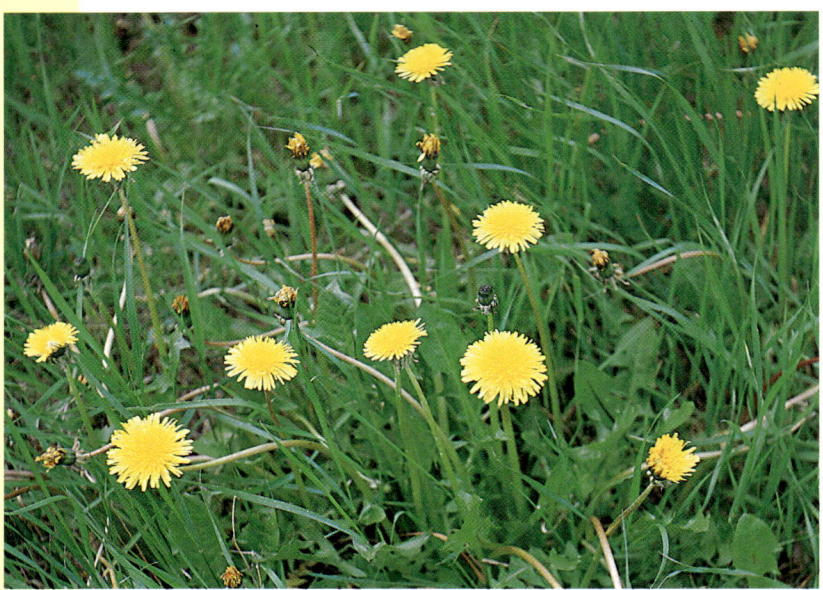

Löwenzahn

Charakter: Überleben um jeden Preis

Der überall anzutreffende, ganz gewöhnliche Löwenzahn ist noch häufiger als das Gänseblümchen, das die Freude an den alltäglichen Kleinigkeiten symbolisiert, wohingegen der Löwenzahn das *strahlende Leben selbst* darstellt, das seine Energie von der Sonne erhält. Seine Beziehung zur strahlenden Sonne zeigt sich auch darin, daß er erblüht, sobald die ersten wärmenden Sonnenstrahlen im Frühling erscheinen. Außerdem sehen seine Blüten wie kleine Sonnen aus, denn sie sind knallgelb und bestehen ausschließlich aus Strahlenblüten.

- Blüte: Gelb, in ausschließlich aus Strahlenblüten bestehenden Köpfchen, die von vielen grünen Hüllblättern umgeben sind; nach der Befruchtung umschließen die grünen Hüllblätter den Blütenstand, öffnen sich aber wieder, um die früchtetragende »Pusteblume« freizugeben, deren einzelne kümmelartig aussehende Früchte mit kleinen, propellerartigen Schirmchen versehen sind, an denen sie vom Wind durch die Luft getragen werden; Blütezeit: April bis Juni, wenn die ersten starken Sonnenstrahlen da sind; wenn nach einem warmen Sommer mildes Herbstwetter vorherrscht, blüht der Löwenzahn später noch ein zweites Mal; die Blütenköpfchen befinden sich einzeln und endständig auf den unverzweigten Blütenstengeln, von denen eine Pflanze mehrere treibt.
- Körper: Spitze, kräftige Pfahlwurzel; die Blätter kommen ohne Stengel direkt aus der Wurzel und sind rosettenförmig angeordnet; das einzelne Blatt ist lanzettlich und am Rande schrotsägeförmig gezähnt; mehrere, unverzweigte, behaarte Blütenstengel, die innen hohl sind und weißen, bitter schmeckenden Milchsaft enthalten, der sich auch in der Wurzel und den Blättern, nicht aber in den Blüten und Früchten befindet; mehrjährige Pflanze; Höhe: 5 bis 40 cm.
- Standort: Nahezu weltweit verbreitet auf Wiesen, Rasen und Weiden, Unkrautfluren, Äckern und an Wegrändern; Heimat: Europa und Asien, vom Mittelmeer bis zur Arktis.

In seiner ganzen Art und Weise kommt eine starke Lebensenergie zum Ausdruck, denn der mehrjährige Löwenzahn kann sich überall *durchsetzen* und ist fruchtbar wie eine Pflanze, die darauf angewiesen ist, ihr Fortbestehen dadurch zu sichern, daß sie sich jedes Jahr neu aussät. Dabei bildet der Löwenzahn kräftige Pfahlwurzeln, die sich fest in die Erde bohren und sich nur schwer ganz herausreißen lassen, wobei die Pflanze erneut Blätter und fruchtbare Blüten treibt, wenn etwas von der Wurzel im Boden geblieben ist. Daher ist sie bei vielen Gärtnern recht unbeliebt, welche ihr mit extra dafür vorgesehenen Löwenzahnstechern zu Leibe rücken. Auch die Tatsache, daß Löwenzahn sich zwischen Pflastersteinen in den kleinsten Ritzen ansiedeln und durchsetzen kann, zeigt, daß er über *enorme Lebenskräfte* verfügt.

Bei so viel direkter Power bleibt aber nicht mehr viel Raum für differenzierte persönliche Entfaltungsmöglichkeiten, weswegen der Löwenzahn keine Zweige bildet. Seine Stengel sind unbeblättert, und ihre einzige Aufgabe ist es, die Blüte ohne jeden Schnickschnack direkt nach oben zu bringen. Seine Blätter sind in einer Bodenrosette angeordnet und kommen ohne Stiel direkt aus der Wurzel. Sie befinden sich quasi *auf dem Boden der Tatsachen*. So ist der Löwenzahn ein praktischer, bodenständiger, einfacher Charakter, der sich ohne Stil und nur wenig differenziert darstellt.

Dennoch verfügt er über Charakterprofil, denn seine lanzettlichen, schrotsägeförmig gezähnten Blätter wirken nicht gerade schlicht, sondern gut ausgeprägt und außerdem recht aggressiv. Ja, sie erinnern an Raubtierzähne, und so zeigt der »Löwenzahn« natürlich gerne seine Zähne, vielleicht auch weil er insgeheim *verbittert* ist, denn seine Blätter enthalten relativ viele Bitterstoffe.

Das Aussehen und die Anordnung seiner auf dem Boden im Kreis stehenden Blätter zeigen, daß der Löwenzahn sich zwar nach allen Seiten orientiert, sich dabei aber verbissen, einfach und realistisch verhält und seine Sprache eher zum Selbstzweck als zur höher entwickelten Entfaltung persönlicher Gaben einsetzt. Die knallgelben Blüten dieser Pflanze weisen in diesem Zusammenhang darauf hin, daß der Löwenzahn gerne im Licht seiner eigenen Subjektivität erstrahlt. Dies in Verbindung mit seiner Durchsetzungsstärke läßt einen selbstherrlichen Charakter entstehen, der sich überall durchsetzen und auf der ganzen Welt breitmachen kann. Der Löwenzahn ist eine sogenannte »gemeine« Pflanze. Er erscheint überall, ist voll von sich überzeugt und teilt dies auch laut und deutlich mit. Dabei macht er sich trotz seiner positiven Ausstrahlung manchmal recht unbeliebt, vor allem wenn er ganze Rasenflächen überwuchert.

Besonders geistreich ist der Löwenzahn nur, wenn er sich vermehren will, das wird an seinen kleinen, etwas kümmelkornähnlichen *Früchten* deutlich, die mit feinsten Widerhäkchen versehen sind und kleine Schirmchen tragen, an denen sie mit dem Wind durch die Luft fliegen, bis sie irgendwo landen, wo sie sich festhaken und austreiben. Dabei gehören die Früchte, die ja mit einem raffinierten Flugsystem versehen sind, eher der Luft, also der geistigen Sphäre an: Und deswegen ist es kein Wunder, wenn die früchtetragenden Löwenzahnpflanzen, die als *Pusteblumen* jedem Kind bekannt sind, aussehen wie kleine kugelförmige Geister.

Normalerweise ist der Löwenzahn aber nicht spirituell, sondern vielmehr ein Charakter, der die Dinge »an der Wurzel packt«. Dabei verhält er sich prompt und ausschließlich, weswegen er im krassen Gegensatz zu jenen Typen steht, die die Dinge so kompliziert machen, daß sie mitunter vergessen, was sie eigentlich wollten.

Woher die Bezeichnung Löwenzahn stammt, ist nicht eindeutig zu klären – vielleicht weil die Blattränder dieser Pflanze wie Raubtierzähne aussehen oder weil die Wurzel dieser Pflanze sich spitz und gleich einem Zahn in die Erde bohrt.

Als Kuhblume wird der Löwenzahn ebenfalls bezeichnet, zum einen, weil er gerne auf Kuhweiden wächst, zum anderen, da er in seiner direkten und wenig differenzierten Art mehr animalische als menschliche Eigenschaften hat. Die Tatsache, daß der Löwenzahn in seinen Blättern und Stengeln weißen Milchsaft führt, mag ebenfalls zu der Bezeichnung »Kuhblume« beigetragen haben.

Dieser Saft ist ziemlich bitter, wobei die jungen Blätter noch nicht so herb schmecken wie die alten. Daran wird deutlich, daß der Löwenzahn mit zunehmender Lebenserfahrung innerlich verbittert, und das, obwohl er über sehr viel sonnige Ausstrahlung und Lebendigkeit verfügt. So scheint es, daß diese Pflanze sich in ihrem Leben oft zu sehr verausgabt und dabei einige Frustrationen durchmacht – wie eine Person, die zwar die Sonnenseiten des Lebens liebt und exzessive Feste feiert, aber hinterher verkatert, verstimmt, verbittert und frustriert ist.

Astrologische Zuordnung

Auch astrologisch betrachtet ist der Name Löwenzahn recht passend, hat diese Pflanze doch eine starke Beziehung zur strahlenden *Sonne* und somit zum Tierkreiszeichen Löwe. Und weil sie sich in der Welt durchbeißen kann wie der Zahn des Löwen, besteht auch eine Verbindung zum Planeten *Mars*, der das Sternzeichen Widder beherrscht. Deswegen können wir dem Löwenzahn die Kombination *Löwe/Widder* bzw. Sonne/Mars zuordnen.

Die depressiven Schattenseiten dieser spontan im Leben sich durchsetzenden Pflanze entsprechen der Konstellation *Saturn/Neptun*, die als eine Art Umkehrwirkung der Löwenzahnkonstellation Sonne/Mars anzusehen ist, weswegen sie regelmäßig in Horoskopen mit Sonne/Mars-Betonung vorkommt.

Anwendung

Die bitter schmeckenden, gerösteten und gemahlenen Wurzeln können wie Kaffee verwendet werden, wobei Löwenzahnkaffee nicht aufputschend, aber stärkend, appetitanregend und belebend wirkt.

Die im Frühling auf sauberen Wiesen gesammelten jungen Blätter der Pflanze sind ein ausgezeichnetes Salatgemüse und wirken auf den Organismus ähnlich wie Löwenzahnkaffee. Die ausgewachsenen Blätter schmecken allerdings sehr bitter und sind weniger als Salat geeignet.

Medizinische Anwendung

Fast alle Teile der Pflanze können zu unterschiedlichen Zwecken angewendet werden. In der Volksheilkunde finden besonders die im Frühjahr oder im Herbst gesammelten Wurzeln Verwendung, aus denen ein Tee oder eine Tinktur hergestellt werden kann. Seltener hingegen ist die

Abkochung der Blüten. Auch der Preßsaft des frischen Krautes mitsamt den Wurzeln kann als Medizin eingenommen werden.

Wie auch immer eingenommen, wirkt Löwenzahn *kräftigend* und *belebend*, und zwar einerseits für Menschen, denen es an Löwenzahn-Eigenschaften fehlt, andererseits aber besonders für alle Personen mit Löwenzahn-Eigenschaften, die zuviel und zu optimistisch gelebt, aber dabei zuwenig überlegt haben und dann mit den eher negativen Folgen des eigenen Handelns konfrontiert werden und in depressive, lebensunlustige Stimmungslagen verfallen. Das kann auf der organischen Ebene zu *Störungen im Bereich von Galle und Leber* führen, die sich oft als schmerzhafte Schwellungen oder Stauungen äußern, wenn die Leber mit ihrer Arbeit nicht mehr hinterherkommt – und genau für diese Situation bildet der vitale Löwenzahn Bitterstoffe, die *stoffwechselfördernd, appetitanregend, magenstärkend* und auf die Funktion von Leber und Galle anregend wirken.

Mit seinen blattlosen Stengeln und seinen fehlenden Zweigen drückt der Löwenzahn deutlich aus, daß er sehr prompt, kurzentschlossen und direkt ist, wobei er mit allen komplizierten funktionellen Vorgängen auf Dauer nicht zurechtkommt. Deswegen bewegt ein Löwenzahntypus seine Gliedmaßen eher ruckartig und bekommt nicht genügend Ruhe durch gleichmäßige Bewegung, wobei *rheumatische Schmerzen* in den Gliedmaßen auftreten können, gegen die der Löwenzahn Wirkstoffe bildet.

Löwenzahn ist die geeignete Medizin für energische Menschen, die das pralle, strahlende Leben lieben und oft etwas unüberlegt handeln, wobei sie gerne fette, eiweißreiche und säurebildende Nahrung verzehren, was ihren Stoffwechsel und die Verdauungsorgane belastet und zu erhöhter Harnsäurekonzentration führen kann. In Phasen der Depression und Stockung kommt es unter Umständen zur Bildung harnsaurer Ablagerungen oder zu Gichtanfällen, und genau hier verfügt der Löwenzahn über auflösen-

de und harntreibende Wirkung, die wir übrigens auch an den gelben Blüten erkennen können, welche aus dem röhrenförmigen Stengel schießen.
Außerdem bildet der hochenergiereiche Löwenzahn Wirkstoffe, die bei *Fieber* hilfreich sind, wobei sie den Organismus stärken sowie wichtige Stoffwechselprozesse anregen.
Aufgrund seiner Sonne/Mars-Charakteristik dürfte der Löwenzahn bislang noch unerforschte, kreislaufstabilisierende und herzstärkende Wirkstoffe bilden.

Homöopathische Anwendung

Löwenzahn ist unter der Bezeichnung *Taraxacum* im Homöopathischen Arzneimittelbuch verzeichnet. Zur Herstellung der homöopathischen Urtinktur wird die ganze, frische, zu Beginn der Blüte gesammelte Pflanze verwendet.
Taraxacum wird meistens in niedrigen homöopathischen Verdünnungsgraden von D1 bis D4 gegeben, und zwar bei allen bereits beschriebenen Störungen. Es ist besonders geeignet für sehr lebendige, durchsetzungsstarke und kurzentschlossene Personen, die gerne in alle Himmelsrichtungen ausstrahlen, in deren Leben es jedoch auch zu Phasen der Stockung, der Depression und Bitterkeit kommt.
So gilt Taraxacum als Mittel bei Antriebslosigkeit und Schwäche, bei Appetitlosigkeit, Übelkeit und Gastritis mit fleckig belegter Zunge und Abneigung gegen fettreiche Nahrung, bei dumpfem Schmerz, Druckempfindlichkeit und Schwellung im Leberbereich sowie bei entzündlichen Zuständen des Dünndarms, verbunden mit Blähbauch, Verstopfung und späteren Durchfällen. Auch gegen diffuse rheumatische Gliederschmerzen wirkt Taraxacum hilfreich.
Gegen Fieber wirkt Taraxacum besonders dann, wenn dieses in Verbindung mit Magen-Darm-Infekten auftritt. Ta-

raxacum soll aber auch bei allen anderen heftigen fieberhaften Prozessen mit reichlich auftretender Schweißbildung geeignet sein.

Während Taraxacum in der Urtinktur bzw. in sehr niedrigen homöopathischen Potenzen harntreibend wirkt, hilft es in höheren Verdünnungsgraden, wenn eine Person darunter leidet, daß sie zu häufig Wasser lassen muß.

Sonnenblume

Helianthus annuus

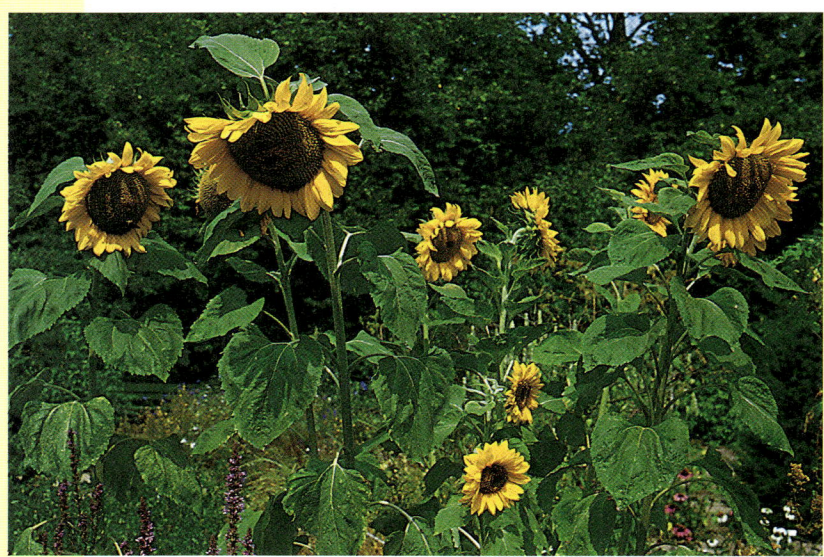

Sonnenblume

✐ Botanischer Steckbrief

- Blüte: Endständig in nickenden Köpfchen, die bis zu 40 cm Durchmesser haben können; meistens nur ein Blütenkopf pro Pflanze; Röhrenblüten gelb bis bräunlich; äußere Zungenblüten unfruchtbar, strahlend gelb und 3 bis 10 cm lang; Blütezeit: Juli bis Oktober.
- Körper: Aus bescheidenen Wurzeln sprießt eine große, einjährige Pflanze, deren Stengel meistens unverzweigt ist; Blätter gestielt am Stengel wachsend, herzförmig und am Rande gesägt; Höhe der Pflanze 1 bis 3 m.
- Standort: Sonnig, nicht zu trocken und nicht zu mager; als Zier- und Nutzpflanze in Gärten und auf Feldern kultiviert, nur sehr selten verwildert; Heimat: westliches Nordamerika; Zonen mit mediterranem oder submediterranem Klima.

Charakter: verschwenderische Großzügigkeit

Der *Blüten*stand der Sonnenblume hat Ähnlichkeit mit der Sonne, denn er ist auffallend groß und von gelben Zungenblüten umgeben, die wie Sonnenstrahlen erscheinen, wobei die inneren Röhrenblüten eher eine bräunliche Farbe haben. Zwar gibt es auch andere gelbblühende und sonnenähnlich ausstrahlende Korbblütengewächse, doch da die Sonnenblume die größte und kräftigste ihrer Art ist und mit ihrem Blütenkopf wie die Sonne auf uns herabblickt, können wir sagen, daß diese Pflanze am meisten mit der Sonne verwandt ist.

Die Sonnenblume ist die Königin unter den Korbblütengewächsen. Sie ist großartig, großzügig und strahlend, ist gut gelaunt und weder frustriert noch verbittert, denn im Gegensatz zu den meisten anderen Korbblütlern bildet sie keine Bitterstoffe und natürlich auch keine Stacheln wie beispielsweise die nicht ausstrahlende und etwas neidische Distel, die eher als Königin der Schotterhalden anzusehen ist.

Als Königin ihrer Art verfügt die Sonnenblume natürlich auch über den größten *Reichtum*, doch sie speichert diesen Reichtum nicht in ihren Wurzeln, sondern in ihren *Früchten*, die als Sonnenblumenkerne bekannt sind, viel fettes Öl enthalten und sehr nährreich sind. In den Früchten dieser Pflanze befindet sich also geballte Stärke und Lebensenergie, die aber von der Sonnenblume nicht egoistisch festgehalten, sondern großzügig weitergegeben wird. Auch in diesem Zusammenhang können wir die Sonnenblume als zur Pflanze gewordene Sonne verstehen, die Wärme und Energie spendet und deren Früchte so reichhaltig sind, daß sie nicht nur neue, große, starke Sonnenblumen hervorbringen, sondern zu allem Überfluß – im wahrsten Sinne des Wortes – auch noch eine Menge Nährstoff, der Menschen und Tieren nützlich ist.

Alles an der Sonnenblume ist *großzügig*, von der Körpergröße bis zur Reichhaltigkeit ihrer Samen, die sie so verschwenderisch verschenkt, und sie wird um so großzügiger, je mehr sie an Wärme, Bewunderung und Liebe erhält, wobei sie natürlich einen Platz an der Sonne und genügend Feuchtigkeit braucht. Daß ihre Samen von Menschen geerntet werden, betrachtet die Sonnenblume eher als Gewinn denn als Verlust, und sie entfaltet ihre Pracht sogar besonders gut, wenn sie gezielt von Menschen kultiviert und zu sinnvollem Nutzen gezogen wird, während sie sich in freier Wildbahn nicht so gut behaupten kann. Als echte Königin gedeiht sie eben nicht unter Bedingungen, die ihrer nicht würdig sind. Sie hat ihre Empfindlichkeiten und braucht ein gewisses Maß an Kultur.

Die Sonnenblume liebt das Optimum, wobei sie gerade und ohne unnötige Verzweigungen gen Himmel strebt, um dort in ihrer vollen Großzügigkeit zu erstrahlen. So ist sie in ihrem Vorgehen direkt, bleibt aber dennoch herzlich, was neben ihrer sonnigen Ausstrahlung auch daran deutlich wird, daß sie herzförmige Blätter bildet. Diese sind natürlich ebenfalls recht groß, und wenn wir bedenken, daß die Blätter einer Pflanze dafür zuständig sind, wie sie in Austausch tritt und sich darstellt, können wir erkennen, daß diese Pflanze eine großartige, aber einfache und herzliche Sprache spricht, wobei sie als kulturliebende Pflanze ja einen gewissen Stil bevorzugt, weswegen ihre Blätter mit Stiel erscheinen.

Die Sonnenblume steht für eine optimistische, herzliche, großzügige Person mit Ausstrahlung, die *verschwenderisch* lebt und deren Leben so erfüllt ist, daß sie niemals Bitterkeit verspürt. Sicherheitsdenken ist für sie ein Fremdwort, und ihr Geld gibt sie mit vollen Händen zum Nutzen anderer aus, weswegen sie sehr beliebt ist, vor allem bei Kindern. Eine Sonnenblume braucht Liebe, Beifall und Bewunderung, doch obwohl sie stets die Größte und Beste sein will, ist sie nicht unbescheiden.

An den Boden stellt die Sonnenblume keine besonderen Ansprüche. Wenn sie nur genügend Wasser und Licht, Liebe und Bestätigung bekommt, lebt sie in vollen Zügen, wobei sie als einjährige Pflanze nicht an die eigene Sicherheit und das eigene Fortbestehen denkt, sondern alle Energie in ihre Samen steckt. Sie lebt also für ihre Kinder oder für ihre früchtetragende Arbeit. Sie hat viel zu verschenken, denn sie hält an nichts fest und hat gelernt loszulassen.

Die Sonnenblume neigt dazu, sich zu *verausgaben*, bis sie völlig erschöpft ist. Deswegen ist es auch kein Wunder, daß ihre reichen, schweren Blüten, die später die fetten Sonnenblumenkerne tragen, nickend nach unten hängen.

Menschen mit Sonnenblumen-Charakter geben also ihr Bestes, und das bis zum Ende, wobei sie dazu neigen, sich zu sehr zu verbrauchen, weswegen sie unter raschem Kräfteverfall leiden können. Vor Mitternacht können diese Menschen kaum ins Bett gehen. Dabei sind sie immer für die anderen da, denen sie mit ihrer optimistisch-großzügigen Art gerne weiterhelfen. Das Wort Ruhepause ist für Sonnenblumen-Charaktere ein Fremdwort, so lange, bis sie »tot umfallen«.

Astrologische Zuordnung
Die Sonnenblume wird dem Sternzeichen *Löwe* und seiner Herrscherin, der *Sonne,* zugeordnet.

Anwendung

Wegen ihrer vielfältigen Anwendungsmöglichkeiten werden Sonnenblumen oft auf großflächigen Feldern angebaut.

Die überaus nahrhaften und an ungesättigten Fettsäuren reichen Sonnenblumenkerne werden als Beigabe zu Brot oder Müsli und zur Herstellung von Öl oder Margarine verwendet. Auch in vielen Tierfutterzubereitungen sind Sonnenblumenkerne enthalten. Das Öl aus den Früchten wird außerdem zur Hautpflege benutzt.

Wer fett und reichlich und in vollen Zügen lebt, sollte einen Teil des eigenen Fettbedarfs durch Sonnenblumenöl oder den Genuß von Sonnenblumenkernen decken. Denn Sonnenblumenöl wirkt vorbeugend gegen Arterienverkalkung und daraus resultierende Krankheiten des Gefäßsystems wie den Herzinfarkt. Außerdem enthält Sonnenblumenöl aufbauende, kräftigende Wirkstoffe, weswegen es zusätzlich für magere Menschen geeignet ist sowie für alle anderen Personen, die an Auszehrung ihrer Kräfte leiden.

Medizinische Anwendung

Als Arznei ist neben dem hauptsächlich zu diätischen Zwecken eingesetzen Öl aus Sonnenblumenkernen auch die Essenz aus den Blüten bekannt, die bei wiederkehrendem *Fieber,* insbesondere bei Malaria oder bei Tuberkulose, günstige Wirkung zeigt. Daß die Sonnenblume in ihren Blüten gegen diese Fieber heilsame Wirkstoffe bildet, liegt sicherlich daran, daß die hochenergiereiche, strahlende, feurige Sonnenblume selber einen etwas fieberhaften Charakter hat, der seine Energien nicht für sich behalten kann und sich bis zum Kräfteverzehr verausgabt.

Da von astrologischer Warte aus betrachtet die Sonnenblume der Sonne und diese wiederum dem Herzen nahesteht, ist anzunehmen, daß sowohl das Öl aus den Samen als auch die Essenz aus den Blüten einige heilsame Wirkstoffe für *Herz und Kreislauf* enthalten, wobei wir ja bereits wissen, daß Sonnenblumenöl gegen Arterienverkalkung wirkt. Der Blütenextrakt hingegen soll bei bestimmten Venenleiden medizinisch von Nutzen sein.

Die Jahr für Jahr neu erscheinende Sonnenblume erinnert an die Sonne, die jeden Tag neu aufgeht, und an den rhythmisch wiederkehrenden Herzschlag des Lebens – und deswegen halte ich es für wahrscheinlich, daß die Sonnenblume Inhaltsstoffe bildet, die besonders heilsam bei Herzrhythmusstörungen sein müßten.

Egal in welcher Form sie eingenommen werden, stärken

Zubereitungen aus Sonnenblumen die Lebenskraft. Wer häufig Sonnenblumenkerne oder -öl verzehrt, wird deswegen in Tatendrang und Leistungsvermögen aktiviert. Besonders wohltuend wirkt Sonnenblumenöl dabei für Personen, die zu ebenso großartigen wie schnellebigen Aktionen sowie zu Ex-und-hopp-Verhalten neigen.

Homöopathische Anwendung

Die homöopathische Urtinktur wird aus den Samen der Sonnenblume hergestellt. Sie ist unter der Bezeichnung *Helianthus annuus* im Homöopathischen Arzneimittelbuch verzeichnet.

Helianthus wird überwiegend in niedrigen Potenzen von D2 bis D4 angewendet, und zwar innerlich wie die Blütenessenz bei wiederkehrenden *Fieberanfällen* und verschleppten, nicht auskurierten, kräftezehrenden *Infektionskrankheiten* sowie bei schlecht heilendem Schnupfen mit verstopfter Nase und Schorfbildung. Auch bei Neigung zu dunklem, festem Stuhl und blutenden, schorfbildenden Hämorrhoiden ist Helianthus, innerlich eingenommen und äußerlich z. B. ins Sitzbad gegeben, ein wirkungsvolles Heilmittel. In Waschungen oder Salben ist Helianthus sinnvoll, wenn Wunden nicht recht heilen können und dunkle Krusten auf gut durchblutetem, mitunter auch entzündetem Untergrund entstehen. Die Beziehung zur Bildung dunkler entzündlicher Krusten können wir übrigens gut am Aussehen der Sonnenblume erkennen, deren dunkle, harte und mit fetten Sonnenblumenkernen gespickte Blütenkörbe von einem flammend gelben Kranz aus Strahlenblüten umgeben sind, welche eine Neigung zu entzündlichen Prozessen andeuten, die auf dem Hintergrund totaler Verausgabung entstehen.

Goldrute

Solidago

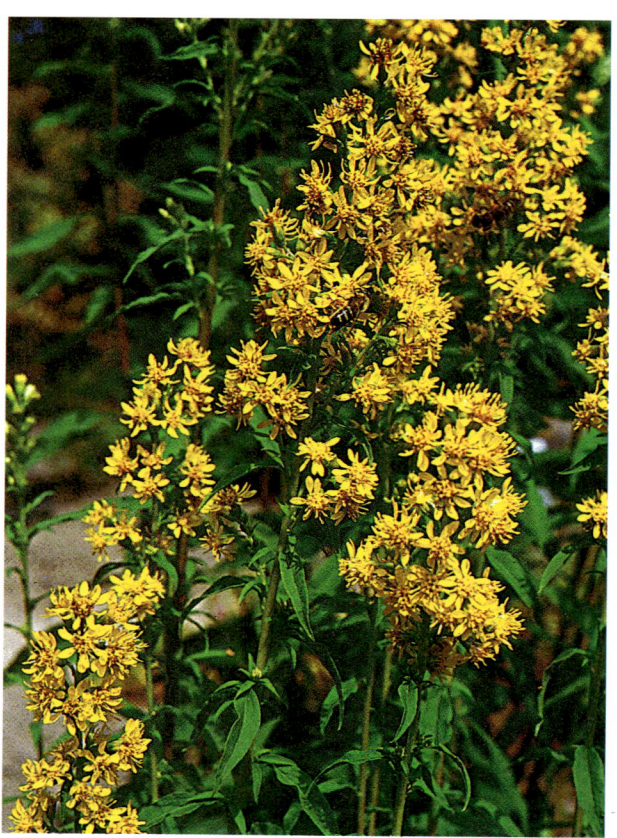

*Europäische
Goldrute*

Charakter: zunächst verhalten aufsteigende und
später sich ergießende Lebendigkeit

Es gibt verschiedene Arten von Goldruten, von denen aber
fast alle aus Amerika kommen, bis auf die sogenannte

»Echte« Goldrute, *Solidago virgaurea*, die die einzige europäische Art ist, weswegen sie hier als Europäische Goldrute bezeichnet wird. Dabei sind die amerikanischen Arten mittlerweile häufiger und bekannter, und es scheint, als hätten sie die Europäische Goldrute von ihrem Platz verdrängt. So finden wir in der Natur vor allem die Hohe Goldrute, *Solidago gigantea*, sowie die Kanadische Goldrute, *Solidago canadensis*, die sich zum Verwechseln ähnlich sehen und die im 19. Jahrhundert ursprünglich als Zierpflanzen nach Europa gebracht wurden. Die charakteristischste und zumindest in Nordwestdeutschland häufigste Art ist die Hohe Goldrute, *Solidago gigantea*, die bis zu 2,50 m groß werden kann und deren Stengel nicht behaart, aber mit hellgrauem Reif belegt sind, wobei ihre rispigen goldgelben Blütenstände am oberen Ende des Stengels wirken, als würden sie sich »ergießen«.

Egal welche Goldrutenart wir uns betrachten, alle bilden unverzweigte und wechselständig mit lanzettlichen Blättern versehene Stengel, deren obere Enden gelbe Korbblüten tragen, welche in Rispen stehen. So zeigt sich, daß diese Pflanzen eher geradeheraus sind und keine Verzweigungen mögen, mit ihren direkt am Stengel wachsenden Blättern gleichzeitig aber auch etwas *verhalten* wirken. Dennoch kommen sie Schritt für Schritt voran, um eines

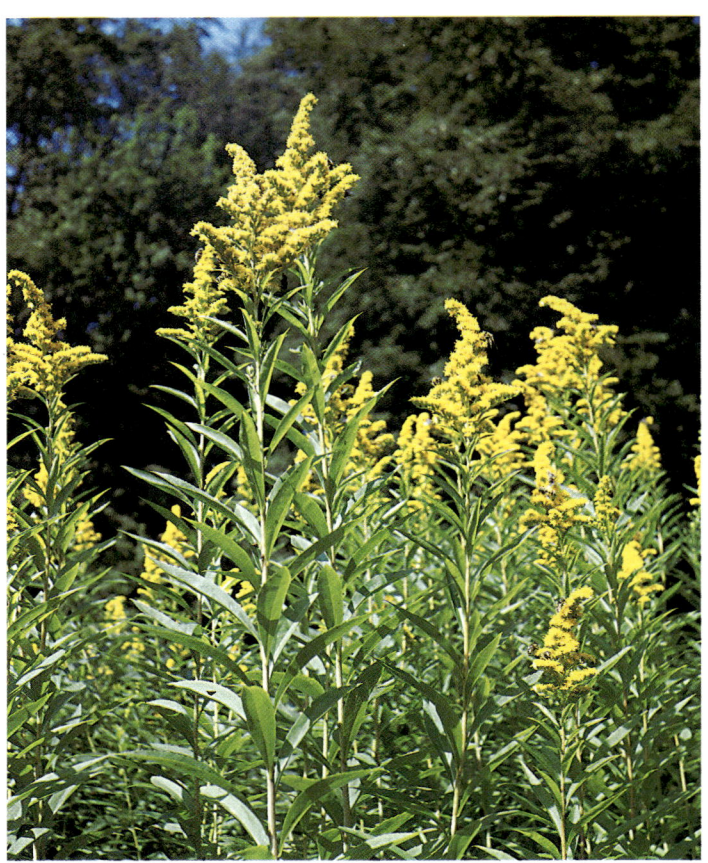

Tages in leuchtendem Gelb zu erstrahlen, wenn der Sommer fast vorbei ist, also kurz vor Torschluß.

Die Europäische Goldrute ist kleiner als die Hohe Goldrute, ihre *Blätter* sind kürzer und runder und am Rande gezähnt, außerdem wachsen sie auf einem geflügelten Stiel, wohingegen die Blätter der Hohen Goldrute länglich-lanzettlich sind und ohne Stiel am Stengel sitzen. Während die Hohe Goldrute also direkt und gerade vorangeht, wenn sie etwas zu sagen hat, verhält sich die Europäische Goldrute knapper, abgerundeter, aber gleichzeitig profilierter, was dadurch verstärkt wird, daß sie sich stets mit

✏ **Botanischer Steckbrief Hohe Goldrute**

- Blüte: Gelb; in kleinen Köpfchen mit Röhrenblüten und 8 bis 16 Strahlenblüten; rispige Blütenstände mit traubenförmigen einzelnen Zweiglein, am oberen Ende des Stengels ähnlich wie das Licht einer explodierenden Silvesterrakete erscheinend; Blütezeit: August bis Oktober.
- Körper: Staude mit bereiften, unbehaarten Stengeln, die sich nur im Blütenbereich verzweigen; Blätter lanzettlich, zugespitzt, ohne Stiel am Stengel sitzend; Höhe der Pflanze: 50 bis 250 cm.
- Standort: Häufig als Gartenzierpflanze; auch verwildert anzutreffen in Staudengesellschaften in Auen, an Wegrändern, Geröllhalden, Bahndämmen und Böschungen; Heimat Amerika; Zonen mit mediterranem oder gemäßigtem Klima.

Die Hohe Goldrute ist in Aussehen und Vorkommen beinahe identisch mit der Kanadischen Goldrute, *Solidago canadensis*, welche daran zu erkennen ist, daß ihre Stengel behaart sind.

etwas Sti(e)l darstellt, der noch dazu beflügelt ist. Dabei ist sie in ihren Gefühlsäußerungen jedoch zurückhaltender, denn sie bildet weniger Blüten, die sich etwas verhalten in der Nähe des Stengels befinden.

Weil die Europäische Goldrute weniger, dafür aber etwas größere *Blüten* bildet, können wir sagen, daß sie seelisch einfacher strukturiert ist, wobei sie etwas früher blüht als die Hohe Goldrute, auch weil sie kleiner ist und deswegen schneller oben ankommt. Dennoch ist ihre Gesamterscheinung gehemmter und ihre Blattbildung sogar komplizierter als die der Hohen Goldrute. Sie kann sich also letzten Endes auch nicht so gut ausleben wie die Hohe Goldrute, welche emporstrebt und dabei eine einfache, deutliche und direkte Sprache spricht und ihre Gefühle zwar spät, aber geradezu überschäumend und fließend äußert.

Die Europäische Goldrute ist also im emotionalen Bereich naiver, im praktischen Leben jedoch profilierungssüchtiger, kleinlicher und komplizierter veranlagt, weswegen sie insgesamt gesehen einen problematischeren Charakter hat und medizinisch interessantere Wirkstoffe bildet als die einfachere, größere, sich in ihren Gefühlen ergehende Hohe Goldrute.

Sowohl die Europäische als auch die Hohe oder die Kanadische Goldrute lassen an ihrem Erscheinungsbild übrigens besonders deutlich erkennen, auf welches Organ sie wirken, denn die Blüten erscheinen goldgelb am oberen Ende des Stengels wie *Harn, der aus der Röhre schießt*. Und tatsächlich wirken Zubereitungen aus Goldruten harntreibend, weswegen sie selbst in der Schulmedizin als Mittel zur Behandlung von Krankheiten der Harnorgane verwendet werden.

Dabei soll die Hohe Goldrute noch mehr harntreibende Wirkstoffe bilden als die Europäische Goldrute, was auch an ihrer Erscheinung deutlich wird: Ihre gelben Blüten ergießen sich quasi am oberen Ende des schlauchartigen Blütenstengels und sehen dabei aus wie explodierende Silvesterraketen.

Astrologische Zuordnung

Der lateinische Name der Europäischen Goldrute, *Solidago virgaurea*, hat folgende Bedeutung: *Solidago* setzt sich zusammen aus *»solide«* und *»ago«*, was frei übersetzt bedeutet: das Festgehaltene austreiben. Diese Bezeichnung nimmt höchstwahrscheinlich auf die positive Wirkung der Pflanze bei Harnverhaltung Bezug, während der Beiname *virgaurea* »goldene Jungfrau« bedeutet – eine aus astrologischer Sicht sehr passende Bezeichnung für diese etwas verhaltene, aber doch goldgelb blühende Pflanze, die erst im August/September die meisten Blüten trägt, wenn die (goldene) Sonne durch das Zeichen der Jungfrau wandert und der Herbst bald beginnen will. In dieser Zeit der Ernte und des Sortierens ist es besonders wichtig, die Realitäten des Lebens wahrzunehmen und entsprechend vernünftig zu reagieren. Jungfraubetonte Menschen sind ja auch gute Beobachter, die stets um die Klärung von auftretenden Problemen bemüht sind, wobei sie die Spreu

vom Weizen trennen müssen bzw. das Unpassende aus-
mustern, ausfiltern und ausscheiden müssen, um dann
endlich das leben zu können, was von der Vernunft geseg-
net ist. Für das Filtern, Klären und Sortieren sind auf der
körperlichen Ebene die Nieren zuständig – die wiederum
durch Goldrutenextrakt in ihrer Funktion gestärkt, angeregt und geheilt werden können.

Zwar ist die Europäische Goldrute, also die »goldene Jungfrau«, verhaltener als ihre amerikanischen Geschwister,
doch auch diese sind astrologisch der Jungfrau zuzuordnen,
die es versteht, sich zunächst zurückzuhalten, um dann erst
im Spätsommer zu blühen, nachdem sie ohne spielerische
Verzweigungen Schritt für Schritt vorangekommen ist, um
sich endlich gelb und strahlend auszuleben.

Medizinische Anwendung

Zur Herstellung eines Goldrutentees und zur Anfertigung
medizinischer Präparate wird das getrocknete, blühende
Kraut entweder der Hohen Goldrute oder der Europäischen Goldrute verwendet. Auch die in diesem Buch nicht
weiter beschriebene Kanadische Goldrute, die im Prinzip
identisch ist mit der Hohen Goldrute, ist in medizinischen
Präparaten enthalten.

Beim Studium der wichtigsten Inhaltsstoffe stieß ich auf
den Begriff Flavonoide, mit denen bestimmte chemische
Verbindungen gemeint sind, welche häufig in gelbblühenden Pflanzen vorkommen und besonders auf die Flüssigkeit führenden »Schlauchorgane« wie Harnwege oder
Blutgefäße wirken, wobei sie die Venen straffen, Ödeme
beseitigen und die Aktivität der Blutgefäße anregen sowie
außerdem harntreibende Eigenschaften haben. Flavonoide sind übrigens auch im Löwenzahn, in der Sonnenblume und in der Schlüsselblume enthalten, die allesamt Blüten tragen, welche gelb am oberen Ende eines unverzweigten, röhrenförmig wirkenden Stengels hervorkommen.

In Form von Tee, Essenz oder Medikamenten innerlich eingenommene Zubereitungen aus getrocknetem Goldrutenkraut wirken *anregend, aber auch regulierend auf die Nierenfunktion.* Deswegen ist Goldrute ein geeignetes Mittel gegen Nierenschwäche und hilft außerdem bei jenen Stoffwechselstörungen, die durch eine gestörte Nierenfunktion bedingt sind, wobei es neben wassersüchtigen Anschwellungen auch zu gichtig-rheumatischen Prozessen oder zur Bildung von Ekzemen kommen kann.

Manche Schwächen der Nierenfunktion werden jedoch weniger durch die Niere als vielmehr durch das *Herz-, Kreislauf- und Gefäßsystem* verursacht. Aber auch hier wirken Zubereitungen aus Goldrute günstig, denn diese goldgelbe Pflanze steht in besonderer Beziehung zur Sonne und zum Herzen und bildet Wirkstoffe, die das Kreislaufsystem wohltuend beeinflussen.

Die Schritt für Schritt hochsteigende und später goldgelb erstrahlende Goldrute bildet außerdem Wirkstoffe, die bei Orgasmusstörungen hilfreich sind.

Homöopathische Anwendung

Zur Herstellung der homöopathischen Urtinktur werden die frischen Blütenstände der Europäischen Goldrute, also der *Solidago virgaurea*, verwendet, die unter *Solidago* im Homöopathischen Arzneimittelbuch verzeichnet ist.

In der Urtinktur oder in niedrigen homöopathischen Verdünnungsgraden ist Solidago wie bereits beschrieben wirksam gegen Störungen der Blasen- und Nierenfunktion, wobei in der Homöopathie der Leitsatz gilt: »*Solidago wringt die Nieren aus.* « Es handelt sich hier also um ein ausleitendes Nierenmittel ersten Ranges, das bei chronischen Nierenentzündungen, Nierensteinen oder Prostatavergrößerung den Kathetergebrauch überflüssig machen kann. Solidago hilft außerdem auch bei gichtig-rheumatischen Prozessen.

In etwas höheren Potenzen reguliert Solidago die Nieren-funktion, wenn zu viele wichtige Mineralstoffe ausgeschie-den werden, was zu diversen Funktionsstörungen der Haut und zur Bildung von Ekzemen führen kann – welche aber nicht nur durch Solidago, sondern auch durch das Einreiben mit dem eigenen Urin geheilt werden können.

Solidago ist in niedrigen Potenzen ein geeignetes, anre-gendes und heilendes Mittel für zurückhaltende, etwas dickere, träge, aufgeschwemmte, wassersüchtige, herz-, kreislauf- und nierenschwache Personen, deren Haut rot-fleckig, »offen« und geschwürig sein kann. In höheren Po-tenzen, also auf der Charakterebene, paßt Solidago jedoch eher zu gertenschlanken, vorsichtigen, aber dennoch emo-tionsgetriebenen Personen, die etwas spröde wirken und die seltener Probleme im Blasen- und Nierenbereich ha-ben, die aber ebenfalls unter Hautproblemen leiden.

Dabei haben Solidago-Persönlichkeiten immer mit dem Widerspruch zwischen vernünftiger Zurückhaltung und sprudelnder Lebenslust zu kämpfen, wobei sie meistens vorsichtige Spätentwickler sind und lange Zeit auch tatsächlich Jungfrau bleiben.

Schafgarbe

Achillea millefolium

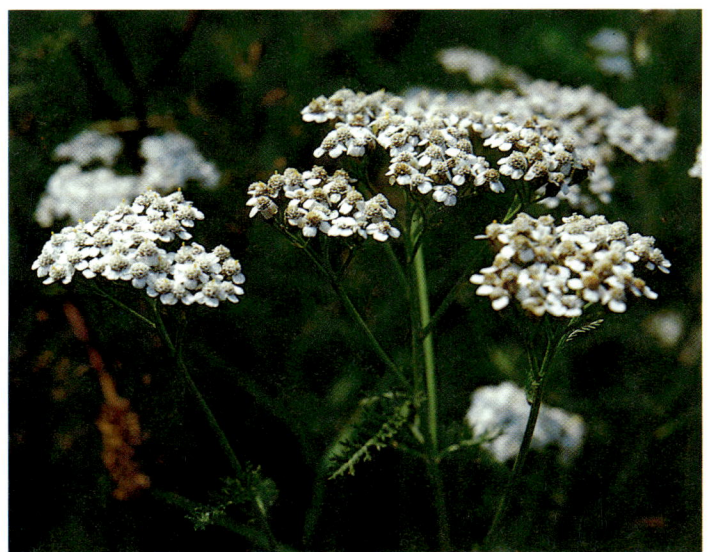

✎ **Botanischer Steckbrief**

- Blüte: Weiß, gelegentlich auch hellrosaviolett oder purpurn, in Körbchen mit meistens fünf bis sechs Strahlenblüten; Körbchen stehen in Schirmrispen (Trugdolden); Blütezeit: Juni bis Oktober.
- Körper: Kriechender Wurzelstock; Staude mit Blättern, die ohne Stengel am Boden wachsen; im Sommer Blütenstengel, die nicht sehr stark beblättert sind; Blätter doppelt bis dreifach fiederschnittig; Höhe der Pflanze: variabel von ca. 20 cm bis 120 cm.
- Standort: Beinahe überall zu finden auf eher trockenen Wiesen und Rasen, in Gärten und an Wegesrändern; Heimat: Europa bis Sibirien; von den Gebirgen des Mittelmeeres bis zur Arktis.

Charakter: verbitterte Freundlichkeit

Die Schafgarbe mit ihren reichlichen hübschen, kleinen, weißen und manchmal rosaviolettfarbenen *Blüten* wirkt gutmütig, bescheiden und freundlich.

Ihr freundlicher Charakter wird durch die weiße Blütenfarbe betont, die zeigt, daß die Schafgarbe möglichst *weise und objektiv* sein will, daß sie wahrheitsliebend ist und nur ungerne eine subjektive Färbung annimmt. Dennoch ist sie als reichlich blühende Pflanze sehr lebenslustig, doch ihre subjektive Lebenslust steht in gewissem Widerspruch zu ihrem Bedürfnis nach Objektivität. Deswegen blüht sie manchmal rosa, wenn ihre sinnliche, schönfärberische Seite die Oberhand gewonnen hat.

Daß ihre Blüten gelegentlich rosa bis rosaviolett erscheinen, bestätigt den freundlichen Charakter der Schafgarbe, denn rosaviolett ist die Farbe der *Harmonieliebe.* So möchte diese Pflanze die Welt lieber von der schönen Seite sehen, sie will keine unnötigen Konflikte eingehen, und manchmal ist ihr die Harmonie sogar wichtiger als die Wahrheit, die von ihr gelegentlich geschönt wird. Dabei ist die Schafgarbe in der Lage, ihre Aggressionen in lautstarke Freundlichkeit zu verwandeln und gleichzeitig rosarot auszustrahlen.

Die Bildung ihrer Strahlenblüten ist aber nicht so heftig wie bei anderen Korbblütengewächsen, sondern etwas *verhalten* und *gebremst,* und so läßt die Schafgarbe am äußeren Rand eines Blütenkörbchens meistens nur fünf bis sechs eher kurze »Strahlen« erscheinen.

Verglichen mit anderen Korbblütengewächsen ist die Schafgarbe relativ *sicherheitsliebend,* sie ist vorsichtiger, verbraucht sich nicht so sehr, kann gut wirtschaften und lebt mehrere Jahre. Ihr sicherheitsliebender Charakter wird auch daran deutlich, daß sie nie allein steht, sondern sich stets im Verbund mit anderen Schafgarben befindet, also quasi in einer schützenden Herde lebt. In der Gruppe ist sie stark. Schafgarbengruppen sind beinahe auf jeder Wiese und an jedem Wegesrand zu finden. Dennoch verstehen diese »gemeinen« Pflanzen es gut, sich dezent zurückzuhalten und nicht gerade peinlich aufzufallen.

Eine Schafgarbe setzt sich auf nette Art und Weise durch und hat sich bereits auf die Realitäten des Lebens eingestellt, weswegen es auch kein Wunder ist, daß sie ihre optimistische Ausstrahlung etwas zurückhält. Dabei ist sie nach außen hin immer freundlich, bildet aber im Inneren und besonders in den Blüten eine Menge Bitterstoffe, woran sich zeigt, daß sie viel *verbitterter ist, als sie aussieht.*

Die Schafgarbe liebt die Wahrheit, auch wenn diese bitter ist, denn sie ist nach allen Seiten offen ist und sucht nach Objektivität. Das wird nicht nur an ihren hauptsächlich weißen und bitter schmeckenden Blüten deutlich, sondern ebenso an der Bildung ihrer *Blätter*, die zwei- bis dreifach gefiedert sind, was auf einen offenen Charakter hinweist, der die Dinge leichtzunehmen versteht. Dabei überdecken Schafgarbenblätter, die außerhalb der Blütezeit ohne Stengel aus den Wurzeln sprießen, oftmals ganze Rasenflächen und Wegesränder, was dieser Pflanze den botanischen Beinamen *millefolium*, »tausendblättrig«, eingetragen hat.

Die relativ gerade wirkenden Stengel mit ihren im Sommer erscheinenden Blüten hingegen verfügen nur über wenige, wechselständig angeordnete und konzentriert wirkende Blätter, und wir können hier erkennen, daß diese Pflanze ihre Grenzen kennt, eine klare Linie hat und weiß, was wichtig ist. Dennoch hat sie keine vorgefertigte eigene Meinung und ist im Denken einigermaßen vielseitig, aber da die einzelnen Fiedern ihrer Blätter relativ kurz sind und sich etwas verhalten stets in der Nähe der Blattspindel befinden, sehen wir, daß die Schafgarbe nicht sehr weitschweifig ist, sondern konzentriert bei der Sache bleibt und nicht »den Faden verliert«.

Eine Schafgarbe sucht stets nach Gerechtigkeit, wobei vor allem an den auffallend geraden und doch immer nach dem richtigen Standpunkt suchenden Stengeln deutlich

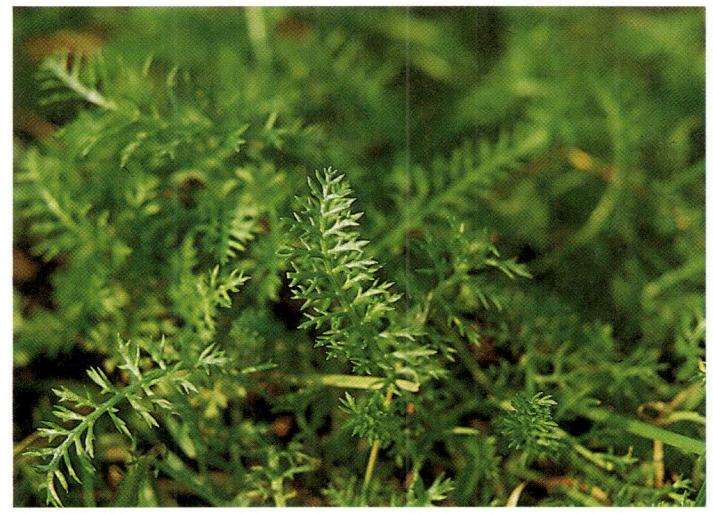

wird, daß sie sich möglichst richtig verhalten will. Auch ihre Blätter wirken geradlinig, und so können wir sagen, daß die Schafgarbe einen aufrechten, geraden Charakter hat, daß sie bei aller Freundlichkeit genügend *Rückgrat* zeigt und daß sie ziemlich korrekt ist, was durch ihr Bedürfnis nach Objektivität noch verstärkt wird. Das kann aber dazu führen, daß sie *perfektionistische Züge* annimmt.

Die Stengel der wahrheitsliebenden Schafgarbe sind spätestens seit dem Altertum in vielen Kulturen zum Werfen von Orakeln benutzt worden. Wer aber ein Schafgarbenorakel werfen möchte, sollte unbedingt die Stengel der weißblühenden und nicht die der rosablühenden Pflanze verwenden, da die weißblühende Schafgarbe frei ist von subjektiver Färbung und im Lichte der Weisheit erscheint. Eine Schafgarbe ist einerseits sehr aufgeschlossen, kann sich aber auch, wie bereits gesagt, gut konzentrieren. Dabei leidet sie aber manchmal an *Verspannungen*, die noch verstärkt werden, wenn sie sich zu sehr zurückhält, zu bescheiden ist und sogar in Situationen noch freundlich bleibt, die sie eigentlich erbittern oder gar verletzen. Dennoch läßt eine Schafgarbe sich nicht unterkriegen – und so bildet sie jede Menge Wirkstoffe, die bei Verletzungen heilsam sind.

Woher die Schafgarbe ihren Namen hat, ist nicht eindeutig zu klären. Auf jeden Fall fressen Schafe dieses Kraut gerne und sorgen auf diese Weise auch für seine Verbreitung, denn die Samen werden von Schafen an anderer Stelle gut gedüngt wieder ausgeschieden. Im übrigen paßt die Schafgarbe zu diesen Tieren, deren Fell häufig die gleiche weißliche Farbe hat wie Schafgarbenblüten und deren Charakter ebenso gewöhnlich, freundlich und gutmütig ist wie der Charakter der nach ihnen benannten Pflanze.

Der lateinische Name der Gewöhnlichen Schafgarbe lautet *Achillea millefolium* und bedeutet tausendblättrige Pflanze des Achilles, jenes unverwundbaren Sagenhelden, der vom Zentauren Chiron in der Heilkunde unterrichtet wurde und der wohl vor allem deswegen unverwundbar schien, da er seine Verletzungen mit Schafgarbenkraut heilte, mit dem er außerdem einem kranken König das Leben rettete.

Astrologische Zuordnung

Die freundliche, harmonie- und gerechtigkeitsliebende Schafgarbe kann dem Sternzeichen *Waage* zugeordnet werden, wobei ihre Vielseitigkeit auch einen *Zwillinge*-Einfluß erkennen läßt, während hingegen ihre Geradheit und ihre Wahrheitsliebe dem Zeichen *Steinbock* entspricht, weswegen wir sagen können, daß die Schafgarbe vor allem für jene Personen geeignet ist, in deren Horoskop diese drei Sternzeichen betont sind, sowie für Personen, die eine Konstellation der Planeten *Venus/Merkur/Saturn* aufweisen oder eine Merkur/Venus-Konjunktion im 10. Feld haben usw.

Medizinische Anwendung

Man verwendet das frische oder das getrocknete, zur Blütezeit gesammelte Kraut bzw. nur die frischen oder die getrockneten Blüten.

Aus Schafgarbenkraut oder -blüten kann ein Tee zubereitet werden. Auch die Einnahme der Schafgarbentinktur kann von Nutzen sein. Die frischen, im Frühling gesammelten Schafgarbenblätter sind geeignet zur Bereitung einer Kräutersuppe, während aus den im Sommer gesammelten Blüten Schafgarbenwein hergestellt werden kann, indem ca. 100 g Blüten pro Liter Wein eine Woche lang in einem verschlossenen Gefäß aufbewahrt und anschließend abgefiltert werden.

Die immer freundlich sich durchsetzende, aber im Inneren doch verbitterte, verärgerte und verletzte Schafgarbe bildet intensive Wirkstoffe, die auf alle *körperlichen Störungen, die durch Bitterkeit und Ärger hervorgerufen werden,* einen heilenden Einfluß ausüben. Außerdem bildet diese Pflanze wundheilende Wirkstoffe gegen Verletzungen.

Schafgarbenblüten enthalten u. a. denselben Wirkstoff wie Kamillenblüten, nämlich das blaue *Chamazulen* (Kamillen-Blau-Öl), das erst durch Wasserdampfdestillation entsteht. Chamazulen wirkt *entzündungshemmend* und *schleimhautberuhigend.* Deswegen hilft das Dampfbad mit Schafgarbenblüten bei Entzündungen der oberen Luftwege.

Hervorragend wirken innerlich eingenommene Schafgarbenzubereitungen auf den *Magen,* und zwar besonders bei Neigung zu Magenschleimhautentzündungen oder -geschwüren, und zwar vor allem dann, wenn die betroffene Person etwas zu freundlich und nett, aber doch im Inneren verletzt ist und sich ärgert, wobei der Magen sich verkrampft und zerstörerische Säfte absondert. Schafgarbenzubereitungen wirken hier belebend und entspannend auf den Magenmuskel, wobei gleichzeitig eventuell vorhandene Entzündungen oder gar Blutungen geheilt werden. Die in der Schafgarbe enthaltenen Bitterstoffe beeinflussen außerdem die Magensaftsekretion sowie die gesamte Verdauung günstig, vor allem, wenn diese durch inneren Ärger und Bitterkeit gestört ist. In diesem Zusammenhang müßte Schafgarbe auch ein geeignetes Mittel gegen schmerzhafte Verkrampfungen und Entzündungen im Gallenbereich sein.

Schafgarbenextrakt wirkt einerseits muskelbelebend und krampflösend, hat aber gleichzeitig *blutstillende* Eigenschaften, wobei dieses Kraut vor allem dann geeignet ist, wenn es sich um hellrote, starke, arterielle Blutungen handelt, denn Zubereitungen aus Schafgarbe üben einen zusammenziehenden Einfluß auf die kleinsten arteriellen Blutgefäße aus, die sich in der Haut oder der Schleimhaut befinden. Da Schafgarbenextrakt günstig auf die Schleimhäute wirkt, ist er ein besonders geeignetes Heilmittel bei Blutungen der Schleimhäute, z. B. bei Nasenbluten, Magenbluten oder auch bei Menstruationsbeschwerden.

Bei *Menstruationsbeschwerden* sind Zubereitungen aus Schafgarbe vor allem dann passend, wenn die betroffene Frau immer nett und adrett ist, wobei sie allen Seiten gerecht werden will, sich gut anpassen kann und relativ beliebt ist. Wenn dann aber ihre »Tage« kommen, leidet sie unter schmerzhaften Verspannungen, da sie sich nicht getraut, ihre nun zum Vorschein tretende rohe und egoistische Seite auszuleben.

Schafgarbenessenz verdünnt mit Wasser wirkt auch äußerlich angewendet wundheilend, keimhemmend und blutstillend, wobei Verbände oder Waschungen mit Schafgarbenextrakt vor allem bei frischen, blutenden Verletzungen angezeigt sind. Hier ist die Behandlung mit Schafgarbe besonders geeignet, wenn jemand es zu gut machen wollte und sich dann verletzt hat. Ein Bund mit Schafgarbenkraut hing früher in den meisten Handwerksschuppen.

Daß die Schafgarbe überhaupt so gut gegen Blutungen wirkt, liegt daran, daß sie als besonders freundlicher und deswegen auch hilfreicher Charakter eigentlich extrem empfindlich gegen alle Verletzungen ist, die sie daher auf jeden Fall heilen muß.

Homöopathische Anwendung

Zur Herstellung der Urtinktur wird die frische, blühende Gewöhnliche Schafgarbe verwendet, die als homöopathisches Mittel unter der Bezeichnung *Millefolium* erhältlich ist, obwohl der Name Achillea, also Pflanze des unverwundbaren Achilles, ihre Heilwirkung viel besser beschreibt.

Millefolium wird hauptsächlich innerlich, und zwar in niedrigen Potenzierungen wie D2 und D3, eingenommen. Die Anwendungsgebiete von Millefolium in niedrigen Potenzen sind identisch mit den bereits beschriebenen Anwendungsgebieten, und so wird dieses Mittel gegeben bei *hellroten Blutungen*, die entweder auf Verletzungen zurückzuführen sind oder aufgrund einer Blutungsneigung entstehen.

Millefolium kann ein geeignetes Mittel gegen drohenden »Blutsturz« sein, der z. B. als Folge eines Magengeschwürs oder eines Gebärmuttertraumas auftreten kann. Auch bei inneren Verletzungen, die durch einen Stoß oder eine Quetschung entstanden sind, ist Millefolium ein bekanntes Heilmittel.

In höheren homöopathischen Verdünnungen, also auf der geistigen Ebene, paßt Millefolium zu ganz gewöhnlichen, netten und freundlichen Menschen, die sich gut durchsetzen können, weil sie sich gut anpassen können, die allen Seiten gerecht werden und möglichst objektiv sein wollen und die sich ebenso offen wie geradlinig und konzentriert verhalten, weswegen sie mitunter verspannt sind, was in der Folge zu gesundheitlichen Störungen oder Unfällen führen kann.

Wermut

Artemisia absinthium

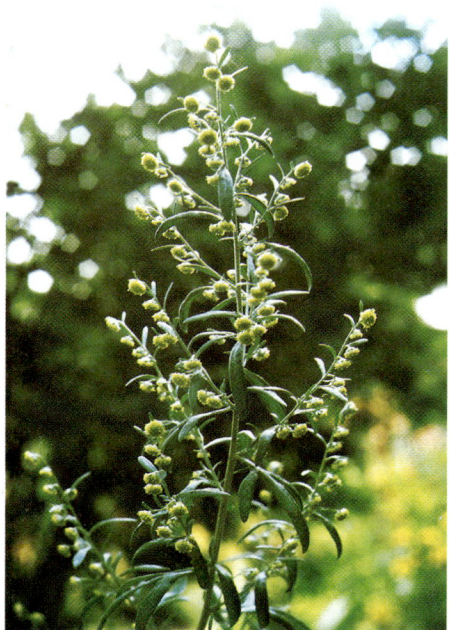

Wermut

Charakter: ignorant und verbittert

Der Wermut ist botanisch nahe verwandt mit Estragon und Beifuß, und wie diese trägt er den botanischen Namen *Artemisia*, was bedeutet, daß diese Pflanzen der wilden und naturverbundenen Göttin Artemis zugeordnet werden, die mit Pfeil und Bogen dargestellt wird. Dabei ist die wildeste und »gemeinste« Pflanze dieser Art der Gewöhnliche Beifuß, *Artemisia vulgaris*, der im Spätsommer beinahe an jedem Wegesrand in Massen blüht.

Der Wermut hingegen ist in erster Linie eine Garten-, Kul-

- Blüte: Winzig klein, gelb; ohne Strahlenblüten in vielen kleinen, kugeligen, nickenden Blütenköpfchen von 2,5 bis 4 mm Breite; Blütezeit: Juli bis September.
- Körper: Holziger Grundstock mit überwinternden Ästen; halb Strauch, halb Staude, denn ein großer Teil der oberirdischen Zweige stirbt im Winter ab; Lebenserwartung fünf bis zehn Jahre; reichverzweigte, aromatisch duftende, an ätherischen Ölen und Bitterstoffen reiche Pflanze mit dreifach gefiederten Blättern, die jedoch im oberen Teil der Pflanze, im Blütenbereich, auch lanzettlich aussehen können; Blätter graufilzig behaart; Höhe der Pflanze: 60 bis 120 cm.
- Standort: Als Arznei- und Gewürzpflanze in Gärten kultiviert; eher trockene, aber stickstoffreiche Böden, Schutt- und Kompostplätze in der Nähe menschlicher Ansiedlungen; gedeiht in den Gebirgsregionen des Mittelmeerraumes bis zur nördlichen Taiga, wobei er zu feuchtes Klima nicht verträgt; Heimat: Europa und Asien.

tur- und Arzneipflanze, und sie hat es in sich, denn sie bildet in ihren Blättern ätherisches Öl, in welchem relativ hohe Mengen des giftigen Wirkstoffes Thujon vorkommen. Außerdem sind im Wermut viele Bitterstoffe enthalten, weswegen er glücklicherweise nur in geringen Mengen »genossen« werden kann. Auch die Wurzeln dieser Pflanze sondern giftige Säfte ab, die auf andere Pflanzen in der Nähe zerstörerisch wirken können, weswegen der Wermut einen mehr oder weniger isolierten Platz im Garten erhalten sollte. Er verträgt sich jedoch mit der Weinraute oder mit Johannisbeersträuchern.

Der Wermut ist ein recht unauffälliges, aber aromatisches Korbblütengewächs, und sein hoher Gehalt an ätherischem Öl läßt auf das Vorhandensein von Geist schließen. Dieser Geist ist aber eher *negativ, mäkelig und pessimistisch* eingestellt, was wir an der Giftigkeit und Bitterkeit der Pflanze erkennen können. Deswegen ist es auch kein Wunder, wenn er mit seinen strahlenlosen, grünlich-gelben Blütenkörbchen nicht zu jenen Korbblütengewächsen

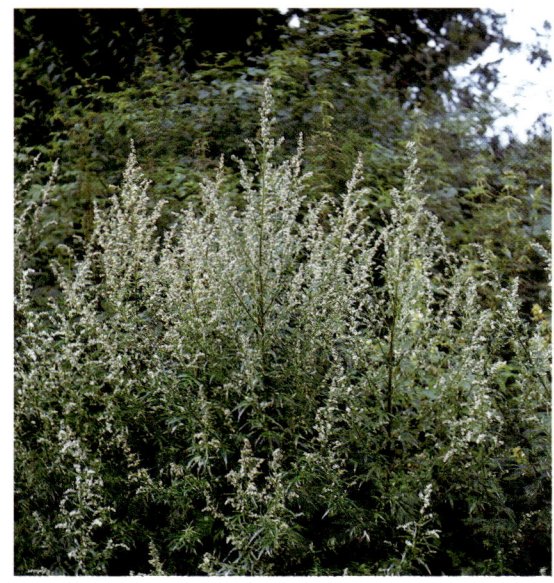

Beifuß

gehört, die sonnengleich spontane Lebensfreude ausstrahlen. Viel lieber bringt der Wermut aromatisch-herbe Würze in die Welt. Dabei ist er mehr ein intellektueller Typ, was auch an seiner Zweig- und Blattbildung deutlich wird, die auf Vielseitigkeit und Beweglichkeit schließen läßt in seiner Art, sich zu entfalten und sich Luft zu verschaffen,

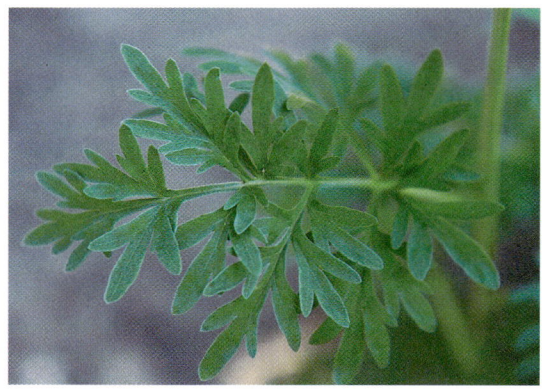

Wermut-blätter

denn der Wermut ist eine reichverzweigte Pflanze mit dreifach gefiederten Blättern.

Seine Vielseitigkeit bringt etwas nervöse Erscheinungen
mit sich, weswegen es uns nicht wundern sollte, daß der
Wermut Wirkstoffe bildet, die auf das Nervensystem Einfluß nehmen. Dabei führt ihn aber seine eigene Vielseitigkeit manchmal in Verwirrung, was auch daran deutlich
wird, daß seine Blätter graufilzig belegt sind und somit etwas verschwommen wirken.

Daß die Blüten des Wermuts in grünlichem Gelb erscheinen, weist darauf hin, daß er zwar seine Gefühle leben und
ausdrücken will, hier aber etwas schüchtern ist, da er zuviel zweifelt, wie wir an seiner vieldifferenzierten Blattbildung sehen. Er ist verunsichert, und darum sind seine vielen Blütenkörbchen auch nur relativ klein und tragen win-
zige, nicht ausstrahlende Blüten. Wir können also sagen,
daß der Wermut seine Lebensfreude und -ausstrahlung
verloren hat, was auch daran deutlich wird, daß seine Blütenköpfchen beinahe geknickt herabhängen und etwas ge-
demütigt aussehen, wobei es scheint, als würde manch eine Enttäuschung zu seiner Schwächung und zu seiner fehlenden Ausstrahlung geführt haben. Auch dies mag ein
Grund sein, warum er so verbittert ist.

Die herabhängenden Blütenköpfchen zeigen außerdem,
daß der Wermut den Dingen nicht ins Gesicht sehen mag,
und diese Tatsache wird noch durch die fahrige Ver-
schwommenheit seiner Blätter bestätigt. Als gelbblühen-
der Subjektivist sieht er die Welt ohnehin mehr von der Ge-
fühlsseite, er liebt die Realitäten und die enttäuschenden
Wahrheiten nicht und reagiert auf diese sehr empfindlich
und bitter.

Ein Wermut-Charakter verträgt Kritik nur sehr schlecht.
Dabei verhält er sich anderen gegenüber oft ignorant und
zeigt sich kaum verhandlungsbereit. Seine Probleme zer-
denkt er lieber selbst, ohne jedoch beglückende Lösungsmöglichkeiten zu finden. Richtig gut durchsetzen kann er
sich auch nicht, und deswegen neigt er zum *Aggressions-*

stau, der sich dann auf der körperlichen Ebene als Druck im Gallenbereich, als Verdauungsschwäche und Appetitlosigkeit manifestiert.

Trotz seiner etwas ungesunden Charakteristik verfügt der Wermut im Vergleich mit anderen Korbblütengewächsen jedoch über eine relativ lange Lebensdauer und existiert sogar als Halbstrauch, das heißt, er bildet im unteren Pflanzenbereich verholzende, winterfeste Äste. Das liegt wohl daran, daß er sich nicht, wie die meisten anderen Korbblütler, verausgabt, sondern sich zurückhält und sogar noch an seiner Bitterkeit weidet, die ihm Lebenselixier und Medizin zugleich ist, wobei er sich mitunter reinigt, indem er Giftstoffe nach außen abgibt.

Wermut wirkt belebend, besonders für skeptische, intellektuell orientierte und relativ pessimistisch eingestellte Menschen. Deswegen wurde Wermut im 19. Jahrhundert zu einem begehrten Konsumartikel, aus dem ein grünlicher, würzig und leicht bitter schmeckender Schnaps mit dem Namen »Absinth« zubereitet wurde, der neben relativ hohen Mengen Wermutauszug auch noch den Auszug aus anderen Kräutern enthielt. Regelmäßiger Absinthgenuß führte aber nach einer gewissen Zeit zu Schädigungen des Nervensystems bis hin zu Lähmungen sowie zu anderen Krankheitserscheinungen. Deswegen wurde Absinthschnaps in beinahe allen Ländern der Welt verboten, in Deutschland 1923. In dem heutzutage erhältlichen Wermutwein sind vor allem die Bitterstoffe dieser Pflanze enthalten, nicht aber das gefährliche, giftige, thujonhaltige ätherische Öl.

Die Bezeichnung Wermut bedeutet eigentlich »wärmet« und nimmt Bezug auf die verdauungsfördernden Eigenschaften dieser Pflanze, die Magen und Darm »wärmen«, die Gallenfunktion unterstützen und in geringen Mengen genossen die Lebensgeister wecken. Daß Wermut hochwirksame, die Verdauung und den Geist belebende, antidepressive Inhaltsstoffe bildet, liegt natürlich daran, daß er diese Wirkstoffe aufgrund seiner *depressiven, beleidigten, ge-*

knickten, verworrenen und *empfindlichen* Art im wahrsten Sinne des Wortes auch bitter nötig hat.

Astrologische Zuordnung

Aus astrologischer Sicht können wir im Wermut die ebenso vielseitig orientierte wie skeptische, verbittert nüchterne, depressive, resignierte und gleichzeitig überempfindliche Konstellation *Merkur/Saturn/Neptun* erkennen, wobei die giftig das Nervensystem beeinflussende Wirkung sowie die extreme Ignoranz dieser Pflanze zusätzlich der Konstellation *Pluto/Uranus* zugeordnet werden können, weswegen Wermut für alle Personen mit diesen Planetenkonstellationen die geeignete Pflanze ist. Dabei finden wir im Wermut außerdem eine Schwächung des frisch an die Dinge herangehenden Mars-Prinzips vor, das sich hier nur noch gequält äußern kann, z. B. als Nörglertum und Meckerei, als herbe Ironie und Pessimismus oder auf der körperlichen Ebene als schmerzhafte Gallenkolik. Apropos nörgeln und meckern: In Verbindung mit empfindlicher Verdauungsschwäche ist Wermut auch für bestimmte Jungfrau-Typen die geeignete Pflanze.

Medizinische Anwendung

Es werden die frischen oder die getrockneten Blätter, Blattspitzen und Blüten verwendet. Daraus kann ein alkoholischer Auszug, ein Tee oder ein spezieller Wermutwein zubereitet werden. Wermut muß vorsichtig dosiert werden, aber wie so oft in der Medizin sind es gerade die etwas giftigen Ausgangsstoffe, die in entsprechend geringer Dosierung eine große Heilwirkung haben.

Aufgrund seines gallebitteren Geschmacks wird Wermut als Mittel zur *Unterstützung der Verdauung bei gestörter Gallenfunktion* verwendet.

Wermut ist in medizinischen Präparaten enthalten, die zur *Appetitanregung* und *Sekretionsförderung der Verdauungsdrü-*

sen eingenommen werden. Dabei ist die gewünschte Wirkung auf den Gehalt an Bitterstoffen zurückzuführen, die an den Geschmacksrezeptoren auf der Zunge reflexartig bestimmte Bereiche des Parasympathikus stimulieren, der für die passiven Körperfunktionen wie beispielsweise die Speichelabsonderung zuständig ist. In diesem Zusammenhang wird auch die Magensaft- sowie die Salzsäureproduktion im Magen angeregt, außerdem werden die Drüsen des Zwölffingerdarmes und des Dünndarmes aktiviert. Hier ist Wermut vor allem bei zu geringer Magensäurebildung geeignet, wobei es zu schädigender Wirkung bei Sodbrennen und entzündlichen Veränderungen der Magenschleimhaut kommen kann, wenn diese auf Magenübersäuerung zurückzuführen sind.

Hildegard von Bingen betont die wärmende Wirkung von Wermut, dessen frisches, im Frühjahr vor der Blüte gesammeltes Kraut ausgepreßt und zusammen mit Wein und Honig bei kleiner Flamme gekocht werden soll, wobei aber nur so viel Pflanzenpreßsaft verwendet werden darf, daß der Wermutgeschmack gerade eben den Weingeschmack übertrifft. Dieser Wermutwein hilft bei Appetitlosigkeit und Verdauungsschwäche, regt den Kreislauf an und wärmt außerdem bei rheumatisch-gichtigen Prozessen.

Laut Hildegard von Bingen soll Wermutwein *den Blick klar machen* – was wir verstehen können, wenn wir wissen, daß der Wermut an sich die Dinge eher verschwommen wahrnimmt und manchen Wahrheiten nicht ins Auge sehen mag, weswegen er aber genau hier wiederum heilsame Wirkstoffe bildet.

Die wärmende Wirkung von Wermutwein soll außerdem die Abwehrkräfte stärken und vor Lungenerkrankungen schützen. Doch auch Hildegard von Bingen schreibt, daß Wermutwein nicht täglich getrunken werden darf, sondern nur jeden dritten Tag, und zwar auf nüchternen Magen, wobei die Menge zwei Likörgläser nicht überschreiten sollte. Außerdem darf dieser Wermutwein nur ein halbes Jahr lang in der Zeit von Mai bis Oktober genossen werden, was neben der Notwendigkeit, in dieser Kur eine Pause einzulegen, auch sicherlich daran liegt, daß ja das frische, im Frühling gesammelte Kraut verwendet werden soll.

In der Volksheilkunde wurde Wermuttee oder -wein in geringen Dosierungen empfohlen bei Appetitlosigkeit verbunden mit Gewichtsverlust und blassem, grünlichem Aussehen, wobei dieses Mittel als besonders wirksam angesehen wurde für humorlose und mäkelige Personen. In etwas stärkeren Dosierungen galt Wermut als Medizin gegen Würmer und wurde außerdem als Abtreibungsmittel empfohlen, da Wermut den Wirkstoff Thujon enthält, welcher keimhemmend, uterusanregend und menstruationsfördernd, aber eben auch sehr giftig wirkt, und so kam es oft anstatt einer Abtreibung zu einer gravierenden Störung in der Entwicklung des ungeborenen Kindes, da Thujon einen schädlichen Einfluß auf das Nervensystem ausübt.

Homöopathische Anwendung

Wermut wird in der Homöopathie nicht allzu häufig verwendet, ist aber als *Absinthium* im Homöopathischen Arzneimittelbuch verzeichnet.

In niedrigen Potenzen paßt Absinthium wie bereits beschrieben zu Personen, denen es an Lebenswärme mangelt und die zuwenig Magensäfte bilden, weswegen sie Nahrung schlecht verdauen können, wobei sie zu Stauungen im Leber-Galle-Bereich sowie zu gichtischen Prozessen neigen.

Höher potenziert ist Absinthium aber vor allem ein *Nervenmittel*, das bei Symptomen gegeben wird, die denen einer Wermutvergiftung ähneln, also Koordinationsstörungen und Lähmungserscheinungen sowie bei nervöser Erregbarkeit, die bis zu epileptischen Anfällen führen kann. Auch gegen spastische Muskelverkrampfungen kann Absinthium ein geeignetes Mittel sein.

In höheren homöopathischen Verdünnungsgraden entspricht Absinthium den bereits beschriebenen Charaktereigenschaften und paßt zu verbitterten, eher intellektuellen, aber dennoch ziemlich ignoranten Personen mit mangelnder Lebensausstrahlung, die manche Tatsachen nicht wahrhaben wollen und viele Dinge eher unklar wahrnehmen, weswegen sie häufig eine Brille tragen müssen. Absinthium paßt zum »zerstreuten Professor«, der viel in Gedanken ist und sich zu wenig auf das wirkliche Leben einläßt. So wird dieses Mittel häufig gegeben, wenn das Bewußtsein verschwommen ist, wenn das Kurzzeitgedächtnis geschwächt ist, wenn sich Verwirrung breitmacht und gleichzeitig ein Gefühl von Unausgefülltheit besteht, was sicherlich darin begründet ist, daß ein Absinthium-Charakter einfach zu verbittert ist, um sich öffnen und Erfüllung finden zu können. Aus dem Gefühl der fehlenden Erfüllung heraus kann ein Absinthium-Charakter sogar zu Kleptomanie neigen. Außerdem kann er Wutanfälle bis hin zur Brutalität bekommen, wenn sich seine angestaute Bitterkeit, Giftigkeit und Aggressivität einmal entlädt.

Wasserdost

Eupatorium cannabinum

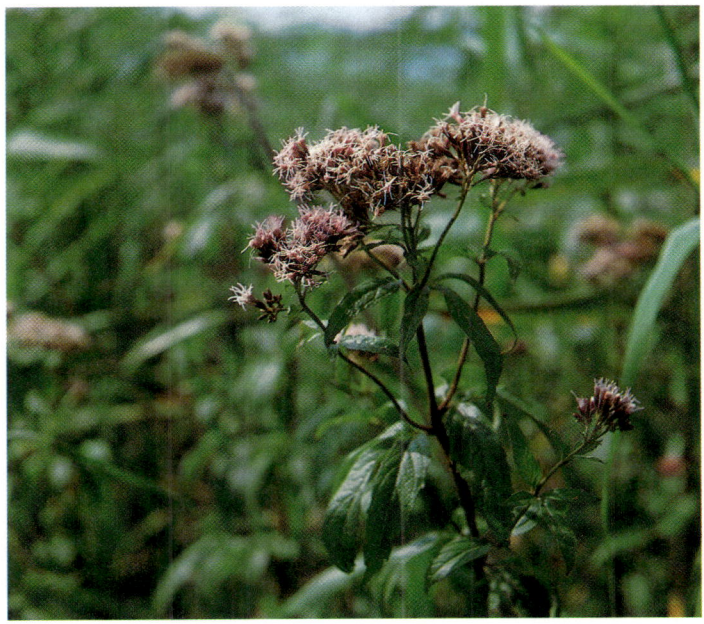

✎ Botanischer Steckbrief

- Blüte: Helles Altrosa; ausschließlich aus Röhrenblüten bestehen-
de kleine Blütenkörbchen, die ihrerseits in dichten Schirmrispen
stehen; Blütezeit: Juli bis September.
- Körper: Vor der Blütenbildung nur wenige Zweige; Blätter ohne
Stiel am Stengel sitzend, gekreuzt gegenständig angeordnet,
meist drei- bis fünfzählig, handförmig und am Rande gesägt,
Ähnlichkeit mit Hanfblättern; Höhe der mehrjährigen Pflanze:
50 bis 150 cm.
- Standort: Häufig an Gräben, Auen, Fluß- und Seeufern, am
Rande feuchter Gebüsche und Erlenwälder; Heimat: mediterrane und gemäßigte Zonen Europas, die klimatisch vom Atlantik
beeinflußt werden.

Charakter: empfindliche Anfälligkeit bei ausgeprägter Sachlichkeit und Sicherheitsliebe

Auf den ersten Blick hat der Wasserdost einige Ähnlichkeit mit dem Dost, der aber zur Familie der Lippenblütengewächse gehört und bei genauerem Hinsehen ganz andere Blüten bildet. Die *Blätter* des Wasserdostes hingegen sehen fast genauso aus wie Hanfblätter, sie sind handförmig, gefingert und am Rande gesägt, woran sich zeigt, daß diese Pflanze ein verfeinertes, *gut ausgebildetes Wahrnehmungs- und Begriffsvermögen* hat und daß sie in der Lage ist, sich differenziert und profiliert darzustellen. Die handförmigen Blätter weisen außerdem auf Fingerfertigkeit und Geschicklichkeit hin.

Wie der Name Wasserdost besagt, ist diese Pflanze fast ausschließlich in der Nähe von Gewässern, an See- und Bachufern zu finden, sie gedeiht aber auch am Rande feuchter Erlenwälder. Daß der Wasserdost eine Uferpflanze ist, macht deutlich, daß er quasi mit den Füßen am Fluß des Lebens steht und somit einen direkten Zugang zur Quelle, zum Fluß der Empfindungen und Stimmungen hat, die sich in fortwährendem Wandel befinden wie das Wasser, das stetig fließt.

Dabei ist der Wasserdost aber kein gefühlsduseliger Charakter, sondern eher eine sachliche Persönlichkeit, die die Welt begreifen will und sich vielleicht deswegen gerne am Wasser bzw. am Fluß der Stimmungen aufhält, weil sie so die Strömung der Zeit besser erfassen und sich den *Zugang zu den Quellen der Intuition* erhalten kann.

Der Wasserdost blüht altrosa. Daran zeigt sich, daß er sich dezent und harmonisch zurückhalten kann, wobei er die *Sicherheit* liebt und ein bequemer Genießer ist, der die schönen Seiten der Welt erleben will und Konflikten gerne aus dem Weg geht. Im Leben sucht er nach Beständigkeit – und deswegen ist er im Vergleich zu vielen anderen Korbblütlern relativ dauerhaft, denn er lebt als mehrjährige

Staude. Seine Sicherheitsliebe wird auch daran deutlich, daß er fast immer in einer Gruppe von Artgenossen und nur äußerst selten allein steht.

Die Sicherheitsliebe des Wasserdostes und sein Bedürfnis, in die Gemeinschaft integriert zu sein, sowie seine Sachlichkeit führen dazu, daß er seine Individualität manchmal etwas zurückhält und sich mehr am *Nützlichkeitsstandpunkt* oder an den Richtlinien der Gruppe orientiert als aus sich selbst heraus. Deswegen wirken seine *Blüten* unscheinbarer als die Blüten manch einer anderen Korbblütenpflanze, und er »strahlt« auch nicht wie die meisten seiner botanischen Geschwister, denn er bildet keine Strahlen-, sondern lediglich Röhrenblüten. So zeigt der Wasserdost seine reichlich vorhandenen fließenden, stimmungsanfälligen Gefühle nur sehr diskret und geht Kompromisse ein, obwohl er eigentlich auch sinnenfreudig ist.

Da wir ja an der Blattbildung gesehen haben, daß der Wasserdost relativ gescheit ist, können wir in dieser Pflanze eine Art *Grübler und Zweifler* erkennen, wobei seine Neigung zum Zwei-feln an der Gegenständigkeit seiner Blätter deutlich wird. Dabei hat der Wasserdost Angst davor, in ein Seelenchaos der Stimmungsschwankungen zu geraten, weswegen er ein Gefühl von Sicherheit in konkreten Begriffen, Erklärungen und Werten sucht, die auch für andere meßbar, nachvollziehbar und logisch sind, wobei er sehr gerne an seinem Standpunkt festhält und ungerne ausschweift. Das wird daran deutlich, daß er nur sehr wenige Zweige bildet und daß seine Blätter ohne Stiel direkt am Stengel wachsen.

Trotz aller Sachlichkeit und Intelligenz kann der Wasserdost oft keine wirkliche Klarheit finden, welche ja nicht durch *festhaltendes Nachdenken* entsteht, sondern durch Lebenserfahrungen, vor denen der sicherheitsliebende, dezent rosarot blühende Wasserdost Angst hat. So läßt er sich zu wenig auf das Leben ein und sitzt statt dessen da mit seinen »Berechnungen«, bis er kalte Schweißfüße bekommt und sich eine Erkältung zuzieht. Dabei ist er um so anfälliger, je weniger er sich aus seinen Empfindungen heraus orientiert hat, und vielleicht steht er deswegen so gerne am Wasser, damit er die Verbindung zum Fluß des Lebens nicht verliert. Dennoch kommt er manchmal erst zu sich, wenn er z. B. mit einer Grippe im Bett liegen muß, wenn er fiebert und phantasiert und eigene Abwehrkräfte bildet, anstatt immer wieder für die Gemeinschaft nützlich zu sein. In diesem Sinne ist es also kein Wunder, wenn der Wasserdost Wirkstoffe enthält, die bei grippalen Infekten die körpereigene Abwehr stärken.

Astrologische Zuordnung

Aus astrologischer Sicht können wir den Wasserdost einerseits dem sicherheitsliebenden Zeichen *Stier* in Kombination mit dem vielseitigen Zeichen *Zwillinge* zuordnen, wobei hier aber gleichzeitig eine sachlich-intellektuelle, zu Berechnung, Zweifeln und seelischer Zersplitterung neigende *Merkur/Saturn*-Komponente vorhanden ist, die häufig zu erhöhter Infektanfälligkeit führt.

Medizinische Anwendung

Es wird das frische oder das getrocknete, zu Beginn der Blütezeit gesammelte oberirdische Kraut verwendet. Aus diesem Kraut kann ein Tee oder eine Essenz, die innerlich einzunehmen ist, zubereitet werden.

Dabei sind in der Naturheilkunde drei verschiedene Wasserdostarten bekannt. Zum einen wird die hier beschriebene europäische, altrosafarben blühende, hanfblättrige Art *Eupatorium cannabinum* verwendet, zum anderen aber auch die nordamerikanischen Arten *Eupatorium perfoliatum* und *Eupatorium purpureum* – wobei jedoch alle Arten in Wirkungs- und Anwendungsweise nahezu identisch sind. In der Apotheke sind diverse Eupatorium-Präparate erhältlich.

Der Auszug aus Eupatorium-Kraut ist in manchen Medikamenten enthalten, die die körpereigene Abwehr stärken und einmal bei akuten Infektionskrankheiten gegeben werden, aber auch sinnvoll sind zur Unterstützung der Rekonvaleszenz oder zur ergänzenden Behandlung, wenn Antibiotika eingenommen werden mußten.

Außerdem befinden sich im Eupatorium-Kraut *leicht abführende, harntreibende, sekretionsfördernde* und *hustenlösende* Wirkstoffe, die etwas ins Fließen bringen, wo es durch zuviel Nachdenken zu emotionaler Zurückhaltung, mangelnden Reflexen, mangelnder Durchblutung und Stockungen gekommen ist.

Homöopathische Anwendung

In der Homöopathie wird Eupatorium relativ häufig verwendet als eines der *klassischen Grippemittel*.

Dabei wird auch in der Homöopathie unterschieden zwischen *Eupatorium cannabinum, Eupatorium purpureum* und *Eupatorium perfoliatum* – die jedoch allesamt ähnlich wirken und vor allem in niedrigen Potenzen von D1 bis D4 gegeben werden.

Eupatorium ist bekannt als homöopathischer *»Knochenrenker«*, denn dieses Mittel bringt oftmals rasche Erleichterung bei *Zerschlagenheitsschmerz,* besonders während grippaler Infekte, die mit Kopfweh und Reißen in den Gliedmaßen einhergehen. Dabei bestehen häufig gleichzeitig Schmerzen beim Bewegen der Augäpfel sowie Schnupfen, Husten und eine Blasenreizung.

Daß Eupatorium vor allem gegen Zerschlagenheitsschmerz wirkt, liegt sicherlich daran, daß diese Pflanze aufgrund ihrer Neigung, zuviel begreifen zu wollen und zuwenig aus sich heraus zu leben, sich immer wieder seelisch zersplittert, was sich dann auch im Körpergefühl niederschlägt. Dabei sollten wir bedenken, daß Eupatorium vor allem zu ebenso intelligenten wie praktisch denkenden Menschen paßt, die ihre reichlich vorhandenen Emotionen nur dezent ausleben können und denen es zuweilen an Lebenswärme fehlt, weswegen sie sich schnell erkälten.

Eupatorium ist ein wirkungsvolles Fiebermittel bzw. ein heilungsanregendes Mittel bei fieberhaften Infekten, wobei es besonders dann geeignet ist, wenn die Infekte bei sehr feuchtem Klima entstehen, was uns nicht wundern sollte, da wir ja wissen, daß diese Pflanze an Ufern und auf feuchtem Grund gedeiht. In diesem Zusammenhang ist Eupatorium auch ein passendes, unterstützendes Mittel bei der Behandlung von Malaria. Außerdem wirkt es bei rheumatischen Gliederschmerzen, die ohne Fieber in feuchten Gegenden, z. B. in Flußgebieten, entstehen.

Wenn zu den genannten Symptomen bei nahezu jedem grippalen Infekt eine *Blasenreizung* oder *-entzündung* hinzukommt, wobei in schwereren Verläufen auch die Nieren oder die Eierstöcke mit betroffen sein können, dann ist vor allem Eupatorium purpureum das homöopathische Mittel der Wahl.

Huflattich

Tussilago farfara

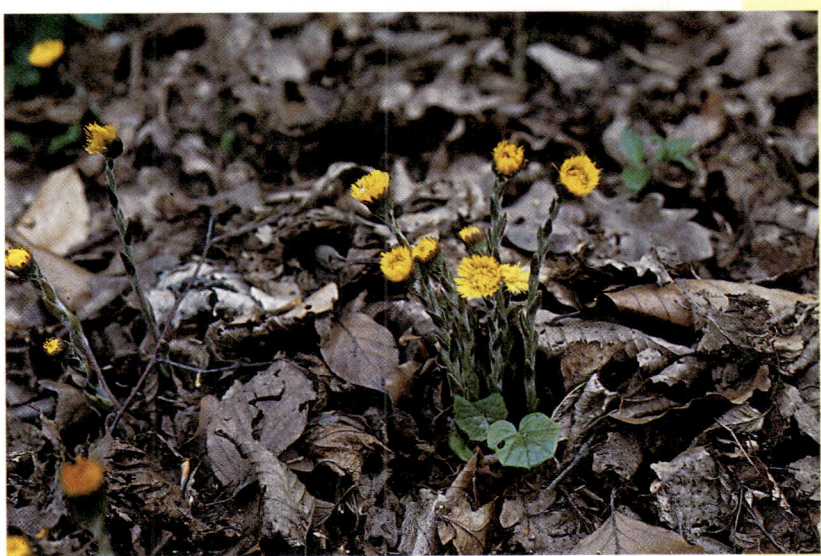

Huflattich

✍ Botanischer Steckbrief

- Blüte: Gelbe Korbblüten, bestehend aus kleinen gelben Röhrenblüten im Inneren und gelben Strahlenblüten am äußeren Rand des Blütenkörbchens; auf unbeblätterten, rötlich geschuppten, behaarten Blütenstielen; Blütezeit: März/April.
- Körper: Nach der Blüte bildet der Huflattich seine Blätter, die auf Blattstielen direkt aus der Wurzel kommen; die Blätter haben einen Durchmesser von 10 bis 25 cm, rundlich bis hufeisenoder herzförmig, gebuchtet und am äußeren Rande schwärzlich gezähnt; Oberseite der Blätter dunkelgrün und glatt, Unterseite »mehlig« behaart; Höhe der mehrjährigen Pflanze: 7 bis 30 cm.
- Standort: Feuchte, lehmige, alkalische Böden, nährstoffreiche Geröllplätze mit Mörtel, Schutt und Kalk, geschützte, sonnige Stellen, am Waldrand oder an Waldwegen; Heimat: Europa und Westasien; von den Gebirgsregionen des Mittelmeerraumes bis zur nördlichen Taiga verbreitet.

Charakter: frühzeitiger Optimismus

Der Huflattich ist einer der ersten Frühlingsboten. Er blüht an geschützten, sonnigen Stellen, wenn die Tage gerade länger werden als die Nächte, aber die Luft noch kalt ist.

Seine sonnengleichen, in leuchtendem Gelb erstrahlenden *Blüten*köpfe ähneln denen des Löwenzahns und sind auch ungefähr genauso groß, sie bestehen aber nicht ausschließlich aus Strahlenblüten, sondern tragen in der Mitte kleinere Röhrenblüten, was zeigt, daß der Huflattich über etwas weniger ausstrahlende Lebensenergie verfügt als der Löwenzahn, weswegen er sich auch nicht wie dieser auf jeder beliebigen Wiese durchsetzen kann, sondern besondere, geschützte, mit Laub angereicherte, lehmige, eher feuchte Böden und sonnige Stellen braucht, an denen er dann allerdings ungefähr einen Monat früher blüht als der Löwenzahn. Dabei bildet der Huflattich zuerst seine Blüten, die auf rötlich geschuppten Stengeln stehen, während die Blattbildung nach der Blütezeit erfolgt. Der Huflattich ist botanisch nahe verwandt mit der Pestwurz, die häufig an Ufern zu finden ist und ähnlich geformte, aber größere Blätter bildet, welche ebenfalls erst nach der Blüte entstehen und an Rhabarberblätter erinnern.

Die gelbe Blütenfarbe des Huflattichs weist natürlich darauf hin, daß diese Pflanze sozusagen ein Seelenwesen ist, ein subjektiver, lustbetonter Charakter, der seine Gefühle nicht zurückhält, sondern sehr spontan auslebt, und zwar bevor er sich erkundet, sich entfaltet und vernünftig funktioniert. Da seine gelben Blüten auch noch strahlen, ist der Huflattich doppelt *lebenslustig*, und er kann aus der graubraunen Welt des Vorfrühlings gleich mit seiner sonnengleichen Blüte hervorkommen.

Dennoch kann der Huflattich auch *nach*denken im wahrsten Sinne des Wortes, denn er bildet nach dem Erblühen relativ große Blätter von 10 bis 25 cm Durchmesser, die an ein Hufeisen erinnern, genaugenommen jedoch

nieren- bis herzförmig
sind, und auch dies weist
darauf hin, daß der Huf-
lattich eher ein gefühls-
betonter Charakter ist
als einer, der gerne differenziert denkt, wie es
zum Beispiel bei Pflan-
zen mit gefingerten oder
fiederteiligen Blättern

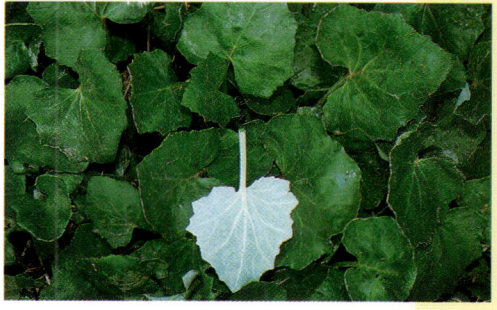

der Fall ist. Ein bißchen differenziert der Huflattich aber
doch, denn seine Blätter sind leicht gebuchtet und am
äußeren Rande schwärzlich gezähnt, was uns natürlich sofort auf die Idee bringt, daß der Huflattich »schwarze Zähne« hat – wahrscheinlich deswegen, weil er in seiner optimistischen und leichtfertigen Art einfach nicht daran
denkt, seine Zähne sauberzuhalten.

Huflattichblätter wachsen nicht an Ästen oder Stengeln,
sondern kommen an Blattstielen direkt aus der Wurzel,
was einen bodenständigen, wurzelbetonten Charakter
zeigt, der sich nie auf hochtrabende Verzweigungen einläßt
und sozusagen immer *aus dem Bauch heraus* handelt, ohne
dabei jedoch völlig unvernünftig zu sein. Denn als mehrjährige Staude erwirtschaftet der Huflattich sich mit seinen Blättern den ganzen Sommer über die nötigen Energien, um im folgenden Frühjahr Blüten zu treiben, sobald
die ersten wärmenden Sonnenstrahlen den Boden be-
rühren.

Hier neigt er jedoch zu einem etwas verfrühten Optimismus, weswegen er hinterher die eine oder andere frustrie-
rende Erfahrung machen muß. Dennoch möchte der Huflattich *immer der erste* sein, und er wartet nur auf den Moment, in dem er dies beweisen kann. Dabei ist er aufgrund
seiner einfachen, spontanen, pionierhaften und lebenslu-
stigen Art so etwas wie ein Anheizer, ein Stimmungsma-
cher, ein Animateur, der dazu da ist, andere zu begeistern
und darauf hinzuweisen, daß die warme Jahreszeit begon-

nen hat und Grund zum Optimismus besteht. Der Huflattich ist ein Charakter, der gerne lacht und gerne feiert. So zelebriert er den Frühling und die ersten Sonnenstrahlen, indem er sich nackt auf einer geschützten Terrasse sonnt, wobei er vor Freude strahlt, während andere noch in Wintermäntel gehüllt und mit verdrießlichen Gesichtern durch die Straßen laufen. Dabei kann es dem Huflattich jedoch passieren, daß er sich, wenn die Sonne hinter den Wolken verschwindet, in der kalten Luft einen Husten einfängt, und darum bildet der Huflattich belebende, entkrampfende und schleimlösende Wirkstoffe, die besonders bei beginnendem Husten und bei Heiserkeit hilfreich sind. Schon aufgrund seiner ganzen Art ist der Huflattich heilsam. Ich konnte einmal auf einem Spaziergang erleben, wie ein bereits schwer an der Lunge erkrankter und mit Aids infizierter Mann für ein paar Stunden beschwerdefrei war, nachdem er eine Huflattichblüte abgepflückt und an dieser einfach immer wieder gerochen hatte, wobei die Wirkung hier auf die in der Blüte enthaltenen ätherischen Öle zurückzuführen sein muß.

Die lungenheilenden, belebenden und heraustreibenden Eigenschaften dieser Pflanze finden auch in der lateinischen Bezeichnung *Tussilago* ihren Widerhall, die sich im Prinzip zusammensetzt aus den Wörtern *tussis* = Husten und *ago* = ich handele bzw. ich treibe aus, weswegen *Tussilago* nichts anderes bedeutet als »ich treibe den Husten aus«. Die Nebenbezeichnung *Farfara* stammt von dem lateinischen Wort *far* = Mehl und nimmt Bezug auf die mehlig behaarten Blütenstengel und Blattunterseiten.

Astrologische Zuordnung

Der Huflattich erblüht, wenn die Sonne ins *Widder*-Zeichen eintritt, und er entspricht astrologisch gesehen dem Optimismus dieses Tierkreiszeichens, dem es darum geht, Dinge zu initiieren, herauszufordern und sichtbar zu machen, wobei sich der Widder an den Ergebnissen seiner Erfahrungen orientiert, weswegen er Dinge nicht bereits im Vorfeld zergrübelt, sondern erst einmal handelt. Dabei entsprechen seine manchmal voreiligen, übertrieben optimistischen Eigenschaften in Verbindung mit seinen gelb erstrahlenden Blüten auch der Konstellation *Sonne/ Mars/Jupiter*.

Medizinische Anwendung

Es werden die frischen oder die getrockneten Blätter und Blüten der Pflanze verwendet, die, wie auch immer eingenommen, optimistisch stimmende, belebende, wärmende, austreibende, lösende und entzündungshemmende Eigenschaften haben.

Der Tee aus den frischen oder den getrockneten Blüten, die im Wasser erhitzt, aber nicht gekocht werden sollten und anschließend abgefiltert werden müssen, wirkt hilfreich bei Husten jeder Art. Dieser Tee kann, solange er heiß ist, mit einem Kilo Zucker oder Honig auf einen Liter Tee zu einem hervorragenden Hustensirup angedickt werden.

Daß Huflattich vor allem gegen *Husten* wirkt, liegt einerseits natürlich daran, daß er sich in seiner etwas übertrieben optimistischen Art schnell an der frischen Luft erkältet, aber auch daran, daß seine Blattbildung, die ja für seine Atmung zuständig ist, erst mit gewisser Verzögerung nach der Blütenbildung einsetzt. So können wir sagen, daß der Huflattich sich wohl manchmal äußert, ohne vorher Luft geholt zu haben, oder daß er zuerst vorlaut ist und hinterher heiser wird, aber auch daß er vergißt zu atmen, wenn er sich in spontaner Begeisterung durchsetzt und sich hinterher um eine gesunde Atmung bemühen muß – indem er Blätter bildet, die lungenheilsame Wirkstoffe enthalten.

So gesehen ist es kein Wunder, wenn in der Schulmedizin vor allem die Blätter der Pflanze Bedeutung haben, die über einen hohen Gehalt an Pflanzenschleimen sowie an

Gerbstoffen verfügen, welche in Kombination einen besonders schützenden Einfluß auf die Schleimhäute haben. Deswegen wirken innerlich eingenommene Extrakte aus Huflattichblättern (z. B. als Tee, Sirup, Preßsaft oder als alkoholischer Auszug) heilsam für die Schleimhaut des Rachenraumes und haben außerdem beruhigende sowie lösende Eigenschaften bei Husten jeder Art. Besonders geeignet sind Zubereitungen aus Huflattichblättern, die in verschiedenen Formen in Apotheken und Reformhäusern erhältlich sind, bei *rauhem Hals, Schmerzen im Kehlkopf,* beginnendem, kratzendem trockenem Husten und *Heiserkeit.*

Zubereitungen aus Huflattichblättern sollten nicht im Übermaß genossen werden, da Huflattich bei entsprechender Disposition auch auf Krebszellen eine anheizende Wirkung haben könnte, was damit begründet wird, daß ein bestimmtes, in Huflattichblättern nur in geringen Mengen vorkommendes und noch dazu recht instabiles Alkaloid, wenn es dauernd in hohen Dosierungen gegeben wird, bei Laborratten vermehrt Leberkrebs auftreten läßt, was einige Labormediziner zu der Behauptung veranlaßt hat, Huflattichblätter seien krebserregend.

In der Nachkriegszeit wurden getrocknete Huflattichblätter häufig als Tabakersatz geraucht, und da Huflattich ja ein bekanntes Mittel gegen Husten ist, wird das Rauchen von Huflattichblättern höchstwahrscheinlich weniger schädlich für die Lunge gewesen sein als das Rauchen von Tabak.

Homöopathische Anwendung

Zur Herstellung der homöopathischen Urtinktur werden die getrockneten Laubblätter der Pflanze verwendet. Als Urtinktur oder in entsprechenden homöopathischen Verdünnungsgraden ist Huflattich unter der Bezeichnung *Farfara* im Homöopathischen Arzneimittelbuch aufgeführt. Es gibt aber auch Homöopathiebücher, in denen dieses Mittel unter der Bezeichnung *Tussilago farfara* aufgelistet ist.

Farfara bzw. Tussilago farfara wird in der Homöopathie nur sehr selten, und wenn, dann meistens in der Urtinktur oder in sehr niedrigen Verdünnungsgraden angewandt, und zwar bei Husten und als unterstützendes Zwischenmittel bei bakteriellem Befall der Lunge.

In höheren homöopathischen Potenzen wäre Tussilago farfara geeignet für unkomplizierte, lebenslustige, optimistisch ausstrahlende Personen, die immer aus der Wurzel heraus, aus der Basis bzw. aus dem Bauch heraus handeln und erst hinterher nachdenken – weswegen ihre Erkrankungen in zu großem Optimismus begründet sind, wobei sie dazu neigen, sich ungesund zu ernähren, sich den Bauch zu überfüllen, zu wenig für den Körper zu tun, die Zahnpflege zu vernachlässigen, sich zu leicht zu kleiden und hinterher zu erkälten oder sich bei übermäßig spontanen Bewegungen zu verrenken, zu verheben und zu verletzen.

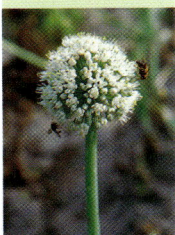

Liliengewächse
Liliaceae

Viele beliebte und bekannte Garten-, Nutz- oder Heilpflanzen wie Spargel, Lauch, Zwiebel, Tulpe, Maiglöckchen, Hyazinthe, Herbstzeitlose oder Germer gehören zur Familie der Liliengewächse, die sich – einmal abgesehen vom fahrig ins Kraut schießenden Spargel – stets *gerade und relativ eindeutig* verhalten, weswegen sie nur ein Keimblatt und später parallelnervige, meist längliche, oben zugespitzte Blätter bilden, wobei sie weder kriechen noch ranken und nur selten Zweige haben. So verfügen diese Pflanzen über einen Charakter, den wir als geradeheraus bezeichnen können, wobei sie die Dinge gerne »auf den Punkt« bringen und »auf die Spitze treiben«. Liliengewächse besitzen *energische Charaktereigenschaften*, die sich auch in der Bildung scharfer Inhaltsstoffe äußern, was wir besonders deutlich an der Zwiebel oder dem Knoblauch erkennen können. Häufig verfügen Liliengewächse auch über Giftstoffe, die vermutlich eine Eskalation ihrer mitunter übertriebenen Schärfe darstellen.

Die meisten Liliengewächse haben nur schwach ausgeprägte Wurzeln, bilden jedoch überwinternde *Zwiebeln*, die reich sind an Inhaltsstoffen und in denen sie ihre Lebensenergien speichern. Diese Zwiebeln bestehen genaugenommen aus Stengel und Blättern in einer Art Knospenstadium, wir können auch sagen: Reservestadium. Die energischen Liliengewächse halten sich also einerseits zurück, befinden sich andererseits aber in steter Alarmbereitschaft, wobei sie nicht dazu neigen, sich solide im Erdreich zu verwurzeln, denn sie sind so angelegt, daß sie gleich direkt und geradeaus zur Sache kommen können, bis sie sich eines Tages verausgabt haben. Dabei fehlt es diesen Charakteren häufig an innerer Ruhe, selbst wenn einige von ihnen ausdauernd sein können.

Weil Liliengewächse nicht wirklich zur Ruhe kommen, sind sie sprichwörtlich häufig *gereizt*, was ganz konkret auch an ihrem Reizstoffgehalt deutlich wird, obwohl die einfache Bildung ihrer Blätter und Stengel sowie die häufig auftretende weiße Blütenfarbe auf einen klaren Charakter schließen läßt, der nach Wahrheit und Objektivität sucht.

Die im folgenden besprochenen Heilpflanzen Knoblauch und Zwiebel gehören der Gattung Lauch an, zu der natürlich auch der Poree sowie der Schnittlauch und der im Park oder Wald wachsende Bärenlauch, *Allium ursinum*, zählen.

Lauchpflanzen bilden weiße oder weißliche, sechszählige *Blüten*, die in doldenartigen Blütenständen angeordnet sind, woraus sich Liebe zur Weisheit und zur Objektivität, emotionale Sachlichkeit und eine sich nach allen Seiten orientierende Vielseitigkeit ablesen lassen, was unter Umständen dazu führt, daß diese Pflanzen sich seelisch zersplittern und nicht mehr auf ihr Gefühl verlassen können, weswegen sie sich häufig ungeschlechtlich vermehren und anstelle von Blüten und Früchten kleine *Brutzwiebeln* auf den Blütenstengeln entstehen lassen, aus denen dann neue Pflanzen hervorgehen können.

Komplementär zu ihrer äußeren Sachlichkeit bilden die Lauchpflanzen im Inneren aromatische, scharf schmeckende, schweflige Inhaltsstoffe, die wir als verdrängte emotionale Schärfe betrachten können, wobei der Verdrängungsprozeß besonders daran deutlich wird, daß die schärfsten Inhaltsstoffe unten in der Zwiebel angesammelt

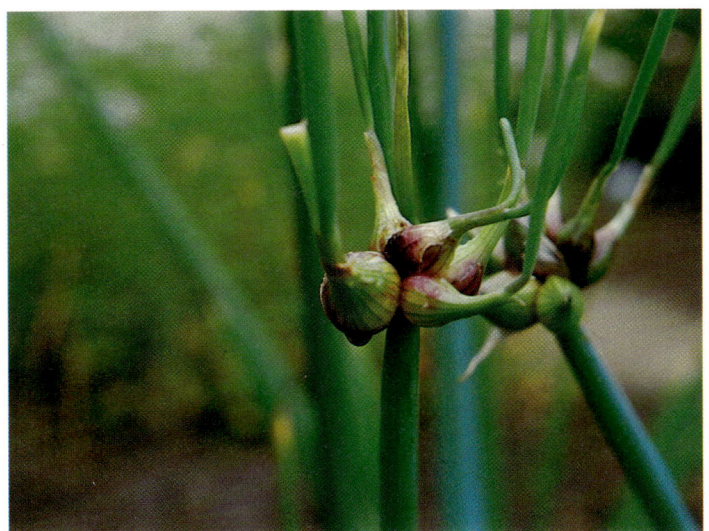

sind, die in der Nähe der Erdoberfläche in andauernder Startposition verweilen. Dabei geht der Stengel aus der Zwiebelmitte hervor, während die Blätter aus den umgebenden Zwiebelschichten stammen, weswegen sie häufig den Stengel umhüllen und sich erst später abteilen. Das ist besonders gut am Porree zu erkennen, der zwar kaum Zwiebeln bildet, aber im Prinzip eine verlängerte Zwiebel darstellt. In diesem Zusammenhang erinnern Lauchpflanzen an die berühmten »Russischen Puppen« oder an Schachteln in Schachteln, nur daß sie aus ihrer mittleren, kleinsten »Schachtel« heraussprießen können.

Lauchpflanzen sind nicht gerade risikofreudig und gehen keine Experimente ein, sie behalten stets die Verbindung zum »Mutterschoß« bzw. können sich gut von ihrer Vergangenheit lösen, verhalten sich aber dennoch *energisch* und *vorantreibend* sowie durch ihren Geruch relativ *abschreckend* und *provozierend* nach dem Motto: Angriff ist die beste Verteidigung.

Nahezu alle Lauchpflanzen tragen die botanische Bezeichnung *Allium*, die sich von dem lateinischen Wort *olere* = riechen herleitet, denn Lauchpflanzen sind jene Liliengewächse, die die typischen, aromatisch-würzigen Lauchöle enthalten.

Dabei erzeugt der Porree zusätzlich Pflanzenschleime und stellt laut Hildegard von Bingen die ungesündeste Lauchart dar. Die Küchenzwiebel verfügt über die schärfsten Inhaltsstoffe, die ausgedünstet derart aggressiv sind, daß sie Augentränen und Nasenlaufen verursachen können. Vergleichsweise mild und harmlos sind Schnittlauch und Bärenlauch. Die aromatische Krönung hingegen finden wir in den Zehen des Knoblauchs, der die intensivsten und heilkräftigsten Wirkstoffe bildet und der im Vergleich mit den anderen Laucharten über einen sensitiven Charakter verfügt.

Astrologische Zuordnung

Die Blüten der Liliengewächse bilden meistens sechs Kronblätter. Die Zahl sechs wird in der Astrologie dem Planeten *Merkur* zugeordnet, und so können wir erkennen, daß Liliengewächse emotional eher sachlich eingestellt sind und sich insgesamt gesehen sogar schneidend sachlich, ja beißend und zynisch verhalten können, wobei sie im Gefühlsleben viel zweifeln, dafür aber auf intellektueller Ebene nach Sinn suchen.

Liliengewächse können jedoch nicht ausschließlich dem Planeten Merkur zugeordnet werden, denn die Klarheit und Eindeutigkeit dieser Pflanzen weist auf eine ebenfalls vorhandene *Saturn*-Betonung hin, während die energischen Eigenschaften dem Planeten *Mars* entsprechen, so daß Liliengewächse vor allem für Personen geeignet sind, in deren Horoskop eine Merkur/Mars/Saturn-Betonung vorhanden ist.

Knoblauch

Allium sativum

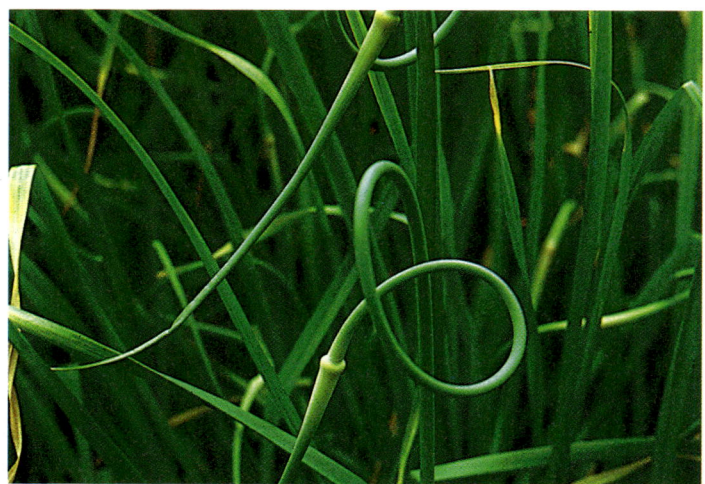

✏ Botanischer Steckbrief

- Blüte: Weiß, sechs Kronblätter; zu mehreren in einer Scheindol-
de, die häufig auch Brutzwiebeln trägt und vor dem Erblühen
von einem lang geschnäbelten Hüllblatt umgeben ist; Blütezeit:
Juli bis August.
- Körper: Mehrjährige Zwiebel mit Nebenzwiebeln; ein Stengel,
von dem Hülle für Hülle und beinahe schachtelartig im 45°-
Winkel die flachen, linealischen Blätter abgehen, die wechselständig angeordnet und gekielt sind; die Stengel sind innen
hohl und oberhalb unbeblättert, wobei sie vor dem Erblühen
spiralförmig verdreht erscheinen, um sich zur Blütezeit wieder
aufzurichten; Höhe der Pflanze: 25 bis 70 cm.
- Standort: Als Heil- und Gewürzpflanze kultiviert; Heimat: mediterrane Zonen, die nicht zu sehr von atlantischen Tiefausläufern
beeinflußt sein dürfen; Westasien und vorderasiatischer Raum.
- Botanische Zugehörigkeit: Liliengewächse.

Charakter: sachlich, aber einfühlsam sich windend und unterschwellig reizbar

Auch wer sich nicht mit Heilpflanzen auskennt, weiß doch um den Geruch und die würzenden Eigenschaften von Knoblauch, der in jedem Gemüseladen verkauft wird und dessen Zwiebeln aus mehreren kleinen Teilzwiebeln, den Knoblauchzehen, bestehen. Als Gartenpflanze hingegen ist der Knoblauch eher selten anzutreffen, da er keine besonders schönen Blüten bildet und obendrein warmes Klima benötigt, weswegen er in Deutschland nicht zur Fruchtreife gelangt und vegetativ vermehrt werden muß.

Eine Besonderheit dieser Pflanze ist der blütentragende *Stengel*, dessen Knospe von einem langen, schnabelartig zugespitzten Hüllblatt umgeben ist, das sich sensibel vorantastet, bis die optimale Lage gefunden ist, denn der Stengel windet sich schlingenbildend um die eigene Achse, bis er endlich die Kraft findet, zu blühen und sich zu öffnen, wobei er sich dann wieder gerade nach oben reckt. Der geöffnete Blütenstand besteht aus kleinen, zarten, weißen, sechszähligen *Blüten*, die in Scheindolden stehen und sich meistens neben gleichzeitig im Blütenstand erscheinenden Brutzwiebeln befinden. Es gibt aber auch Knoblauchunterarten, deren Blütenstände ausschließlich aus Blüten oder ausschließlich aus Brutzwiebeln bestehen. An seiner Blütenbildung wird deutlich, daß sich der Knoblauch vorsichtig und sachlich verhält. Dabei ist er insgesamt etwas empfindlich und verspannt, im Inneren hingegen hitzig und reizbar, weswegen er als körpereigene Medizin entspannende und lösende Wirkstoffe bildet.

Der Knoblauch besitzt eine *hohe Sensibilität, feine Antennen und Gespür*. Daß er feine Antennen hat, wird nicht nur an seinem langen, wie ein Tasthaar wirkenden, die unreifen Blütenstände umgebenden Hüllblatt, sondern auch an der Bildung seiner Blätter deutlich, die von linealischer Form sind und wechselständig ungefähr im 45°-Winkel

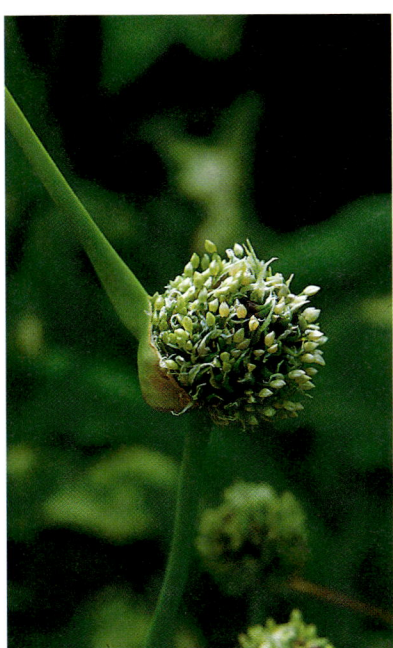

vom einzigen Stengel abgehen, den sie unterseits umhüllen, wobei sich eine Erscheinung ergibt, die an eine Fernsehantenne erinnert.

Da er recht sensibel ist, läßt der Knoblauch sich *relativ leicht verunsichern*, und seine hohlen Stengel weisen in diesem Zusammenhang darauf hin, daß er *nicht immer Rückgrat* zeigen kann. Deswegen dreht und windet sich sein knospentragender Stengel in skurrilen Kreis-, Schlaufen- und Spiralformen etwas verspannt um die eigene Achse, woran wir erkennen können, daß er sich sprichwörtlich im Kreis dreht, solange die Blüten noch unreif und ohne Ergebnis sich quasi in Produktion befinden.

Astrologische Zuordnung

Astrologisch können wir im Knoblauch einerseits die Konstellation *Mars/Uranus* erkennen, die mit unterschwelliger Reizbarkeit einhergeht, welche in Wirklichkeit auf eine Durchsetzungsschwäche zurückzuführen ist. Andererseits läßt die gleichzeitig vorhandene Sensibilität sowie die hohe medizinische Wirksamkeit einen starken *Neptun*-Einfluß erkennen, während die im Knoblauch repräsentierte Tendenz zu Versachlichung und Verkopfung auf *Merkur/Saturn*-Komponenten hinweist, so daß Knoblauch für alle Menschen mit diesen Betonungen im Horoskop das geeignete Würz- und Heilmittel ist.

Anwendung

Der Knoblauch ist neben seiner Bekanntheit als Gewürz eine der wichtigsten Heilpflanzen, deren Anwendung mit dem Vorteil verbunden ist, daß wir sie nicht in einem langweilig schmeckenden Tee einnehmen müssen, sondern gemeinsam mit unseren Speisen essen können. Wenn wir Knoblauch jedoch roh – z. B. im Salat – verwenden wollen, müssen wir unbedingt darauf achten, daß er frisch ist, das heißt, die Knoblauchzehen dürfen keine braunen Stellen und erst recht keinen Schimmel aufweisen, und sie dürfen nicht »verstockt« riechen. Dabei können selbst ältere, gut gelagerte Zehen noch gesund sein, während jüngere, schlecht gelagerte Zehen oft schon Stellen haben, die darauf hinweisen, daß die Zehe ihre Vitalstoffe sowie ihre positive Wirkung auf den menschlichen Organismus verloren hat, weswegen wir sie getrost wegwerfen sollten.

Knoblauch ist ein unentbehrliches Fleischgewürz, und selbst Leute, die ihn sonst nicht mögen, essen oft (ohne es zu wissen) Fleischgerichte lieber mit als ohne Knoblauch, denn Knoblauch nimmt dem Fleisch jeden unangenehmen Nebengeschmack und macht es statt dessen würzig.

Medizinische Anwendung

Es werden die als Knoblauchzehen bekannten Teilzwiebeln der Pflanze verwendet. Dabei ist auch getrockneter und pulverisierter Knoblauch noch wirksam. Wichtig ist nur, daß die aktiven Bestandteile von Knoblauch die sind, die riechen, so daß die Einnahme geruchsneutraler Präparate sinnlos ist. Das typische scharfe, auf den Gehalt an Lauchölen zurückzuführende und ein wenig nach Pech und Schwefel duftende Aroma entsteht dabei erst durch das Austreten von Zellsaft z. B. durch Schneiden, Kauen oder Zerquetschen, während die ganze, frische, unzerstörte Knoblauchzehe geruchlos ist.

Wer in den Genuß der heilsamen Wirkung von Knoblauch

kommen möchte, darf diesen nicht zu sparsam verwenden, sondern sollte täglich ein bis zwei Zehen verbrauchen. Viele Menschen werden jedoch von dem Vorurteil abgeschreckt, daß sie unangenehm riechen könnten, wenn sie Knoblauch verzehren, was aber nur teilweise richtig ist. Im übrigen erzeugen Zwiebeln einen viel unangenehmeren Körpergeruch und sind auch ansonsten nicht so bekömmlich wie der einfühlsamere Knoblauch, der lediglich dann aufdringliche Körpergerüche entstehen läßt, wenn er roh eingenommen wird, wobei selbst hier die geruchserzeugenden Eigenschaften ausgeglichen werden können durch den gleichzeitigen Verzehr von Milchprodukten oder von Petersilie. So eignet sich frischer Knoblauch hervorragend zur Bereitung von Tsatsiki oder Kräuterquark.

Die wirksamen chemischen Bestandteile im Knoblauch gehören zu einer Gruppe bestimmter Schwefel-Sauerstoff-Verbindungen, die wir astrologisch Mars, Neptun und Uranus zuordnen können, denn der Schwefel wird von der Konstellation Mars/Neptun beherrscht, während der Sauerstoff dem Uranus-Prinzip untersteht. Dabei haben diese chemischen Verbindungen Eigenschaften, mit denen sie die Arterien reinigen können, welche wiederum dem Mars-Prinzip unterstehen und den Körper mit Sauerstoff versorgen, wobei die reinigende Wirkung auf den Neptun-Einfluß zurückzuführen ist.

Knoblauchverbindungen können *Ablagerungen von Blutfett auflösen*, das ähnlich wie Entengrütze die Arterien verschlackt und damit die Entstehung von Arterienverkalkung begünstigt. Gleichzeitig wird durch Einnahme von Knoblauch der Gehalt an jenen Cholesterinen erhöht, die einen reinigenden und schützenden Einfluß auf die Arterien ausüben.

Eine zweite positive Wirkung auf die Blutgefäße hat Knoblauch durch seine *blutdrucksenkende Wirkung*, wobei diese nicht durch einen Einfluß auf das vegetative Nervensystem und auch nicht auf eine Veränderung der Herzfunktion zurückzuführen ist, sondern in den Gefäßen selbst stattfindet, die einerseits von Ablagerungen befreit und anderseits entspannt werden.

Daß der Knoblauch als körpereigene Medizin Wirkstoffe bilden muß, die einen *heilenden Einfluß auf verengte Gefäße* ausüben, liegt daran, daß er aufgrund seiner sensiblen und zurückhaltenden Charaktereigenschaften zu einer gewissen Bremsung und Versachlichung emotionaler Impulse neigt, was sich organisch als Verengung arterieller Impulsation manifestieren kann.

Die *entspannende Wirkung* von Knoblauch läßt dieses Mittel außerdem geeignet erscheinen bei festgesetzten Blähungen. Es ist ein weitverbreitetes Vorurteil, daß Knoblauch Blähungen erzeugt. Knoblauch kann Blähungen lösen, Blähungen erzeugen kann hingegen eher die Zwiebel.

Auf den Darm wirkt Knoblauch außerdem günstig bei leichten Durchfallerkrankungen auf dem Hintergrund einer pathologischen Darmflora, da Knoblauch einerseits den Darm beruhigt und andererseits über antibakterielle Eigenschaften verfügt, wobei er gleichzeitig helfen kann, die gesunde Darmflora wiederaufzubauen. Nicht umsonst heißt es, daß böse Geister und Vampire sich mit Knoblauch vertreiben lassen, während die guten Geister Knoblauch lieben!

Eine zweite positive Wirkung auf den Verdauungsapparat übt Knoblauch aus, indem seine Wirkstoffe die Tätigkeit der zur Verdauung notwendigen inneren Drüsen anregen, wobei insbesondere die Gallensekretion aktiviert wird. Dabei verfügt Knoblauch über sehr starke *appetitfördernde* Eigenschaften. Er erleichtert die Verdauung und Bekömmlichkeit von fettem Fleisch – obwohl der sensible, sachliche, zurückhaltende und unterschwellig störanfällig-reizbare Knoblauch-Charakter eigentlich nur wenig Fleisch verträgt, aber gerade deswegen bildet dieser hier Wirkstoffe.

Die außerdem vorhandenen antiinfektiösen sowie appetitanregenden Inhaltsstoffe machen Knoblauch zu einem Stärkungsmittel während oder nach schwächenden *Infek-*

tionskrankheiten, und zwar besonders wenn es sich um Lungenerkrankungen handelt, da die Knoblauchwirkstoffe auch durch die Lungen ausgedünstet werden, wo sie dann an Ort und Stelle wirken können. Hier ist Knoblauch jedoch vorsichtig zu dosieren, da die übermäßige Einnahme asthmaähnliche Zustände hervorrufen kann.

Die antibakteriellen Wirkstoffe haben einen günstigen Einfluß bei Infektionen der Harnwege, wenn gerade so viel von diesem Gewürz verzehrt wird, daß der Urin nach Knoblauch riecht.

Knoblauchwirkstoffe helfen, den Körper zu reinigen und eine gesunde Körperflora herzustellen, weshalb die Einnahme von Knoblauch ein vorbeugendes und heilendes Mittel gegen verschiedenste Infektionen ist, und zwar nicht nur gegen bakterielle, sondern ebenfalls gegen Pilzinfektionen. Zur Vorbeugung von Scheideninfektionen empfiehlt es sich, eine frische, reine und nicht zu kleine Knoblauchzehe mit einem Rückholbändchen zu versehen und in die Scheide einzuführen, wobei die Knoblauchzehe aber dort, wo der Faden nicht ist, angeritzt werden soll, da sich die wesentlichen Wirkstoffe ja erst bilden können, wenn der Zellsaft nach außen gelangt.

Daß der Knoblauch so intensive, stärkende und gegen Infektionskrankheiten wirkende Inhaltsstoffe bildet, liegt natürlich daran, daß er aufgrund seines Charakters gesundheitlich etwas störanfällig ist und mit seiner schwächenden Sensibilität sowie seiner Neigung, sich auf sachlicher Ebene zu zersplittern, zwar über Reizbarkeit, aber nicht mehr über genügend innere Sicherheit und vitale Durchsetzungskraft verfügt.

Homöopathische Anwendung

Zur Herstellung der homöopathischen Urtinktur werden die frischen Knoblauchzwiebeln verwendet. Diese Tinktur ist als homöopathisches Mittel unter der Bezeichnung *Al-*

lium sativum erhältlich, nicht zu verwechseln mit der ebenfalls als Homöopathiepflanze bekannten Küchenzwiebel, Allium cepa.

Üblicherweise wird Allium sativum in der Urtinktur oder in sehr niedriger Verdünnung verwendet, wobei hier die Wirkung mit der bereits beschriebenen identisch ist.

Zusätzlich wird Allium sativum in niedrigen Potenzen gegeben bei *asthmatischen Beschwerden* sowie bei Rasseln und Pfeifen in der Lunge oder morgendlichem Raucherhusten. Dabei steht Knoblauch in besonderer Beziehung zu den Atemwegen aufgrund seiner Merkur/Saturn-Charakteristik, die jedes Lebensgefühl sowie die Atmung verengt. Daß Allium sativum günstig gegen Asthma wirkt, liegt auch an der Mars/Neptun/Uranus-Betonung, die mit einer heftigen Allergieneigung verbunden sein kann, welche bei asthmatischen Prozessen eine wesentliche Rolle spielt.

Da Allium sativum in materiellen Dosierungen den Appetit anregt, den Blutdruck senkt und gegen Durchfallerkrankungen wirkt, kann dieses Mittel in homöopathischen Verdünnungen genau den Zustand auflösen, den es in materiellen Dosierungen hervorruft, und so ist Allium sativum in mittleren bis hohen Potenzen geeignet für Personen mit übermäßigem Appetit, die aber meistens schlank, angespannt, muskulös, sensibel und innerlich reizbar sind, wobei sie häufig zuviel Fleisch essen, zuwenig trinken und zu Magenüberladung sowie zu Verstopfung neigen. Häufig sind diese Personen sehr entspannt und müde, ihr Blutdruck ist eher niedrig. Sie können aber in Streßphasen auch zu erhöhtem Blutdruck neigen.

Zwiebel

Allium cepa

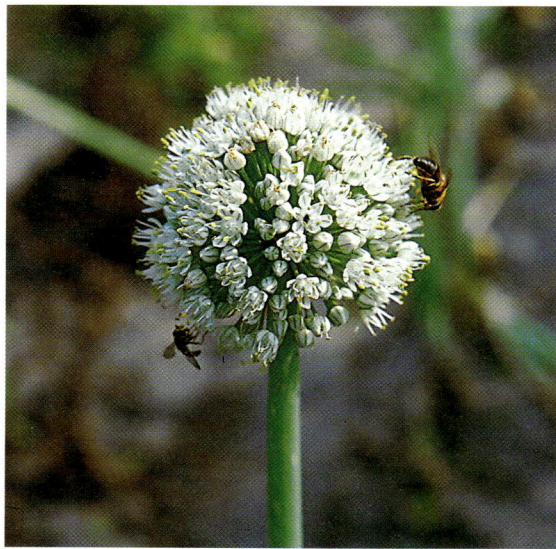

*Zwiebel-
blüte*

☞ **Botanischer Steckbrief**

- Blüte: Klein, sechszählig, grünlich-weiß in kugeligen, doldenartigen Blütenständen; bestimmte Unterarten bilden statt der Blüten Luftzwiebeln und vermehren sich vegetativ; Blütezeit: Juni bis August.
- Körper: Aus einer Zwiebel mit sehr kleinen Wurzeln steigt eine zwei- bis mehrjährige Pflanze mit hohlen, unterseits aufgeblähten, etwas schwachen Stengeln; die Blätter umhüllen den Stengel zunächst, um dann von ihm abzugehen, wobei sie zu einer Röhre verwachsen sind; Höhe der Pflanze: 15 bis 120 cm.
- Standort: In Gärten kultivierte Heil- und Gewürzpflanze, die viel Licht, nicht zuviel Feuchtigkeit und einen nährstoffreichen Boden braucht; Heimat: Mittelasien.
- Botanische Zugehörigkeit: Lauch *(Allium)*.

Charakter: innere Verdrießlichkeit

Auch in der Zwiebel lebt ein Widerspruch zwischen versachlichten Emotionen und persönlicher Durchsetzungsschärfe, wobei die Zwiebel von allen Lauchpflanzen die *aggressivsten* und am schärfsten schmeckenden Öle enthält, die sie jedoch zu einem Großteil in den unteren Pflanzenbereich zurückgedrängt hat, da sie möglichst objektiv sein will. In diesem Zusammenhang verfügt die Zwiebel über eine sehr starke innere Reizbarkeit, wobei sie mit ihren weißen, honigartig duftenden Blüten, die in doldenartigen Kugeln auf dem hohlen, unten aufgeblähten Stengel stehen, ein Charakter ist, der sich *weise, intellektuell vielseitig und abgerundet erleben will,* dabei jedoch zu *hohler Oberflächlichkeit und Zersplitterung neigen* kann, denn er folgt nicht seiner inneren Stimme, die sich unter der Erde vergräbt und immer verdrießlicher wird.

Wie die meisten Lauchpflanzen verfügt die Zwiebel neben hohlen Stengeln nur über schwache Wurzeln, weswegen sie unsicher ist und stets die Verbindung zum »Mutterschoß« behalten möchte, wobei ihre *schutzbedürftige Unsicherheit* auch noch daran deutlich wird, daß ihre Blätter, die zunächst den Stengel umhüllen, um dann von ihm abzugehen, sich nicht wie andere Blätter locker entfalten, sondern zu einer Röhre verwachsen sind.

Wenn wir uns nun vorstellen, daß die scharfe Zwiebel ja eigentlich über einen sehr energischen Charakter verfügt, der sich in der Welt behaupten und beweisen will, gleichzeitig aber noch »am Rockzipfel hängt« und ihre Eigenart nicht zeigen mag, braucht es uns nicht zu wundern, wenn diese Pflanze quasi aus Versehen Gerüche ausströmt, mit denen sie unangenehm auffällt.

Im menschlichen Leben entspricht die Zwiebel all jenen Personen, die oberflächlich abgerundet erscheinen, aber innerlich unsicher sind, wobei sie schnell »stinkig« und reizbar reagieren. Zwiebel-Personen fehlt es an Stabilität, und sie fühlen sich auch nicht gerade geborgen, weswegen sie Hemmungen haben, ihre wahren seelischen Impulse auszuleben, die sich aufblähen und um so aggressiver werden, je sachlicher sich diese Personen nach außen zeigen. Dabei neigen sie aufgrund ihrer zurückgehaltenen Aggressionen und ihrer gleichzeitigen, nach Geborgenheit suchenden Aufdringlichkeit manchmal zu unangenehmen Körperausdünstungen.

Astrologische Zuordnung

Aus astrologischer Sicht können wir die Zwiebel wie alle Liliengewächse einerseits der allzu sachlichen Konstellation *Merkur/Saturn* zuordnen, andererseits aber auch der mit starken Ungeborgenheitsgefühlen verbundenen Konstellation *Mond/Saturn*, wobei die Unsicherheiten und die nichtgelebten, dafür aber um so beißender zum Vorschein tretenden aggressiven Anteile vor allem der Konstellation *Mars/Neptun* entsprechen.

Anwendung

Die Zwiebel muß zerhackt oder zerschnitten werden, um ihre volle Wirkung zu entfalten. Sie ist eines der häufigsten Küchengewürze und wird den meisten Suppen, Salaten und Fleischgerichten beigegeben, wobei auch viele Gemüsegerichte Zwiebeln enthalten. Meiner Ansicht nach ist diese großzügige Verwendung aber keineswegs angebracht, denn die Zwiebel ist eine besonders intensiv wirkende Heilpflanze, die die Schleimhäute übermäßig reizen kann und nur für bestimmte Personen geeignet ist, während andere Personen nach dem Verzehr von Zwiebeln Magenprobleme, Blähungen, Körpergeruch oder Warzen bekommen können.

Medizinische Anwendung

Zu medizinischen Zwecken werden zumeist die frischen, zerhackten Zwiebeln verwendet, die wie der Knoblauch über *entspannende* und *antibakterielle* Wirkstoffe verfügen, weswegen Zwiebeln ein wirksames Mittel sind, um bakteriellen Darminfektionen vorzubeugen.

Außerdem regen die in der Zwiebel enthaltenen Wirkstoffe die Sekretion der Verdauungsdrüsen, insbesondere der *Galle* und der *Bauchspeicheldrüse*, an, so daß die Einnahme von Zwiebeln sinnvoll ist, um fette und kohlehydratreiche Nahrung bekömmlicher zu machen, wobei Zwiebeln sogar in der Lage sind, den Blutzuckergehalt zu senken. Wir sollten aber beachten, daß Zwiebeln bei empfindlichen Personen schwer im Magen liegen und unangenehmes Aufstoßen sowie Blähungen auslösen können – eine Eigenschaft, die übrigens auch am aufgeblähten Stengel dieser Pflanze deutlich wird. Hingegen wirken Zwiebeln in sehr geringen Mengen gut gegen Blähungen.

Auch bei *Erkrankungen der Atemwege* ist die Zwiebel ein geeignetes Heilmittel, da sie einerseits antiinfektiös wirkt, andererseits aber die Atemwege entspannt und obendrein die reinigende Sekretion anregt. Deswegen ist der Saft aus gehackten Zwiebeln, die man zu gleichen Teilen mit Zucker vermischt und einen halben Tag lang ziehen läßt und anschließend abfiltert, ein hervorragendes Hausmittel gegen *Bronchitis*.

Ein weiteres bekanntes und bewährtes, auch von Kinderärzten empfohlenes Hausrezept ist der Zwiebelwickel bei beginnenden *Mittelohrentzündungen*, wobei gehackte Zwiebeln in ein Stofftaschentuch oder eine Mullwindel eingeschlagen und dann am erkrankten Ohr mit einem Tuch befestigt werden. So können die entsprechenden Dämpfe an Ort und Stelle ebenso antibakteriell wie abschwellend wirken.

Die entspannende Wirkung der in der Zwiebel enthaltenen Lauchöle übt auch einen positiven Einfluß auf die Blutgefäße aus, wobei die Zwiebel im Gegensatz zum Knoblauch nicht nur entspannende und gefäßentschlackende, sondern gleichzeitig *kreislaufanregende Wirkstoffe* enthält, die in der Folge zusätzlich die Nierenfunktion aktivieren.

Daß die Zwiebel als körpereigene Medizin über *anregende, durchblutungsfördernde, sekretionslösende* und *austreibende* sowie über solche Wirkstoffe verfügen muß, die die *Verdauung energiereicher Kohlehydrate und Fette fördern*, liegt natürlich daran, daß sie aufgrund ihres Charakters einen eher gestörten Energiestoffwechsel hat, da sie ihre durchaus aggressiven Energien zu sehr zurückhält.

Homöopathische Anwendung

Zur Herstellung der homöopathischen Urtinktur werden die frischen Zwiebeln verwendet, die als homöopathisches Mittel unter der Bezeichnung *Allium cepa*, häufig aber auch nur unter der Bezeichnung *Cepa* erhältlich sind.

Da die ursprünglich in Asien beheimatete Zwiebel regenreiches, ozeanisches Klima nicht sehr gut verträgt, braucht es uns nicht zu wundern, wenn Cepa in homöopathischen Verdünnungen besonders gut wirkt gegen *nachteilige Folgen von naßkalter Witterung* sowie gegen Erkältungen, Schnupfen, Bauch- und Gliederschmerzen oder Neuralgien, die durch dieses Wetter hervorgerufen werden können. Dabei sind die Beschwerden häufig mit Anschwellungen verbunden, weswegen sie sich nicht durch Wärme bessern. Cepa-Personen reagieren außerdem empfindlich auf kaltes Waschen oder auf kalte und wäßrige Nahrung wie Gurken und Melonen.

Nach dem alten Grundsatz »Gleiches mit Gleichem« hilft Allium cepa in homöopathischen Potenzen gegen scharfen Schnupfen mit geröteten, brennenden Augen und Tränenfluß. Dabei können auch Luftröhre, Kehlkopf und Bronchien gereizt sein. Außerdem hilft Allium cepa gegen übles

Aufstoßen sowie gegen starke, meist stinkende Blähungen oder andere Ausdünstungen, wie sie durch den Verzehr von Zwiebeln verursacht werden können.

Als Konstitutionsmittel ist Allium cepa geeignet für gerade, kühl und sachlich wirkende Personen mit cholerischen Anfällen, die gegen Kälte empfindlich sind, aber deren Beschwerden sich durch Wärme verschlimmern, wobei sie in einer Art Dauerreizzustand zu Neuralgien, d. h. Nervenschmerzen neigen.

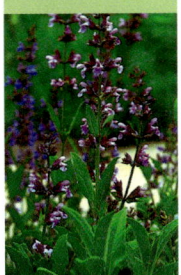

Lippenblütengewächse
Labiatae, Lamiaceae

Charakter: ebenso sinnlich wie geistreich,
aber mit einem ins Detail verliebten
Perfektionismus

Viele der bekanntesten Heil- und Gewürzkräuter gehören zu den Lippenblütengewächsen, z. B. die Melisse, die Pfefferminze, der Oregano, der Majoran, das Basilikum, das Bohnenkraut, der Thymian, der Ysop, der Rosmarin, der Salbei und der Lavendel.

Lippenblütengewächse verfügen über gut ausgebildete, aber relativ kleine *Blüten*. Diese bestehen genaugenommen aus fünf kelchförmig zusammengewachsenen Kronblättern, von denen die zwei oberen, häufig ebenfalls zusammengewachsenen Kronblätter die »Oberlippe« bilden, während die drei unteren Kronblätter die »Unterlippe« darstellen, wobei die Blüte insgesamt Ähnlichkeit mit einem geöffneten Mund hat.

Die in diesen Blüten enthaltenen Symbole Kelch, Lippe und Mund lassen auf Empfindungsreichtum, Sinnlichkeit und ein *gut entwickeltes Liebesleben* schließen, das durch den reichlichen Duft dieser Blüten noch betont wird. Dabei haben sich Lippenblütengewächse auf Bestäubung durch Insekten, und zwar vor allem durch Bienen, spezialisiert, die aus ihren Kelchen Nektar trinken. Lippenblütengewächse überlassen ihr Fortbestehen also nicht dem Wind, sondern sie haben sich auf die Außenwelt eingestellt, was auf einen *gut ausgebildeten Geist* schließen läßt, der in der Lage ist, auf andere einzugehen und mit ihnen zusammenzuarbeiten. Das Vorhandensein eines gut ausgebildeten Geistes läßt sich auch daran erkennen, daß die meisten Lippenblütengewächse ätherische Öle bilden (Äther = Geist).

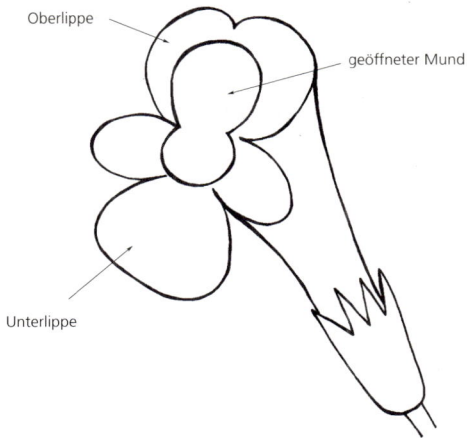

Oberlippe

geöffneter Mund

Unterlippe

Lippenblüte

Der Geruch dieser ätherischen Öle hält Schädlinge fern, lockt aber Bienen an. Die ätherischen Öle sowie andere Wirkstoffe sind außerdem die körpereigene Medizin der jeweiligen Pflanze gegen Krankheiten. Dabei wirken die Inhaltsstoffe von Salbei antibakteriell sowie leicht fungizid. Die Melisse hingegen enthält virushemmende Inhaltsstoffe, Thymian wiederum wirkt antiseptisch und stärkend vor allem auf Lunge und Bronchien, während die Pfefferminze antibakterielle, aber auch erfrischende Eigenschaften hat. Lavendel hingegen soll die Bildung weißer Blutkörperchen anregen, die bei der Bekämpfung von Krankheitserregern eine wichtige Rolle spielen.

Außerdem enthalten Lippenblütengewächse mild wirkende Gerbstoffe, die mit der Oberfläche der Haut oder der Schleimhaut eine schützende Verbindung eingehen und diese somit gegen das Eindringen von Krankheitserregern immun machen, wobei sie gleichzeitig krankhaften Absonderungen entgegenwirken und dafür sorgen, daß die Haut oder die Schleimhaut in Ruhe von innen heilen kann.

Nahezu alle Lippenblütengewächse verfügen über Inhaltsstoffe, die gegen *Infektionen* wirken, denn sie hassen Infektionen und räumen gerne gründlich mit allen Übeln auf. So sind diese Pflanzen relativ *ordnungsliebend*, was sich auch an ihren vierkantigen Stengeln deutlich zeigt: Wenn sie vorankommen wollen (Stengel), gehen sie stets korrekt vor. Die ordnungsliebenden Eigenschaften der Lippenblütengewächse werden auch in der Anordnung ihrer *Blätter* deutlich, die gekreuzt gegenständig erscheinen. So entsprechen diese Pflanzen jenen Menschen, die sich immer einen gewissen Rahmen abstecken müssen und oft einen Haushaltsplan, einen Terminkalender oder ähnliches benötigen.

Wenn wir sie genau betrachten, können wir erkennen, daß die verschiedenen Lippenblütlerarten sehr unterschiedliche Blüten bilden, woran deutlich wird, daß es sich hier um eine facettenreiche Pflanzenfamilie handelt, die ebenso schöngeistige wie ordnungsliebende und kleinliche, ins Detail vernarrte Individuen hervorbringt.

Melisse

Melissa officinalis

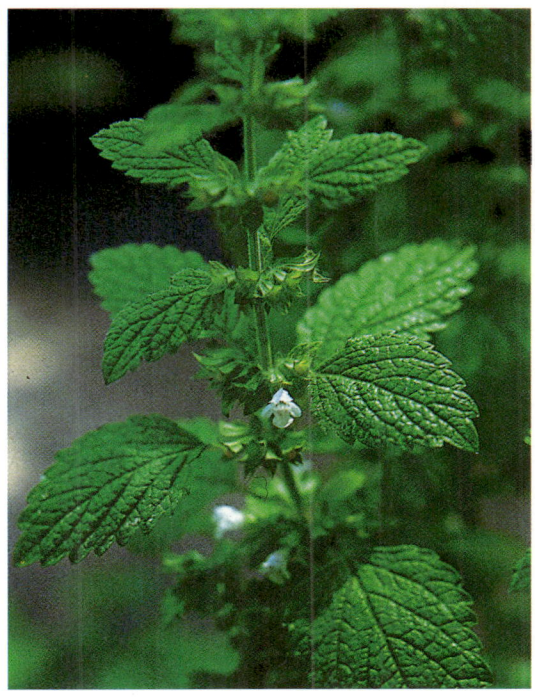

Melisse

Charakter: Verliebtheit

Als weißblühende Pflanze, deren *Blüten* klein und bescheiden, ja fast versteckt am Blattansatz wachsen, ist die Melisse ein *weises, aber zurückhaltendes und bescheidenes Wesen.* Manchmal zeigen die Blüten dieser Pflanze aber auch eine leichte Violettfärbung, was auf die Fähigkeit zu ausgleichendem Denken in Verbindung mit Weisheit und emotionaler Unvoreingenommenheit schließen läßt. Die Gelbfärbung der Blütenknospen hingegen macht deutlich,

- Blüte: Klein, weiß, gelegentlich auch gelb oder violett getönt; einzelne Blütenkelche mit dreizehn »Nervenbahnen«; meistens befinden sich drei bis sechs Blüten etwas versteckt am jeweiligen Blattansatz; Blütezeit: Juni bis September.
- Körper: Aus dem verästelten Wurzelstock steigen mehrere vierkantige Stengel auf; die Blätter sind gekreuzt gegenständig angeordnet, sie sind herz- bis eiförmig und am Rande gesägt, jährlich sich erneuernde Staude mit kleinen, in Bodennähe überwinternden jungen Blättern; Höhe der Pflanze: 30 bis 80 cm.
- Standort: Als Heil-, Gewürz- und Bienenfutterpflanze in vielen Gärten kultiviert; wurde wahrscheinlich im Mittelalter von Mönchen nach Deutschland gebracht; Heimat: nicht zu heiße und nicht zu regenreiche Regionen im Mittelmeergebiet; östliches Europa, westliches Asien.

daß die Melisse bei aller Bescheidenheit und Weisheit auch sehr gefühlsbetont ist.

Die Gefühlsäußerungen der Melisse, die an ihren dezenten Blüten deutlich werden, sind zart und schüchtern und sehr rücksichtsvoll wie eine beginnende, noch verheimlichte Verliebtheit, die einerseits als angenehm und erfreuend wahrgenommen wird, andererseits aber auch nervöse Beschwerden hervorrufen kann, gegen welche die Melisse Wirkstoffe bildet.

Daß die Melisse dabei besonders gerne frisch verliebt ist, wird auch an ihrem frischen Duft deutlich, der an den Geruch von Zitronen erinnert und sich besonders in den *Blättern* sowie in den noch unbefruchteten Blüten konzentriert. Da stellt sich natürlich die Frage, warum eine frisch verliebte Melisse riechen muß wie eine saure Zitrone. Die Antwort könnte sein, daß ihre Verliebtheit ja noch unentdeckt ist und peinlich werden könnte, was durchaus einige *»Zitronenstimmung«*, etwas Frust und süßes Leid mit sich bringen kann, wobei die verliebte Melisse hier aber nicht wirklich »sauer« wird, denn ihre zitronenduftenden Blätter schmecken in keiner Weise sauer.

Die reiferen, befruchteten Blüten hingegen riechen und

schmecken stark nach Honig, sind süß, leben im »honeymoon« und tragen mit ihrem Duft dazu bei, daß mehr und mehr Bienen von dieser Pflanze angezogen werden, um ihr ein erfülltes Liebesleben zu bescheren, obwohl die Blüten relativ schüchtern und versteckt erscheinen. Aber gerade deswegen verfügt die Melisse über milden und lieblichen *Charme*, mit dem sie die feinsten und verlockendsten Signale aussendet.

Dabei ist die Melisse in Gärtnerkreisen vor allem als Bienenfutterpflanze bekannt, die in ihren kelchförmigen Blüten nicht nur Nektar, sondern auch Heilnahrung für die Bienen enthält. Ihre besondere Beziehung zur Honigbiene wird auch an ihrem Namen deutlich, denn die Bezeichnung Melisse kommt von dem griechischen *melissa* = Honigbiene.

Die das Liebesleben erfüllenden Blüten bilden sich aber erst, nachdem die Pflanze ein paar Monate nur mit ihren zitronenfrischen Blättern gelebt hat, wobei sie in *verliebter Spannung und freudiger Aufregung* warten mußte wie vor einem Fest. Deswegen bildet die Melisse in ihren frischen Blättern und in ihren Blütenknospen Säfte, die der freudigen Aufregung entsprungen sind, aber gerade diese Säfte enthalten nun Wirkstoffe gegen Nervosität, Schlaflosigkeit, nervöse Blähungen oder Herzbeschwerden und alle ähnlichen Symptome, die während einer Verliebtheit oder anderer freudiger Aufregung entstehen können.

Vor allem in Klostergärten ist die Melisse eine beliebte Pflanze gewesen. Das liegt wahrscheinlich daran, daß Mönche und Nonnen keinesfalls vor Verliebtheit geschützt sind, aber ihre Verliebtheit verstecken müssen, wobei sich die innere Aufregung natürlich erhöht, und genau dafür ist die Melisse die richtige Heilpflanze. Auch für Menschen, die unter Daueraufregung in einer erfüllenden, aber verheimlichten Liebesbeziehung leben müssen, ist die Melisse ein passendes Heilkraut.

Melissenauszüge stärken das verliebte Herz, und die heilige Hildegard von Bingen, selbst eine Klosterfrau, die im 12. Jahrhundert lebte, schreibt über die Melisse, daß sie zum Lachen anrege und das Herz freudig stimme, weswegen sie auch Herztrost genannt werde.

Ihre Beziehung zum Herzen wird auch an den herzförmigen Blättern deutlich, die sich an den vierkantigen Stengeln ordentlich gegenüberstehen. Die Melisse hat also ein *gerades, korrektes und »aufgeräumtes« Wesen*, und deswegen ist sie hilfreich bei Verwirrung des Herzens. Sie wirkt *beruhigend*, wenn das Herz aufgeregt ist, und sie *tröstet* bei Kummer, besonders wenn er entsteht, weil es vor lauter Diskretion und Korrektheit nicht zur Verwirklichung einer Liebesbeziehung kommt.

Astrologische Zuordnung

Traditionell wird die Melisse dem Planeten *Merkur* und dem Zeichen *Zwillinge* zugeordnet, da sie in besonderer Beziehung zu den fleißigen Bienen steht, die ebenfalls dem Merkur-Prinzip entsprechen. Auch ihre Neigung zum Flirten sowie ihre Nervosität lassen eine Verwandtschaft mit dem Zeichen Zwillinge erkennen, deren Tarotkarte »Die Liebenden« ist. Genauer betrachtet können wir in der Melisse jedoch die Verbindung von Uranus, Sonne und Venus erkennen, denn Uranus bringt Nervosität, die *Sonne* entspricht dem Herzen, und *Venus* bringt Anmut und Charme, wobei die Kombination von Sonne und Venus für die Verwirklichung der Liebe steht, die unter Uranus-Einfluß etwas Neues und Aufregendes erhält.

Anwendung

Es werden die Blätter der Pflanze verwendet, die die meisten Wirkstoffe vor der Blütezeit enthalten. Relativ viel ätherisches Melissenöl befindet sich in den Blütenknospen und in den ganz jungen, noch unbefruchteten Blüten. Besonders wirksam sind die *frischen* Blätter dieser Pflanze, da der typische Zitronenduft nach Trocknung der Blätter zum großen Teil verlorengeht und nur durch sehr sorgfältige Trocknung einigermaßen erhalten bleibt. Die frischen Blätter können im Salat verwendet oder als »Krönung« auf ein gekochtes Essen gegeben werden und schmecken besonders gut zu frischen, gemüsehaltigen Gerichten.

Allgemein bekannt ist der Melissengeist, der neben Auszügen aus Melisse auch Auszüge aus Zitrone, Engelwurz, Nelke, Zimt, Muskat und Koriander oder anderen Gewürzen enthält. Relativ selten hingegen ist das Melissenöl, ein ätherisches Öl, das nicht sehr einfach zu gewinnen und deswegen sehr teuer ist. So wird häufig Citronella-Öl als »Melissenöl« verkauft, obwohl Citronella botanisch überhaupt nicht mit der Melisse verwandt ist, aber ähnliche Wirkstoffe enthält.

Medizinische Anwendung

Die Hauptwirkung von Melisse in jeder Form ist eigentlich schon beschrieben. Um es noch einmal auf den Punkt zu bringen, können wir aber sagen, daß Melisse auf *alle Symptome der Verliebtheit* wirkt, wie Nervosität oder Schlaflosigkeit aus freudiger Aufregung (wenn die »Schmetterlinge im Bauch« zu sehr flattern).

Deswegen wirken Melissezubereitungen vor allem bei solchen *Herzbeschwerden*, die aus freudiger Erwartung, Nervosität oder auch aus Liebeskummer entstehen.

Melissentee oder Melissentinktur wirkt beruhigend, krampflösend und gegen *nervöse Blähungen* oder andere nervöse Darmstörungen. Außerdem ist der Duft des echten ätherischen Melissenöls ein hervorragendes Mittel gegen Übelkeit.

Moderne Untersuchungen haben ergeben, daß die Melisse über *virushemmende Inhaltsstoffe* verfügt und besonders wirksam ist gegen Herpes-Viren, die diese juckenden und brennenden, krustenbildenden Streßbläschen nach innerlicher Aufregung hervorbringen. Dabei wirken Melissenauszüge einmal aufgrund ihres Gehaltes an beruhigenden, ätherischen Ölen, andererseits aber auch aufgrund ihres Gehaltes an bestimmten Gerbstoffen, die mit den Virusrezeptoren eine Verbindung eingehen, so daß die Viren in den Zellen nicht mehr andocken können. Deswegen sind wirksame Herpes-Cremes im Handel, die mit Trockenauszügen aus Melissenblättern enthalten. Aus eigener Erfahrung weiß ich aber, daß auch das ätherische Melissenöl bereits virushemmend wirkt, und zwar am besten in einer selbst hergestellten Creme, wobei eine möglichst duftneutrale Cremebasis mit wenigen Tropfen echtem Melissenöl zu vermischen ist. Besonders wirksam ist diese Creme, wenn sie zusätzlich mit etwas Menthol versehen wird, wobei sie auch hervorragend gegen Schnupfen und andere beginnende Viruserkrankungen hilft.

Dabei wirken Melissenextrakte bei Viruserkrankungen tröstend sowie erfrischend und sind wohl vor allem gegen solche Infekte wirksam, die entstehen, wenn wir vor lauter Freude und Eifer ein »falsches Programm« gelebt haben, bis wir eines Tages frustriert, erschöpft und krank ins Bett fallen.

Das ätherische Melissenöl ist außerdem in beruhigenden medizinischen Bädern enthalten, die ebenfalls bei Nervosität, nervösen Herzbeschwerden und innerer Aufregung wohltuend wirken.

Homöopathische Anwendung

Die Tinktur aus Melissenblättern wird in homöopathischen Verdünnungen nur selten angewendet, ist aber unter *Melissa* im Homöopathischen Arzneimittelbuch verzeichnet.

Melissa ist ein geeignetes homöopathisches Mittel gegen die Folgen *chronischer Nervosität*, die oft mit einem Gefühl von freudiger Aufregung verbunden ist, wobei Angst vor Enttäuschungen besteht, was zu einer gewissen, durchaus lieblichen Schüchternheit führt.

In niedrigen Potenzen wäre Melissa passend für Menschen, die zu nervöser Gesichtsröte, Nesselsucht und Herpes neigen und außerdem unter Herzklopfen, nervösen Magen-Darm-Beschwerden oder innerlicher Aufregung leiden können.

Das Gefühl beginnender, aufregender und noch etwas versteckter Verliebtheit kann, wenn es nicht seine erfüllende Bestätigung erfährt, zu Kopfe steigen und dort *Migräne* auslösen, weswegen Melissa in niedrigen bis mittleren homöopathischen Verdünnungsgraden ein geeignetes Mittel gegen Migräne ist.

In höheren homöopathischen Verdünnungen hilft Melissa vor allem bei Abgespanntsein sowie auch dann, wenn eine Person sich gar nicht mehr verliebt. Gegen alle chronischen Erscheinungen, deren wirkliche Ursache eine aufregende, aber verheimlichte oder eine nicht erfüllte Verliebtheit ist, kann Melissa das geeignete Mittel sein, besonders dann, wenn aus dem Herzenskummer eine chronische Herzkrankheit werden will.

Minze, Pfefferminze

Mentha, Mentha piperita

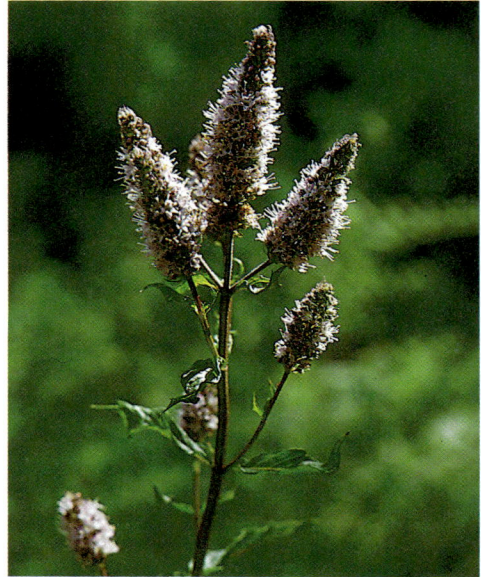

Pfefferminze

✏ **Botanischer Steckbrief Pfefferminze**

- Blüte: Mehrere kleine Blüten, rosa bis hellviolett, am oberen Ende der Stengel und Zweige in Scheinähren stehend; Blütezeit: zwischen Juni und August.
- Körper: Staude mit vielen Ausläufern; vierkantige Stengel; Blätter dunkelgrün, länglich-eiförmig bis lanzettlich, überwiegend glatt und am Rande gesägt; Höhe der Pflanze: 40 bis 80 cm.
- Standort: Als Arznei-, Gewürz- und Teepflanze in Gärten kultiviert; verliert durch Verwilderung ihr Aroma, ist außerdem empfindlich gegen Rostpilzbefall, weswegen sie immer wieder durch Stecklinge neu kultiviert und an einen anderen Platz gesetzt werden sollte; braucht viel Feuchtigkeit, muß häufig gegossen werden und gedeiht am besten in verregneten Sommern; Heimat: England; im 17. Jahrhundert aus einer zufälligen Kreuzung von Wasserminze und Krauser Minze hervorgegangen.

Charakter: kühle Harmonie und erfrischende
Reizbarkeit – launenhaft und
widersprüchlich – wie Lachen und
Weinen in einem

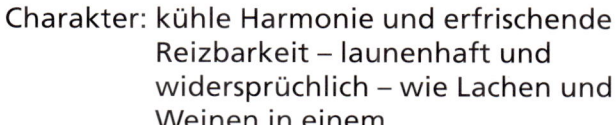

Die meisten Gewürzkräuter aus der Familie der Lippenblütengewächse fühlen sich im Mittelmeergebiet am wohl-
sten, denn sie benötigen ein mildes Klima, viel Sonne und
Phasen der Trockenheit. Die Minze hingegen braucht eher
ein feuchtes und kühles Klima, weswegen sie am Mittelmeer vor allem in den kühleren und feuchteren Bergregionen gedeiht. Dabei bildet diese Pflanze erfrischende Wirkstoffe, und so ist Minzetee besonders in heißen mediterra-
nen Ländern wie der Türkei, Algerien und Marokko ein er-
frischendes Nationalgetränk.
Es gibt viele bekannte Minzesorten wie z. B. die Krause
Minze, *Mentha spicata*, zu der etliche Unterarten wie das
Spearmint gehören. Außerdem gibt es die Japanische Minze, aus der das Japanische Heilöl hergestellt wird, die Türkische Minze, mit der typische türkische Gerichte gewürzt
werden, wildwachsende Bergminzen und noch viele andere Arten. Die wohl bekannteste Minze aber ist die Pfefferminze, *Mentha piperita*, von der es ebenfalls einige Unterarten gibt, wobei die ursprüngliche Pfefferminze, die in
Gärtnerkreisen Englische Pfefferminze bzw. *Mentha x
piperita »Mitcham«* genannt wird, aus der Gegend um
Mitcham im verregneten England kommt und dort im
17. Jahrhundert entdeckt wurde, wo sie aus der zufälligen
Kreuzung einer kultivierten Krausen Minze und einer
Wasserminze hervorgegangen ist, weswegen sie wie die
Krause Minze reichlich Menthol enthält und wie die Wasserminze glatte Blätter bildet, wobei sie viel Feuchtigkeit
benötigt und am besten in regenreichen Sommern gedeiht.
Einmal abgesehen von den Bergminzen, sind die hier er-
wähnten Minzen Zuchtpflanzen, die durch Stecklinge wei-
tervermehrt werden müssen, da sie sonst verwildern und

ihr typisches Aussehen sowie ihr Aroma verlieren würden. Es handelt sich hier also um empfindliche, »neurotisierte« Pflanzen, die in freier Natur keine medizinisch interessanten Wirkstoffe bilden würden, weswegen sie die Fähigkeit dazu von Sproß zu Sproß weitergeben müssen, wobei sie auf menschliche Hilfe angewiesen sind.

Die *Blüten* der meisten Minzen sind rosa, manche auch violett, woran sich zeigt, daß sie die Harmonie, aber auch die Bequemlichkeit lieben. Dabei haben sie erdverbundene und bewahrende, speichernde Eigenschaften, die sich auch darin äußern, daß sie sich durch unterirdische Ausläufer vermehren. Speichernde Eigenschaften zeigen diese Pflanzen außerdem, wenn sie trotz ihrer Liebe zu feuchtem und eher regenreichem Wetter genügend Energien binden können, um ihr scharfes Menthol zu bilden, das aber nicht nur scharf ist, sondern gleichzeitig auch kühlend wirkt.

Die charakteristischste Minze ist meines Erachtens die Englische Pfefferminze, die als eine Pflanzenkreuzung an sich schon einen widersprüchlichen Charakter hat, weswegen sie besonders viel widersprüchlich wirkendes Menthol bildet, das Eigenschaften wie Hitze und Kälte, Lachen und Weinen, Freude und Ärger in in sich vereint. Dabei ist die Pfefferminze einerseits harmonisch-bequemlich, andererseits befindet sie sich aber besonders gerne in ungemütlichen Situationen. Einerseits verhält sie sich kühl und klar, andererseits aber reagiert sie hitzig und herausfordernd.

Dabei wird der kühlende Charakter auch am Aussehen ihrer *Blätter* deutlich, die in frischem Dunkelgrün erscheinen, aber dennoch sehr scharf schmecken.

Das sensible und wechselhafte Temperament der Pfefferminze, die viele saftige Blätter bildet, kann dem Element Wasser zugeordnet werden, und aufgrund ihrer Beziehung zum Wasser ist es nur logisch, wenn diese Pflanze besonders viel Regen und Feuchtigkeit braucht. Dabei wirkt auch das Menthol im Prinzip wie Wasser auf der Haut,

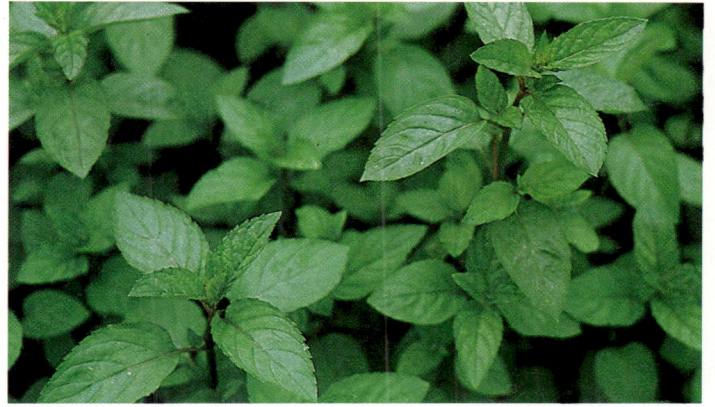

denn sie wird nach Einreibung mit Menthol in ihrer Hitze- und Kältewahrnehmung sensibilisiert, gerade so wie sie kühles Wasser schnell als kalt und warmes Wasser schnell als heiß empfindet.

Die Pfefferminze ist *empfindlich* und *wankelmütig.* Sie mag es feucht-fröhlich, sucht sich aber meistens eine etwas ungemütliche Umgebung, in der sie zwar gedeiht, aber keineswegs immer glücklich ist. Deswegen ändert sie Jahr für Jahr durch Bildung von Ausläufern ihren Platz im Garten. Sie ist ständig auf der Suche nach dem Optimum, das sie aber nur selten findet. Dabei möchte sie die Dinge gerne positiv sehen, und selbst das Regenwetter, das allen Menschen die Laune verdirbt, findet sie noch gut – bis ihre Stimmung nach einer gewissen Leidenszeit umschlägt, wobei dann ihre *erfrischend reizbaren Seiten* zum Vorschein kommen, die ihr die nötigen Energien geben, um sich wirklich durchsetzen zu können.

Ihre Kraft schöpft diese Pflanze also aus der *Bewältigung ungemütlicher Situationen.* Wenn es hingegen keine Widrigkeiten zu bewältigen gibt, wenn alles gleichförmig dahinläuft, wenn die Sonne scheint und wenn sie an ein und demselben Fleck stehenbleiben muß, wird sie unzufrieden und anfällig für Krankheiten. Deswegen sollte sie im Garten immer wieder umgesetzt werden, wo sie sich neu behaupten muß und gleichzeitig für »frischen Wind« sorgen kann. Wenn also eine Person mit Pfefferminz-Eigenschaften keine ungemütlichen Situationen zu bewältigen hat, erscheint sie zwar die erste Zeit kühl, ruhig und ausgeglichen, entwickelt aber nach und nach ein ziemlich destruktives Verhalten, was oft gegen den eigenen, subjektiven Willen geschehen kann. Dabei liebt sie eigentlich die Bequemlichkeit und die Harmonie, weswegen sie ihre Aggressionen so lange verdrängt, bis die Reizschwelle erreicht ist und ihr widersprüchlicher, überempfindlicher, trotziger, herausfordernder und hitziger Charakter zum Vorschein kommt, dem hin und wieder »die Galle überläuft«. Sie setzt sich also erst durch, nachdem sie sich bereits im stillen geärgert hat. Diesen Ärger braucht sie aber, um voranzukommen, denn ohne Ärger und Aufregung verfiele sie in gelangweilte Depression. Eine Pfefferminze verträgt nun mal keine Eintönigkeit, und sie verträgt keine Verwöhnung, auf die sie bloß mit Launen reagiert. Viel eher braucht sie ab und zu mal eine »kalte Dusche«.

Eine Pfefferminze liebt das *emotionale Wechselbad*. Sie lacht und weint schnell, manchmal auch beides gleichzeitig. Dabei verfügt sie über einen kühlen, aber scharfen und erfrischenden Humor, der gerne zum Vorschein kommt, wenn eigentlich deprimierende Situationen ins Groteske umschlagen.

Astrologische Zuordnung

Aus astrologischer Sicht können wir die Pfefferminze den Wasserzeichen *Krebs, Skorpion* und *Fische* zuordnen, die eine gewisse coole Bequemlichkeit zeigen, die aber außerdem wechselhaft und wankelmütig erscheinen, wobei sie meistens stimmungsvoll und gleichzeitig beruhigend wie erfrischend wirken können. Dabei verfügt die harmonieliebende Pfefferminze auch über starke *Venus*-Einflüsse, die aber aufgrund ihrer Widersprüchlichkeit durch eine gleichzeitig vorhandene *Mars/Saturn*-Charakteristik stark verwandelt werden, so daß die wirkliche Harmonie der Pfefferminze nicht durch einen schönen, gleichförmigen Alltag, sondern vielmehr durch erfrischende und luftreinigende »Gewitter« entsteht.

Anwendung

Die Pfefferminze und andere Minzen sind bekannte Tee- und Gewürzpflanzen, von denen die frischen oder die getrockneten Blätter ohne Stengel und Blüten verwendet werden, die am besten vor der Blütezeit zu sammeln sind. Besonders die frischen Blätter eignen sich gut als Gewürz zu fetten Fleischgerichten oder zu Gemüse und Salat. Minzetee hingegen wird häufig anstelle von Kaffee oder Schwarzem Tee getrunken. Er ist gut für die Verdauung und wirkt appetitanregend, entkrampfend sowie außerdem erfrischend und etwas kühlend – weswegen er jedoch für hungrige und frierende Menschen ungeeignet ist.

Medizinische Anwendung

Häufige Anwendung findet das ätherische Öl aus Pfefferminze oder anderen Minzen, dessen Hauptwirkstoff das Menthol ist.
Pfefferminzöl oder Menthol ist in fast jeder Zahnpasta sowie in vielen Mundwässern, Kaugummis und Bonbons enthalten, wo es schwach antiseptisch, aber vor allem erfrischend und gegen Mundgeruch wirkt. Gegen *Kopfschmerzen* wird empfohlen, die Stirn mit Pfefferminzöl zu betupfen, vor allem wenn die Kopfschmerzen durch innere Widersprüchlichkeit und Anspannung in scheinbar harmonischen, aber doch nicht befriedigenden Situationen entstanden sind.
Menthol ist außerdem Bestandteil vieler Mittel gegen *Erkältungskrankheiten,* die bei naßkaltem Wetter genauso

sprießen wie die Pfefferminze. Dabei sollte mentholhaltiges Pfefferminzöl aber besonders bei Husten nur mit Vorsicht angewendet werden, da es bei empfindlichen Personen Reizzustände und Erkältungen der Schleimhäute verschlimmern kann, weswegen es in Hustenmitteln für Kleinkinder unter zwei Jahren nicht enthalten ist.

Eine hervorragende Wirkung hat Menthol bzw. Pfefferminzöl bei beginnendem *Schnupfen*, da es leicht betäubend wirkt, jeden Nies- und Juckreiz hemmt, die heilende Durchblutung anregt, »frischen Wind« in die Nase bringt und die Invasion von Bakterien und Herpes-Viren als sogenannten »Trittbrettfahrern« verhindert. In diesem Zusammenhang kann Pfefferminzöl auch bei Nasennebenhöhlenentzündungen hilfreich sein. Daß die Pfefferminze überhaupt so gute Wirkstoffe gegen Schnupfen bildet, liegt daran, daß sie aufgrund ihrer Charaktereigenschaften öfter mal sprichwörtlich »die Nase voll hat«. Dabei sollten wir Pfefferminzöl jedoch nicht gleich in rauhen Mengen am Naseneingang verteilen, sondern vielmehr eine Creme herstellen (lassen), die ca. 1% Menthol enthält und die auch in der Nase aufgetragen werden kann, dort, wo noch behaarte Haut und keine Schleimhaut ist. Auf der Schleimhaut hingegen ist Menthol mit äußerster Vorsicht zu verwenden, und in die Nähe der Augen darf es schon gar nicht kommen.

Menthol erzeugt auf der Schleimhaut heftiges Brennen. In geringen Mengen wie in Bonbons wirkt Menthol hier aber kühlend, da es die Empfindlichkeit der Nerven für die Wahrnehmung der im Verhältnis zum Körper kühleren Lufttemperatur sensibilisiert.

Auf der Haut erhöht Menthol ebenfalls die Sensibilität gegenüber der äußeren Temperatur, wirkt aber gleichzeitig auch betäubend gegenüber anderen Reizen. Darum sind Einreibungen mit mentholhaltiger Creme oder Tupfungen mit verdünntem Pfefferminzöl ein hervorragendes Mittel gegen *Juckreiz*. Auch hier eignen sich am besten Cremes, die ca. 1% Menthol enthalten, da Menthol in höheren

Konzentrationen nach einer gewissen Zeit die Nervenenden zu sehr sensibilisiert, so daß es mehrere Stunden nach der Einreibung mit reinem Menthol zu einer verstärkten Hautempfindlichkeit, also zu erhöhter Juck- und Allergiebereitschaft kommt. Menthol in sinnvollen Verdünnungen hingegen lindert nicht nur jeden Juckreiz, sondern fördert die Heilung der Haut z. B. bei Mückenstichen, bei allergischen Reaktionen oder bei Herpes simplex.

Die Blätter der Pfefferminze oder anderer mentholhaltiger Minzearten wirken als Tee oder mit dem Essen eingenommen auf die Verdauung, indem ein direkter, entspannender Einfluß auf die Muskulatur der Verdauungsorgane ausgeübt wird. Dieser ist besonders hilfreich bei Völlegefühl, bei *Magen-Darm-Verstimmung* oder bei überwiegend nervös bedingten *Durchfallerkrankungen*, wobei Menthol gleichzeitig auch antiseptische Eigenschaften hat.

Vom Körper aufgenommenes Menthol wird u. a. durch die Galle wieder ausgeschieden, wo es direkt wirken kann bei leichten *Gallenkoliken*, auf die es einen entkrampfenden Einfluß ausübt. Hinterher regt es den Gallenfluß an. Auch die schmerzbetäubenden Eigenschaften sind hier von Nutzen. Empfindliche Personen sowie Personen mit relativ großen Gallensteinen könnten jedoch nach Einnahme von Menthol durch den vermehrten Gallenfluß unter einer Verschlimmerung der Symptome zu leiden haben.

Daß die Pfefferminze überhaupt Inhaltsstoffe bildet, die vor allem auf die Gallenfunktion wirken, liegt natürlich daran, daß diese Pflanze als harmonieliebender und cooler Charakter ihre Aggressionen im Bauch so lange unterdrückt, bis sie »gallig« wird, wobei es je nach Heftigkeit der angestauten Aggressionen zu entsprechend heftigen Gallenkoliken kommen kann, gegen die sie wiederum Wirkstoffe bildet, welche wir jedoch nicht überdosieren sollten.

Homöopathische Anwendung

Zur Herstellung der homöopathischen Urtinktur werden die Blätter der Pflanze verwendet. Pfefferminze ist unter der Bezeichnung *Mentha piperita* im Homöopathischen Arzneimittelbuch aufgeführt. Auch der Hauptwirkstoff dieser Pflanze, das *Menthol,* ist hier verzeichnet.

Mentha piperita bzw. Menthol werden in der Homöopathie jedoch relativ selten verwendet, und sie gelten vor allem als Antidot, das sowohl in reiner als auch in verdünnter oder in homöopathisch verdünnter Form die Wirkung fast aller homöopathischen Mittel aufheben soll. Deswegen kann es sinnvoll sein, Pfefferminze zu nehmen, wenn während der Behandlung mit homöopathischen Mitteln Fehler unterlaufen sind.

Da Pfefferminze ein Antidot ist, sollte in unmittelbarem Zusammenhang mit der Einnahme homöopathischer Mittel auf die Verwendung mentholhaltiger Zahncremes und den Genuß von Pfefferminztee verzichtet werden. Wenn man aber mittags ein homöopathisches Mittel einnimmt und abends einen Pfefferminztee trinkt, wird die Wirkung des homöopathischen Mittels meiner Erfahrung nach nicht beeinträchtigt.

Als homöopathisches Mittel wird Mentha piperita in der Urtinktur oder in sehr niedrigen Verdünnungsgraden wie bereits beschrieben innerlich eingenommen bei akuten Magen-Darm-Verstimmungen. In D2 bis D3 ist Mentha piperita äußerlich angewandt ein hervorragendes Mittel gegen Juckreiz (Pruritus) und gegen mit Juckreiz einhergehende Hauterkrankungen, die beinahe sofort beruhigt und betäubt werden. Auch der Hauptwirkstoff Menthol wird in gleicher Verdünnung äußerlich angewendet.

In Potenzen von D3 bis C6 wirkt Menthol innerlich vor allem bei *Gesichtsschmerzen* in Verbindung mit Erkältungskrankheiten, die einerseits auf Nebenhöhlenentzündungen, andererseits aber auch auf Nervenreizungen zurückzuführen sein können.

In höheren Potenzen bis C30 wird Menthol oder Mentha piperita gegeben, wenn eine Person unter Symptomen leidet, die denen ähneln, die durch Einnahme von Pfefferminze oder Menthol hervorgerufen werden. Hier hilft Mentha piperita bei *erhöhter Temperaturempfindlichkeit* und *Erkältungsneigung* besonders der Atemwege, verbunden mit Reizhusten, trockener Kehle und Heiserkeit.

Mentha piperita in höheren Potenzen ist außerdem sinnvoll, wenn eine Person leicht friert und leicht schwitzt, aber insgesamt eher unterkühlt wirkt, wenn sie die Harmonie und die Bequemlichkeit liebt, sich dabei jedoch launisch, reizbar und wechselhaft wie ein Apriltag verhält.

Mentha piperita in höheren Potenzen ist außerdem ein passendes Mittel bei *Überempfindlichkeit,* weswegen es als unterstützendes Mittel zur Desensibilisierung bei Allergien geeignet sein kann.

Lavendel
Lavandula

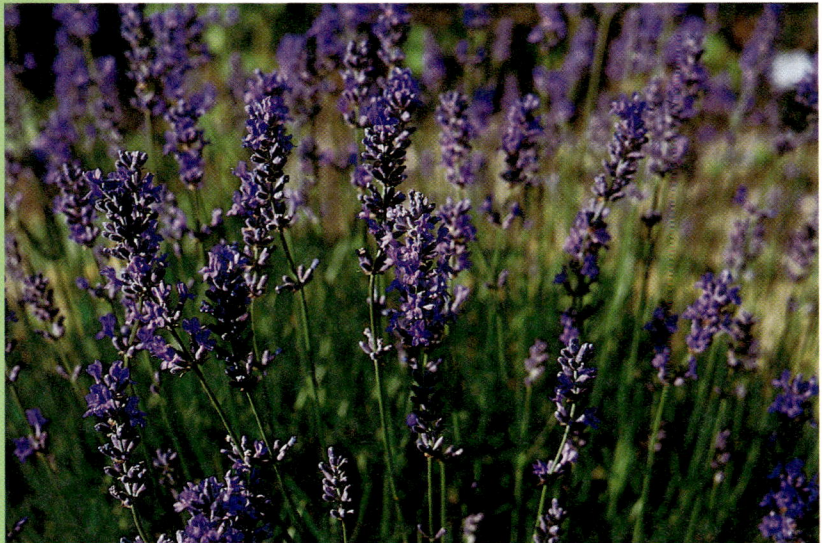

Lavendel

☞ Botanischer Steckbrief

- Blüte: In Scheinähren stehend, hellblauviolett, länglicher Blüten-kelch, stark duftend; Blütezeit: Juni bis August.
- Körper: Kurzer, breiter Wurzelstock; ausdauernder kleiner Strauch mit winzigem Stamm und vielen aufstrebenden, ver-zweigten, nach oben hin unbeblätterten Ästen; die Blätter sind linealisch, oberseits graugrün und unterseits weißfilzig behaart, am Rande leicht umgerollt und duftend; Höhe: 15 bis 60 cm.
- Standort: Als Garten-, Heil- und Kulturpflanze im Mittelmeerge-biet und in den gemäßigten Klimazonen angebaut; braucht viel Sonne und ausreichend kalkhaltigen Boden; Heimat: Mittel-meergebiet.

Charakter: ein vorwärtsstrebender Schöngeist auf der Suche nach Klarheit, Ordnung und Sauberkeit

Der Lavendel gehört zu den typischen Gewürzkräutern, die im Mittelmeer zu Hause sind. Diese Pflanzen sind im Sommer starker Hitze und Sonneneinstrahlung ausgesetzt, so daß sie Eigenschaften entwickelt haben, welche sie vor den Folgen der Hitze schützen. Deswegen bildet der Lavendel ledrige, schmale *Blätter,* die am Rande leicht eingerollt sind und nach oben stehen, so daß sie keine große Verdunstungsfläche mehr abgeben können. Außerdem sind die Blätter graufilzig behaart, wobei die graue Farbe das einfallende Sonnenlicht reflektiert und nur wenig Wärme absorbiert, während die »Haare« die verdunstende Feuchtigkeit aufhalten. Der Lavendel hat sich also einiges einfallen lassen, um gegen starke Sonneneinstrahlung gewappnet zu sein, was zeigt, daß er vorsichtig ist und *viel »Geist«* besitzt, der sich auch darin äußert, daß er recht große Mengen von stark duftendem ätherischem Öl bildet.

Der auf viel Sonne eingestimmte, »geistreiche« Lavendel kann sich gut anpassen und gedeiht gerade deswegen auch in anderen Gegenden als dem Mittelmeergebiet. Er soll sogar noch in Grönland an geschützten Stellen existieren können. Um seine intensiv duftenden und leicht erfrischenden Wirkstoffe bilden zu können, benötigt er aber auf jeden Fall genügend Sonnenenergie oder zumindest blauen Himmel und ultraviolettes Licht.

Die *Blüten* des Lavendels sind hellblau bis violett. Hellblau ist die Farbe des klaren Tageshimmels, der strahlenden Kühle und des offenen, aber auf die wichtigen Dinge sich konzentrierenden Geistes. Violett hingegen ist die Farbe des ausgleichenden Denkens, das gegensätzliche Ansichten zu einem Thema miteinander in harmonischer Weise verbinden kann.

Der hellblauviolettblühende Lavendel verfügt also über hohe geistige Fähigkeiten, wobei er gegenteilige Ansichten miteinander in *milder und beschwichtigender Weise* arrangieren kann, indem er offen, kühl und auf das Wichtigste konzentriert bleibt. Wohl deswegen bildet der Lavendel ätherisches Öl, das harmonisierend und ausgleichend wirkt und das einen klaren, kühlen Kopf bereitet.

Außerdem ist der Lavendel sehr potent, was daran deutlich wird, daß all seine oberirdischen Pflanzenteile, also Stamm, Äste, Zweige, Blätter und Blüten aufrecht nach oben gerichtet stehen. Und dank seiner Potenz in Verbindung mit seinen geistigen Fähigkeiten schafft der Lavendel es, als immergrüne, dauerhafte Pflanze Beständigkeit zu erlangen. Er ist also kein Kraut, sondern ein kleiner Strauch, der Ruhe braucht, um wachsen zu können, und der nicht oft umgepflanzt werden darf.

Der Lavendel ist ein vorsichtiger Wirtschafter, der einen dauerhaften, zuverlässigen Charakter hat. Dabei ist er klein und bescheiden, denn das Materielle ist ihm, außer daß es für sein Bestehen notwendig ist, überhaupt nicht wichtig. Er benötigt aber ausreichend Kalk im Boden, wenn er gut wachsen will, er braucht also ein solides Knochengerüst bzw. ein solides »moralisches« Gerüst.

Obwohl er im materiellen Bereich gut zurechtkommt, ist ihm doch der geistige Bereich weitaus wichtiger. Ebenso wichtig ist ihm der schöne Geruch und das reine Gewissen. Deswegen sucht ein Lavendel-Charakter nach *Klarheit und Reinheit*, und wenn er die nicht bekommt, so kann er auch an Ordnungswahn und Waschzwang leiden. Er erträgt Unordnung und Chaos kaum, denn er ist ja ein »Schöngeist«. Er ist außerdem recht fleißig, natürlich vor allem auf geistigem Gebiet, wenn man an sein reichlich vorhandenes ätherisches Öl und die verhältnismäßig vielen Blüten denkt. Als fleißiger Charakter fühlt er sich aber manchmal für zu viele Dinge zuständig, und dabei gerät er doch immer wieder in Chaos und Verwirrung.

Seine *Neigung zum Chaos* wird dabei an der verschwommenen graugrünen Farbe seines Krautes sowie an der unkontrolliert und fahrig wirkenden Zahl seiner Äste, Zweige und Blätter deutlich. Die aufwärtsstrebenden und im oberen Bereich blattlosen Zweige mit ihren violettfarbenen Blüten weisen in diesem Zusammenhang aber darauf hin, daß der Lavendel letzten Endes energisch aus dem Chaos herausfindet und obendrein einen kühlen Kopf bewahren kann.

Wenn er seinen Weg gefunden hat, strebt der Lavendel kompromißlos vorwärts, kümmert sich aber nicht nur um seine eigenen Angelegenheiten, sondern gerne auch um die Angelegenheiten anderer, denn er strömt Gerüche aus, die jede Verwirrung fortjagen und die hilfreich sind, wenn Konflikte geschlichtet, geklärt und bereinigt werden sollen. Der Lavendel hat also ein starkes »Sendungsbewußtsein«, muß aber gerade deswegen aufpassen, daß er sich seiner Umgebung nicht zu sehr aufdrängt mit seinem Harmonisierungsdrang und seinem Helfersyndrom bzw. mit seinem starken Duftöl, das jeden schmutzigen Geruch und jede Unordnung vertreiben kann, das aber so intensiv riecht, daß es bei einigen Mitmenschen Übelkeit und Kopfschmerzen verursacht.

Der Name Lavendel leitet sich übrigens vom lateinischen Wort *lavare* = waschen ab, woran der starke reinigende Charakter dieser Pflanze deutlich wird, und schon seit alten Zeiten wird Lavendel oder Lavendelöl zur Herstellung von Reinigungsessenzen, Seifen und Parfüms verwendet oder der Waschlauge beigegeben, wo es für den blütenfrischen Seifenduft sorgt und obendrein keimhemmend wirkt.

Astrologische Zuordnung

Astrologisch können wir im ordnungsliebenden, dauerhaften, verholzenden, sich auf das Wichtige konzentrierenden, streberischen Lavendel das Zeichen *Steinbock* und den Planeten *Saturn* erkennen, der hier aber kombiniert ist mit dem Zeichen *Waage* bzw. mit der *Venus,* die auf die Außenwelt zugeht und über schlichtende, harmonisierende Eigenschaften verfügt. Der beinahe unermüdliche Fleiß, der dem Lavendel innewohnt, kann obendrein der

Konstellation *Sonne/Saturn* zugeordnet werden. Deswegen ist der Lavendel die richtige Pflanze beispielsweise für Steinböcke mit Waage-Aszendent und für viele andere Personen, in deren Horoskop sich eine Sonne/Saturn/Venus-Betonung feststellen läßt.

Medizinische Anwendung

Es werden die getrockneten Blüten und Blätter verwendet, die meistens kurz vor dem *Auf*blühen gesammelt werden. Erfahrene Gärtner wissen aber, daß der Lavendel die meisten Duftstoffe kurz vor dem *Ver*blühen bildet, also dann, wenn er etwas vollendet hat. Der Duft dieser Pflanze bleibt übrigens auch lange nach der Trocknung erhalten.

Kleine Säckchen mit getrockneten Lavendelblüten werden häufig in Kleiderschränken aufgehängt, um Motten oder anderes Ungeziefer zu vertreiben. Auch Mücken werden durch Lavendelduft verscheucht – allerdings muß dann der Raum so stark nach Lavendel riechen, daß Menschen den Geruch ebenfalls kaum noch ertragen können. Weniger hohe Dosen Lavendelduft, z. B. in einer Duftlampe verdunstet, eignen sich aber sehr gut, um das Raumklima zu reinigen und insbesondere in Krankenzimmern die Luft zu verbessern.

Der Aufguß mit getrocknetem Lavendel kann als Tee getrunken oder zu Bädern, Waschungen und Dampfbädern verwendet werden.

Dabei bildet der fleißige und stets etwas angespannte Lavendel Wirkstoffe, die das *Gefäßsystem entkrampfen* und somit leicht blutdrucksenkende Eigenschaften haben, was natürlich besonders für fleißige und überarbeitete Menschen gut ist, die sich zu sehr »unter Druck« setzen. Überdosierungen mit Lavendel können jedoch Übelkeit und Kopfschmerzen sowie migräneartige Zustände hervorrufen, obwohl Lavendel in niedrigeren Dosierungen Migräne zu lindern vermag.

Im Alltag wird vor allem das ätherische Öl der Pflanze ge-
nutzt. Dieses ist in medizinischen Bädern enthalten, die
leicht entspannend, krampflösend, gefäßerweiternd und
durchblutungsanregend wirken. Aufgrund der beschriebenen Charaktereigenschaften ist das Lavendelbad besonders geeignet für angespannte Menschen, die wieder zur
Ruhe und in der Ruhe zu geistiger Klarheit finden wollen.
Äußerlich auf der Haut verrieben, wirkt Lavendelöl in
angemessener Verdünnung erfrischend und reinigend, es
vertreibt kleinere *Parasiten* wie z. B. Flöhe oder Milben,
wobei es wohltuenderweise auch noch juckreizhemmende
Eigenschaften zeigt. Außerdem gelten Einreibungen mit
Lavendelöl verdünnt in neutralem Pflanzenöl als entspan-
nendes Mittel bei *Muskelkater*.
Besonders häufige Anwendung findet Lavendelöl in der
Aromatherapie, wo ihm nachgesagt wird, daß sein Duft die
Bildung weißer Blutkörperchen anrege, die vom Körper
zum Kampf gegen Infektionen gebildet werden. Auch zur
Raumaromatisierung eignet sich Lavendelöl, und zwar besonders dann, wenn Infektionen die Runde machen, da
Lavendelöl das Raumklima reinigt und außerdem *keim-
tötende* Eigenschaften hat. Lavendelöl wirkt nachweislich
antibakteriell und wird deswegen auch manchen Gurgellösungen beigegeben.

Homöopathische Anwendung

In der Homöopathie wird Lavendel nicht angewandt. Vielleicht ist Lavendel aber irgendwo dennoch unter der Bezeichnung *Lavandula* als homöopathisches Mittel erhältlich. Zur Not kann eine homöopathische Urtinktur aus
den blühenden Zweigen der Pflanze selbst hergestellt werden.
Lavendel dürfte als homöopathisches Mittel geeignet sein
für überarbeitete Personen, die die Frische, die Klarheit
und die Harmonie lieben und die immer wieder damit zu

tun haben, Ordnung ins Chaos zu bringen, weil sie zu vieles wichtig nehmen, sich zuviel vornehmen und dabei an großzügiger Gelassenheit verlieren, weswegen sie lernen müssen, wirkliche Klarheit durch Ruhe zu erlangen. Deswegen neigen sie zu Migräne, aber auch zu häufigen Infektionskrankheiten oder zu »*Arbeitsallergien*« wie z. B. Weizenmehlallergie bei Bäckern, Waschekzem bei Hausfrauen oder Heuschnupfen bei Bauern. Außerdem neigen Lavendel-Personen zu Übelkeit auch ohne Erbrechen, verbunden mit erhöhtem Blutdruck.

Rosmarin

Rosmarinus officinalis

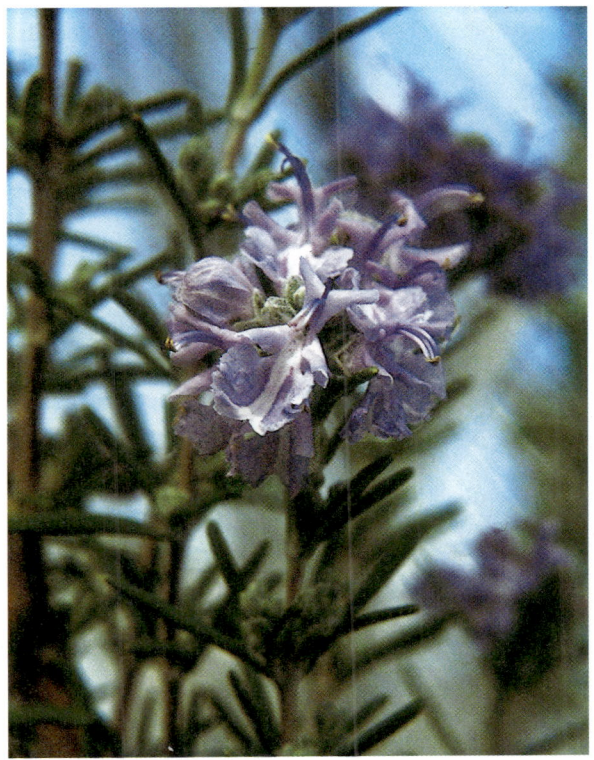

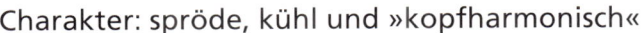
Rosmarinblüte

Charakter: spröde, kühl und »kopfharmonisch«

Der Rosmarin hat einige Ähnlichkeit mit dem Lavendel, der jedoch kleiner, energischer, hektischer, fahriger, aber auch strebsamer ist. Im Gegensatz dazu ist der Rosmarin solider, kräftiger und großzügiger, er wächst höher als der Lavendel und verfügt auch über größere Blüten.

- Blüte: Blaßblau bis hellviolett, ca. 11 mm lang, zu mehreren um den Stengel herum in den Blattachseln sitzend; Blütezeit: regional unterschiedlich, eigentlich im März, manchmal aber auch deutlich später.
- Körper: Holziger Wurzelstock; ausdauernder, immergrüner Zwergstrauch mit schuppiger, borkiger Rinde, holzigem Stamm, Ästen und Zweigen, die zumeist aufrecht stehen wie die beinahe nadelartigen, linealischen Blätter, die filzig behaart sind, wobei sie an der Oberseite verkahlen und nach unten hin eingerollt sind; Höhe der Pflanze: 50 bis 170 cm.
- Standort: Als Gewürz- und Medizinpflanze in Gärten und auf Balkons angepflanzt, wobei er jedoch nicht viel Frost verträgt, weswegen er südlich der Alpen besser gedeiht; liebt intensives Licht, braucht aber auch schattige Tageszeiten und genügend Bewölkung, also Feuchtigkeit; Heimat: im Mittelmeergebiet dort, wo sich der Dunst des Meeres in den kühleren Bergregionen niederschlägt.

Ebenso wie der Lavendel ist der Rosmarin eine Mittelmeerpflanze, die für starke Sonneneinstrahlung geschaffen ist, und seine Blätter ähneln denen des Lavendels bis ins Detail, denn sie sind ebenfalls schmal, lineal, graufilzig behaart, am Rande eingerollt und aufrecht stehend, um so vor Verdunstung geschützt zu sein. Sie sind aber etwas fester, ledriger und nadelartiger, und auch im Geruch erinnert der immergrüne Rosmarin eher an einen Nadelbaum als an einen Lavendel.

Da die *Blätter* einer Pflanze für deren Atmung und deren Stoffwechselprozesse zuständig sind, wobei sie im übertragenen Sinne deren kommunikative Fähigkeiten symbolisieren, können wir über den Rosmarin sagen, daß er zwar vielseitig ist, aber keine breiten Reden liebt, sondern die Dinge präzise, geradlinig und keinesfalls langatmig darzustellen weiß.

Der Rosmarin ist »*geistreich*«, denn wie der Lavendel hat er sich einiges einfallen lassen, um sich vor Feuchtigkeitsverlust durch Sonnenhitze zu schützen. Außerdem bildet er neben vielen Blättern eine Menge gut ausgebildete, auf

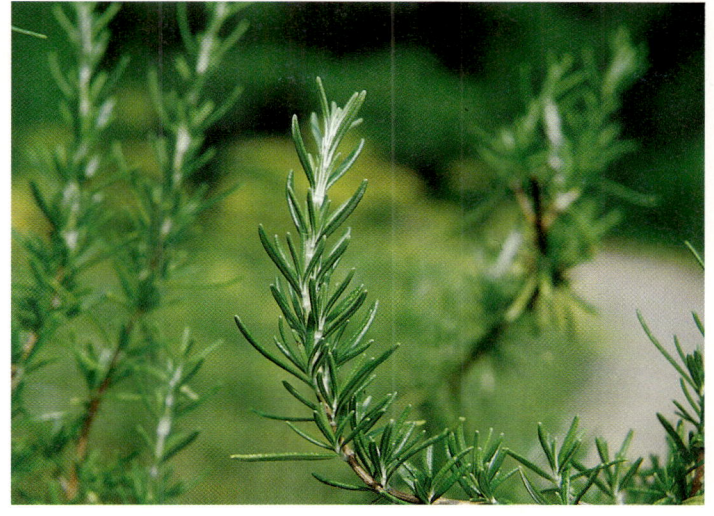

Bienen spezialisierte, duftende, violettfarbene Blüten und viel ätherisches Öl, das belebende und anregende Eigenschaften hat.

Im Gegensatz zum Lavendel braucht der Rosmarin aber mehr Feuchtigkeit und ist insgesamt etwas temperaturanfälliger. Er ist also nicht so anpassungsfähig und auch nicht so nett, übertrieben harmonisch und »parfümiert« wie der Lavendel, denn sein Aroma ist herber. Dabei ist er empfindlicher als der Lavendel, was daran deutlich wird, daß er nur in bestimmten Regionen gedeiht und daß er nicht zuviel Wärme und erst recht keinen Frost verträgt.

Der Rosmarin wächst am besten in den etwas kühleren und feuchteren Bergregionen des Mittelmeergebietes, und zwar besonders gut auf kalkhaltigen Böden, die ihm Stoffe liefern, welche quasi sein »Knochengerüst« bilden. Dabei ist er als langlebiger, immergrüner, verholzender Zwergstrauch ein guter Wirtschafter, er ist zäh und beständig und das ganze Jahr über fleißig.

Die *Blüten* des Rosmarins sind blaßblau bis hellviolett, was auf milde, kühle und ausgleichende Eigenschaften hinweist, wobei der Rosmarin sein Gefühlsleben (Blüte) vom Denken bestimmen läßt, also nicht unüberlegt emotional handelt, sondern sich danach richtet, was allgemein und über den Moment hinaus von Bedeutung ist.

Der Rosmarin liebt die Gerechtigkeit und braucht harmonisch aufeinander abgestimmte Bedingungen. Gegenüber Konflikten ist er empfindlich. Er ist ein Schlichter, der davor zurückscheut, seine spontanen Gefühle zu zeigen, weswegen er lieber überlegt und ausgleichend handelt. Obwohl er sehr blühfreudig ist und seine Blüten bereits zeitig im Frühjahr treibt, kann er sich nicht besonders gut durchsetzen, und so sucht er stets »mit dem Kopf« nach Harmonie, weswegen ich ihn als *kopfharmonisch* bezeichne.

Da der Rosmarin aufgrund seiner Charakteristik dazu neigt, Probleme »mit dem Kopf« zu lösen, wirkt er manchmal unlebendig, starr und *spröde*. Auch seine Haut ist eher trocken, starr, spröde und schuppig (schuppige *Rinde*), wobei sie meistens schlecht durchblutet ist – was aber auch daran liegt, daß der Rosmarin zwar viel, aber vorwiegend geistig arbeitet und zu wenig »Sport treibt«. Außerdem traut er sich nicht, spontan den Impulsen seines Herzens zu folgen, und wirkt deswegen manchmal gerade so herzhaft wie ein von korrektem Gerechtigkeitsdenken gerittener Jurist, der aber harmonisch, geistreich und ohne Pause funktionieren kann, wobei er Schwierigkeiten hat, zur Ruhe zu kommen, außer wenn er sich erschöpft und matt fühlt. Dabei wird er körperlich mitunter immer träger – und diese Art von Trägheit äußert sich auch darin, daß Rosmarinblätter im getrockneten Zustand schnell etwas tranig schmecken.

Seine *einseitige Lebensweise, die zu wenig auf die eigene Fitneß achtet* und die bei geistigem Fleiß zu körperlicher Trägheit führt, bringt es mit sich, daß der Rosmarin anregende Wirkstoffe bilden muß. Da er außerdem schnell aus dem natürlichen Rhythmus kommt, der ja aus sich abwechselnden Gegenpolen besteht wie Bewegung und Ruhe, Wachsein und Schlafen, Einatmen und Ausatmen, kann er auf der körperlichen Ebene zu Kreislaufschwäche und zu Herzrhythmusstörungen neigen, und deswegen bildet er als körpereigene Medizin belebende Inhaltsstoffe, die Herz und Kreislauf stärken und außerdem die Libido anregen.

Der Name Rosmarin bedeutet übrigens »Rose des Meeres«, aber auch »Tau des Meeres«, denn der Rosmarin wächst im Mittelmeergebiet dort, wo der Dunst des Meeres sich in den umliegenden Bergen zur Wolkenbildung sammelt.

Astrologische Zuordnung

Der Rosmarin blüht im März, wenn die Sonne das Sternzeichen *Fische* passiert, wobei Fische-Menschen ebenso wie der Rosmarin über milde, sensible und etwas unsportliche Charaktereigenschaften verfügen. Wir können den Rosmarin aber auch dem Sternzeichen *Waage* zuordnen, da er die Harmonie und die Gerechtigkeit liebt, wobei er gerne einen kühlen, ausgleichend denkenden Kopf behält. Die Verbindung Waage/Fische ist übrigens eine Parallelverbindung, denn die Tage unter diesen Zeichen sind gleich lang. Da der Rosmarin außerdem ein immergrüner, zäher, beständiger, verholzender Zwergstrauch ist, können wir in ihm zusätzlich eine *Steinbock*- bzw. *Saturn*-Komponente erkennen, wobei Saturn im Zeichen Waage erhöht steht, was heißt, daß der gewissenhaft sich auf das Wichtigste konzentrierende Saturn seine vorteilhafteste Wirkung in der auf andere eingehenden Waage entfaltet.

Anwendung

Die frischen und die getrockneten Rosmarinblätter sind ein beliebtes Gewürzkraut, das sich besonders gut zum Würzen von Fisch, aber auch von Lammfleisch eignet. Zur Herstellung von Kräutersaucen und -butter wird Rosmarin ebenfalls häufig verwendet.

Medizinische Anwendung

Rosmarin bzw. das ätherische Öl aus den Blättern ist Bestandteil vieler Badezusätze. Ein Rosmarinbad hat belebende und den Kreislauf anregende Wirkung und ist besonders geeignet für Menschen, die müde, blaß, erschöpft und etwas durchgefroren von der Büroarbeit nach Hause kommen und sich durch ein Bad quasi wiederbeleben wollen. Bei empfindlichen Personen und bei solchen, die ohnehin schon lebhaft und gut durchblutet sind, kann das Rosmarinbad aber innere Aufregung, Verspannungen und sogar Kreislaufstörungen hervorrufen. Aus diesem Grunde darf Rosmarin auch nicht überdosiert werden.

Der Tee aus getrockneten Rosmarinblättern ist ebenfalls mit Vorsicht anzuwenden. Er kann aber helfen bei *Kreislaufschwäche, niedrigem Blutdruck* und *Erschöpfung.*

Auch als Gewürz genossen kann Rosmarin medizinisch wirksam sein. Als solches ist er auch bekömmlicher, da er in Kombination mit dem Essen milder wirkt und gleichzeitig die Verdauung bestimmter Speisen fördert.

In der Aromatherapie wird das ätherische Öl aus Rosmarinblättern verwendet. Rosmarinöl enthält neben vielen anderen Wirkstoffen auch Campher, und Campher ist ein klassisches Heilmittel bei beginnenden Epidemien. Rosmarinöl wird in der Aromatherapie aber auch ohne daß Epidemien im Anzug sind verwendet, und zwar zur belebenden Raumaromatisierung, wobei es Körper und Geist aktiviert sowie aufmunternd wirkt bei Liebeskummer.

Äußerlich wird Rosmarinöl angewendet in straffenden, vitalisierenden und durchblutungsanregenden Massageölen, die bei *Muskelkater* und ähnlichen Zuständen belebend wirken.

In fettem Öl verdünnt und äußerlich angewandt, kann ätherisches Rosmarinöl außerdem das Herz aktivieren und bei *Herzrhythmusstörungen* hilfreich sein, wenn es auf der Brust verrieben wird.

Haarspülungen, Shampoos und Haarwässer mit etwas ätherischem Rosmarinöl beleben die Kopfhaut. Dampfbäder mit Rosmarin sind geeignet bei blasser und schlecht durchbluteter Haut, die oberflächlich trocken erscheint, aber genügend Fett unter den abgestorbenen Hautzellen in den verstopften Poren enthält, denn Rosmarin hilft, Schuppen abzulösen und die Funktion der Talgdrüsen zu regulieren. Dabei sollte Rosmarin aber bei ohnehin schon stark aktivierter Hautfunktion oder bei vermehrter Schuppenbildung nur sehr vorsichtig angewendet werden, kann aber auch hier in entsprechend geringen Dosen reinigend, »seuchenhemmend« und ausgleichend wirken.

Egal in welcher Form angewendet, weckt Rosmarin die Lebensgeister und wirkt aktivierend. Auch die Menstruationsblutung wird durch Rosmarin angeregt, weswegen dieses Kraut vor allem bei schwacher und stockender Monatsblutung geeignet ist.

Homöopathische Anwendung

Rosmarin ist im Homöopathischen Arzneimittelbuch als *Rosmarinus* verzeichnet, wird aber in der Homöopathie äußerst selten angewandt.

Rosmarinus dürfte als homöopathisches Mittel jedoch passend sein für etwas spröde, schlecht durchblutete Typen, die viel und überwiegend geistig arbeiten, etwas einseitig leben, empfindlich auf Infektionen reagieren und an einer leichten Herz-Kreislauf-Schwäche sowie an gelegentlichen Herzrhythmusstörungen leiden können.

Nach dem homöopathischen Grundsatz »Gleiches mit Gleichem« dürfte Rosmarinus außerdem ein geeignetes Mittel darstellen bei verstärkter Schuppenbildung der Haut sowie bei Neigung zu Schuppenflechte.

Thymian

Thymus

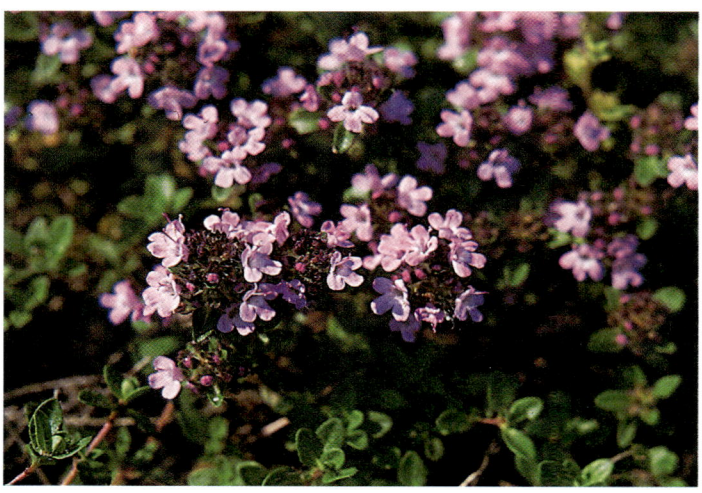

Sandthymian

Charakter: unermüdlich fleißig, aber etwas ängstlich und verhalten

Der Thymian ist ein besonders kleiner Zwergstrauch, denn er wird nur 10 bis 40 cm hoch. Dennoch verfügt er über eine hölzerne Wurzel, über Stamm und Äste, und er kann viele Jahre alt werden so wie jeder andere Strauch. Es gibt viele verschiedene Thymianarten, die aber alle sehr ähnlich aussehen und auch ähnlich wirken.

Der Thymian ist *zäh und relativ bescheiden*, er will nicht hoch hinaus, und er will auch nicht um jeden Preis auffallen. Wie jedes Lippenblütengewächs liebt er die Harmonie und die Ordnung. Dabei ist er aber sehr kleinlich und genau, ist nicht gerade großzügig, aber auch nicht geizig. Er ist fleißig, denn er bildet relativ viele Äste, Zweige, Blätter

- Blüte: Klein, hellrosa bis rosaviolett, zu mehreren in Scheinähren stehend; Blütezeit: Mai bis Oktober.
- Körper: Verholzter Wurzelstock; immergrüner, verholzender, ausdauernder Zwergstrauch mit vielen kleinen, unten gebogenen und dann aufstrebenden, reich beblätterten, blütetragenden Zweigen; Blätter kaum gestielt, klein, gekreuzt gegenständig angeordnet, elliptisch bis eiförmig, dunkelgrün, am Rande etwas umgerollt und auf der Unterseite weißsamtig; Höhe der Pflanze: 10 bis 40 cm.
- Standort: Angeblich soll es mehrere hundert verschiedene Thymiansorten geben, die aber fast alle gleich aussehen und sich auch in ihrer Heilwirkung kaum voneinander unterscheiden; der Echte Thymian führt den botanischen Namen *Thymus vulgaris* und ist auch als Gartenthymian oder Deutscher Thymian bekannt, obwohl er ursprünglich aus dem Mittelmeergebiet kommt; die bekannteste, in Deutschland wildwachsende Sorte ist der besonders kleine Sandthymian, dessen botanische Bezeichnung *Thymus serpyllum* lautet und der besonders gerne in Gebirgen auf trockenen, sandigen Wiesen, auf kieseligen Böden und in trockenen Kiefernwäldern gedeiht; diverse Thymianarten werden als Garten-, Gewürz- und Heilpflanzen beinahe weltweit kultiviert, wobei sie meistens einen lockeren, kalkhaltigen Boden bevorzugen.

und Blüten. Er produziert außerdem viel ätherisches Öl, das nicht nur für ihn selbst heilsam ist, sondern ebenso für Mensch und Tier. Das wissen sogar die Ameisen, die Thymiansamen auf ihren Bauten aussäen, damit der aromareiche Thymian sie vor Ungeziefer, Krankheiten und Bakterienbefall schützt. Dabei steht diese Pflanze auch auf der geistigen Ebene in Beziehung zu den Ameisen, denn genau wie diese ist er klein, ordnungsliebend und *unermüdlich fleißig*, wobei seine Unermüdlichkeit einerseits an seiner Ausdauer, andererseits aber auch an der Vielzahl seiner immergrünen Blätter deutlich wird.

Der Thymian ist also eine sehr vitale kleine Pflanze, die in ihrem Inneren Säfte enthält, die infektionshemmend sowie antiseptisch wirken und die Lebenskraft anregen. Darum ist es auch kein Wunder, wenn sich der Name Thymian

vom griechischen Wort *thymos* ableitet, das soviel wie
»Kraft« bedeutet. Es bedeutet aber auch »Atem« und
»Mut«, wobei der kleine und verhalten wirkende Thymian
eher etwas ängstlich ist, aber gerade deswegen Wirkstoffe
bildet, die mutiger machen und die Atmung aktivieren.

Dabei ist der Thymian beständig und erdverbunden, und
diese Erdverbundenheit ist ein Grund dafür, daß er so
klein ist. Er *hält sich gerne am Boden der Tatsachen fest*, wo er
sich sicher fühlt. Deswegen vermehrt er sich auch gerne
durch Bildung unterirdischer Ausläufer. Da weiß er, was
er hat, und kann aus seinen vorsichtig erwirtschafteten Reserven fast ewig weiterleben. Dennoch ist er blühfreudig
und fruchtbar, wobei seine hellrosa bis rosaviolettfarbenen
Blüten deutlich machen, daß er das Schöne liebt und daß
er ein Genießer ist, der lieber den harmonischen und bequemen Weg geht, als sich unnötige Herausforderungen zu
suchen.

Seine *Blätter* sind klein und fest und wirken wie die ganze
Pflanze etwas verhalten, wobei sie streng geordnet und beinahe ohne Blattstiel an den Ästen und Zweigen der Pflanze erscheinen. Da die Blätter einer Pflanze für deren Atmung zuständig sind, können wir schlußfolgern, daß der
Thymian in seiner Atmung etwas verhalten sein muß, ja
daß ihm manchmal vor Angst der Atem stockt, wobei ihm
diese Angst nicht immer bewußt sein muß. Zwar bildet er
viele Blätter, er atmet also oft und viel, aber er holt zu wenig Luft, und sein Atem ist kurz und knapp. Da die Blätter einer Pflanze auch dafür zuständig sind, wie sie sich
darstellt, wie sie mit der Umwelt kommuniziert und wie sie
»redet«, können wir sagen, daß der Thymian quasi in kurzen und knappen Sätzen spricht. Er liebt keine langen Worte, und obwohl er gerne redet, drückt er sich lieber präzise aus und versteht es auch gut, sich zurückzuhalten, denn
er neigt nicht gerade zu chaotischen Ausschweifungen.

Der etwas verhaltene Thymian hat *Angst, loszulassen*, sich
preiszugeben und in peinliche Situationen zu geraten.
Außerdem hat er Angst vor den Ungewißheiten des Lebens

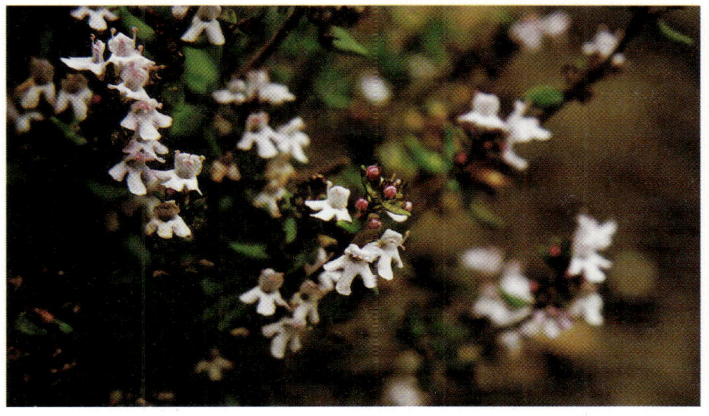

und läßt sich nur mit Zurückhaltung auf das Leben ein. Er stellt sich gerne kurz und bündig dar, wobei er häufig am Sicherheit gewährenden Standpunkt festhält und sich lieber nicht zu weit vorwagt. Deswegen bildet der Thymian als körpereigene Medizin in seinem Inneren aufmunternde, die Lebenskraft wiederherstellende Wirkstoffe.

Astrologische Zuordnung

Wir können im Thymian eine Betonung der sicherheitsliebenden Erdzeichen *Stier, Jungfrau* und *Steinbock* erkennen, wobei sein kleinlicher und genauer Charakter vor allem der Jungfrau zuzuordnen ist, die vom Planeten *Merkur* beherrscht wird, der auf der organischen Ebene zum einen die Darmfunktion und zum anderen die Atmungsorgane regiert, auf die Thymian wirkt. Dabei läßt die im Thymian sich symbolisierende beengte Atmung auf eine ebenfalls vorhandene *Merkur/Saturn*-Charakteristik schließen.

Anwendung

Thymian ist ein bekanntes Gewürzkraut, von dem die frischen oder die getrockneten Blätter, das blühende Kraut oder die Blüten verwendet werden können. Fleisch- und

245

Gemüsegerichte sowie Brühen und Eintöpfe werden mit Thymian schmackhaft, erhalten aber auch eine etwas strenge und dennoch blumige Note. Mit Thymian gewürztes Essen wird bekömmlicher und verdirbt nicht so schnell. Somit schützt Thymian vor Magen-Darm-Infektionen durch verdorbenes Essen.

Medizinische Anwendung

Auch medizinisch kann Thymian als Gewürz verwendet werden. Der Tee aus Thymian ist ebenfalls gut zu gebrauchen, da er im Vergleich mit anderen Kräutertees recht angenehm schmeckt. Wie auch immer eingenommen, hilft Thymian gegen *Magen-Darm-Infektionen* und kann außerdem bei beginnenden bakteriellen *Blasenentzündungen* hilfreich sein, zumal Thymian auch über harntreibende Eigenschaften verfügt.

Thymianauszüge enthalten ätherisches Öl und sind Bestandteil vieler Hustenmittel. Im Hustensaft findet häufig der Auszug aus den Blüten Verwendung, da dieser einen süßeren und angenehmeren Geschmack hervorbringt als der aus den Blättern.

Innerlich eingenommen, wird Thymianöl zu einem großen Teil durch die Lunge ausgedünstet. Hier wirkt es an Ort und Stelle leicht anregend, aber vor allem desinfizierend, weswegen die Einnahme von Thymianzubereitungen bei *Bronchitis* sowie bei *bakteriellem Befall der Lunge* und bei beginnender *Lungenentzündung* nach einer verschleppten Erkältung hilfreich sein kann. Thymian wirkt außerdem desodorierend bei übelriechendem Auswurf sowie bei allen anderen geruchsbildenden septischen Prozessen. Unter ärztlicher Kontrolle kann daher die Einnahme von Thymian z. B. bei Bronchitis sinnvoller sein als die Einnahme von Antibiotika, da die gezielt an Ort und Stelle antiseptisch wirkenden Thymianextrakte zumeist besser vertragen werden, wobei Thymian gleichzeitig die Lebenskräfte stärkt, während Antibiotika eher schwächende und zudem die Körperflora schädigende Eigenschaften haben. Dennoch ist auch Thymian vorsichtig zu dosieren, da er die Schleimhäute reizen und krampfhaften Husten mitunter erst hervorrufen kann. Eine relativ starke Reizwirkung übt Thymian außerdem aus, wenn zuviel von seinem ätherischen Öl beispielsweise in einer Duftlampe verdampft wird, wobei es zu Reizungszuständen der Augen und der Nasenschleimhaut kommen kann. Sinnvoller ist es daher, das ätherische Öl verdünnt anzuwenden, z. B. in Einreibungen gegen Husten, die 1 bis 2 % ätherisches Thymianöl enthalten dürfen.

Daß der Thymian überhaupt so intensiv auf die Lunge wirkt, können wir bereits an seinen vielen kleinen dunkelgrünen, atmungsaktiven, rundlichen und im Prinzip an Lungenbläschen erinnernden Blättern ablesen. Wenn wir dann noch wissen, daß der Thymian eher zu einer verhaltenen, stockenden Atmung neigt, ist es nur noch naheliegend, daß er Wirkstoffe bilden muß, die die Lunge kräftigen und dafür sorgen, daß wir wieder gut durchatmen können.

Der Hauptwirkstoff von Thymian ist das Thymol, das chemisch mit dem Menthol verwandt ist, aber weniger Wasserstoffatome enthält. Thymol ist *antiseptisch* wirksam bis zu einer Verdünnung von 1:3000, wo es immer noch das Wachstum der meisten Wundbakterien hemmt.

Deswegen ist Thymianöl als keimtötendes und gleichzeitig desodorierendes Mittel auch in Gurgellösungen, Zahncremes und Rasierwässern enthalten.

Thymianauszüge können außerdem zu wundhemmenden Auflagen, Einreibungen oder Waschungen verwendet werden, besonders wenn die Haut schnell eitert und zu juckenden Hauterscheinungen oder Pickeln neigt. Zum Einreiben der Haut kann ein Öl oder eine juckreiz- und entzündungshemmende Creme hergestellt werden, die ungefähr 0,5 bis 2 % ätherisches Thymianöl enthalten sollte, da zuviel Thymian Hautreizungserscheinungen hervorrufen und zudem die Hautflora irritieren kann.

Auch innerliche Überdosierungen mit Thymian sind schädlich, da Thymian die Funktion der Schilddrüse anregen kann. Personen mit einer Überfunktion der Schilddrüse sollten Thymian deswegen vorsichtig anwenden, während für Personen mit einer Unterfunktion der Schilddrüse Thymian eher geeignet erscheint. Außerdem wird Thymian sicherlich eine anregende Wirkung auf die Thymusdrüse haben.

Homöopathische Anwendung

Auch in der Homöopathie ist Thymian bekannt, wobei hier vor allem der Sandthymian, *Thymus serpyllum*, in mittleren Potenzen verwendet wird, und zwar gegen krampfhaften Husten, Keuchhusten und Bronchitis besonders bei Kindern.

In der Urtinktur empfiehlt sich Thymus vor allem als anregendes und desinfizierendes Mittel bei septischen Prozessen, kann aber bei empfindlichen Personen eine Reizwirkung ausüben, gegen die Thymus in höheren Potenzen wiederum ausgleichend wirkt.

Häufigere Anwendung als Thymus serpyllum findet in der Homöopathie der im ätherischen Thymianöl vorkommende Wirkstoff Thymol, *Thymolum*, das in der Urtinktur gegen *septische Prozesse der Harn- und Geschlechtsorgane* wirkt und in bestimmten geographischen Regionen auch als Mittel gegen Hakenwurmerkrankung bekannt ist.

Thymolum führt in der Urtinktur zu Reizbarkeit, Übererregbarkeit auch sexueller Art sowie zu Schlaflosigkeit, die aber in der Folge Ermüdungserscheinungen und Energielosigkeit mit sich bringt. In homöopathischen Verdünnungsgraden ab D6 wirkt Thymolum nun genau gegen die Symptome der Reizbarkeit und Übererregbarkeit, die es in der Urtinktur hervorruft.

Majoran

Majorana, Origanum majorana

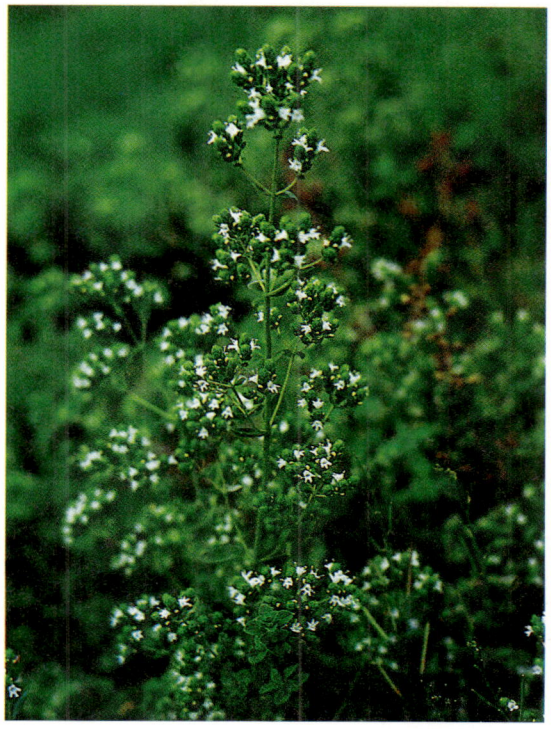

Charakter: schüchterne, nervöse Verspannung und Räusperzwang

Die *Blüten* des Majorans sind weiß, woran sich zeigt, daß er im Leben relativ unvoreingenommen ist, daß er sich ungefärbt verhält, daß er die Objektivität und die Weisheit liebt. Manchmal sind seine Blüten aber auch hellrosa, und daran wird deutlich, daß der Majoran, wenn er eine sub-

- Blüte: Klein, eher unscheinbar, weiß oder hellrosa; Lippenblüte mit kelchartig zusammengewachsener »Oberlippe«, in der sich Blütenstempel und Staubgefäße befinden, welche aber nicht gleichzeitig blühen, wodurch die Möglichkeit zur Selbstbestäubung ausgeschlossen ist; Blüten wachsen gegenständig und eng übereinander an den Zweigenden in köpfchenartigen Scheinähren; Blütezeit: Juli bis September.
- Körper: Einjährige, reich verzweigte Pflanze; relativ kleine und einfache, rundliche bis elliptische Blätter, die graufilzig behaart sind und auf einem kurzen Blattstiel wachsen; Höhe der Pflanze: 20 bis 60 cm.
- Standort: Häufig kultivierte Heil- und Gewürzpflanze, die einen nahrhaften, kalkhaltigen Boden benötigt, weder zu feucht noch zu trocken stehen darf und viel Sonne braucht; Heimat: mediterrane Zonen Nordafrikas, Osteuropas und Westasiens.

jektive Färbung annimmt, die rosaroten Seiten des Lebens hervorhebt.

Daß diese Pflanze viele und sehr kleine Blüten bildet, die fast schon unscheinbar wirken und die auf vielen Zweigen sitzen, zeigt, daß sie im Ausleben ihrer Gefühle vielseitig und manchmal auch zerstreut ist, wobei sie zusätzlich etwas *schüchtern* wirkt und kaum Gelegenheit findet, ihre Gefühle zu vertiefen und zu entwickeln.

Im emotionalen Bereich ist der Majoran also eher ein Typus, der sich ungerne auf eine eindeutige Sache einläßt. Dennoch ist er blühfreudig und fruchtbar, er liebt die Liebe und das Leben, und er *möchte gerne auf mehreren Hochzeiten gleichzeitig tanzen*. Er verliebt sich sehr oft, hat aber Angst, festgelegt zu werden.

In der Liebe ist er bei aller Vielseitigkeit auch schutzbedürftig, und das wird deutlich, wenn wir uns die einzelne Majoranblüte genauer betrachten, die im Gegensatz zu anderen Lippenblüten nicht wie ein geöffneter Mund mit Ober- und Unterlippe aussieht, denn die Oberlippe ist derart verwachsen, daß sie eine Art schützenden Trichter bildet, in welchem sich Blütenstempel und Staubgefäße befinden. Der Majoran ist also nicht so locker und offen wie die meisten anderen Lippenblütengewächse, sondern er ist seelisch unsicher und etwas *verkrampft*.

Dabei ist er außerdem *empfindlich* und anspruchsvoll, weswegen er einen nahrhaften, nicht zu feuchten und nicht zu trockenen Boden benötigt. Frost verträgt der Majoran überhaupt nicht, was sinngemäß bedeutet, daß er keinen Frust verträgt. Der Boden, auf dem er steht, sollte außerdem relativ kalkhaltig sein, damit der Majoran wenigstens sein »moralisches Knochengerüst« stabilisieren kann.

Der vielseitige Majoran ist unbeständig in seinen Aktionen und relativ kurzlebig, denn er ist nur eine einjährige Pflanze. Dabei läuft er manchmal vor sich selbst weg, er zersplittert sich und bringt nicht mehr sehr viel zustande. Das macht ihn *bitter,* und so ist es kein Wunder, wenn der Majoran in seinen Blättern Bitterstoffe bildet. Dennoch ist er wie alle Lippenblütler ziemlich ordnungsliebend, aber auch nervös und unbeständig, woraus sich eine recht *verspannte* Kombination ergibt, die sehr anstrengend ist und die zu einer Art »Logizismus« führt. Dabei vertraut der Majoran den Gesetzen der Logik mehr als sich selbst, denn er ist seelisch unsicher, und diese grundlegende Unsicherheit läßt ihn zum Skeptiker und Zweifler werden.

Seine Neigung zum Zwei-feln wird an der Bildung seiner *Blätter* deutlich, die sich immer zu zweit gegenüberstehen. Dabei kommen im oberen Bereich der Pflanze zu jedem Blattpaar auch gleich zwei neue Zweige. So gibt es für den Majoran zu jeder These eine Antithese und eine Synthese, zu jedem Einerseits ein Andererseits, zu jedem Ja ein Nein und zu jedem Wenn ein Aber. Dennoch hält der Majoran ganz gerne an seinen Behauptungen fest, denn sein Stengel wächst trotz vieler Verzweigungen geradeaus weiter. Der Majoran hebt aber immer auch die Gegensätze hervor, weswegen er häufig widersprüchlich wirkt.

Da der Majoran kein Holz bildet und da er unbeständig und kurzlebig ist, bleibt er immer *ein jugendlich-naiver Charakter.* Das wird auch an der Einfachheit seiner Blätter deutlich, die wenig charakterhafte Ausprägung besitzen und die so ähnlich wie Keimblätter aussehen. Der Majoran ist sozusagen ewig pubertär, und deswegen ist es auch kein Wunder, wenn seine Blüten etwas schüchtern wirken.

Da der Majoran mäßig viele und eher kleine Blätter bildet, die rundlich sind und auf einem kleinen Stiel wachsen, wird deutlich, daß er in seiner Entfaltung und in seinen kommunikativen Fähigkeiten nicht so vielseitig, wendig und intelligent ist, wie er es aufgrund seiner Vielzahl an Zweigen und weißen Blüten sein könnte. So ist er im Reden etwas schüchtern und wortkarg, aber er *spricht eine einfache Sprache*. Häufig muß er sich räuspern, um seine Stimme in Gang zu bringen, seine Schüchternheit zu überwinden und sich Gehör zu verschaffen – doch dann kommen seine Worte rund und sogar mit etwas Sti(e)l heraus.

Ein Majoran-Charakter kann sich schlecht konzentrieren. Er ist zu vielseitig und zu unruhig, er verbraucht sich dabei, und es fehlt ihm an Besinnungspausen. Er ist schnellebig, unsicher und etwas verkrampft. Er ist noch nicht »erwachsen«, sondern er ist jung geblieben und befindet sich stets in der Phase des Ausprobierens. Er verhält sich weitgehend objektiv, aber er zaudert und zögert viel, weswegen er in schüchterne, nervöse Anspannung gerät. Dennoch verhält er sich ebenso korrekt wie konzentriert und ist in seinen Worten einfach, gerecht, bescheiden und überlegt.

Astrologische Zuordnung

Wir können im schnellebigen, oberflächlichen, zweifelnden Majoran das Zeichen *Zwillinge* erkennen, wobei seine seelische Schüchternheit auf einen gewissen *Neptun*-Einfluß schließen läßt, während sein etwas verkrampfter Charakter auf eine starke *Pluto*-Betonung hinweist, die in diesem Zusammenhang Unsicherheiten gerne durch Wissen kompensiert.

Anwendung

Es werden die frischen oder die getrockneten, von den Stengeln abgestreiften Blätter mitsamt den Blüten verwendet, wobei die Blütenköpfe auch nach dem Ausblühen noch sehr viel angenehmes Aroma abgeben.

Majoran ist ein bekanntes Gewürzkraut, das sich besonders zum Würzen von Wurst und Soßen eignet. Majoran ist botanisch nahe verwandt mit Oregano, der auf keiner Pizza und in keiner italienischen Tomatensoße fehlen darf.

Medizinische Anwendung

Zu medizinischen Zwecken wird vor allem das getrocknete Kraut mitsamt den Blüten verwendet, das auch als Gewürz seine therapeutische Wirksamkeit hat. So kann es in schmackhafter Form eingenommen werden. Majoran wirkt besonders auf die Verdauungsorgane, da dieses Kraut aufgrund seines Gehaltes an Bitterstoffen vor allem schwere, fette und eiweißreiche Nahrung bekömmlicher macht, denn Bitterstoffe regen die Sekretion von Magen und Galle sowie anderer zur Verdauung notwendiger Drüsen an. Das in den Blüten und Blättern der Pflanze vorkommende ätherische Öl enthält zusätzlich *krampflösende, entspannende* und *beruhigende* Wirkstoffe, so daß Majoran ein geeignetes Gewürz ist bei Neigung zu Magen-Darm-Krämpfen, Gallenkoliken und Blähungskoliken.

Majoran bzw. das ätherische Öl aus Majoran ist in Einreibungen und Bädern gegen Erkältungen enthalten. Außerdem hat ein Bad mit Majoran beruhigende Eigenschaften bei nervösen Verspannungen, es wirkt krampflösend und lindert Gliederschmerzen.

Sowohl das Bad mit Majoranextrakten als auch innerlich in Form von Tee oder Gewürz eingenommener Majoran ist hilfreich bei *krampfhaften Menstruationsbeschwerden* und bei sexuellen Verspannungen, die ihre Ursache in einer gewissen Unsicherheit bezüglich der eigenen Sexualität haben, was oft mit Selbstzweifeln und Schüchternheit verbunden ist.

Daß Majoran günstig bei *Erkältung* wirkt, liegt daran, daß diese schüchtern-verspannte, zu Zweifeln neigende und seelisch schwer festzulegende Pflanze über wenig Selbstsicherheit verfügt, weswegen ihre Abwehrkräfte herabgesetzt sind. Sie verträgt keine Kälte, weswegen sie als körpereigene Medizin wärmende Inhaltsstoffe bildet. Außerdem wirkt diese etwas atmungsschwache Pflanze bei Erkältungen der Atmungsorgane, also bei Husten oder Schnupfen, durchblutungsfördernd, entspannend, reinigend und heilend, wobei eine Creme mit Majoranauszügen, die in der Apotheke als »Majoranbutter« erhältlich ist, auch hervorragend gegen Wundheit der Naseneingänge wirkt.

Majorantee eignet sich zum Gurgeln bei Kehlkopfproblemen und »Frosch im Hals«, bei Heiserkeit und *Räusperzwang*. Hier wirken auch die im Majoran enthaltenen Gerbstoffe günstig, indem sie mit der Schleimhaut eine schützende Verbindung eingehen. Da Majoran außerdem über schleimlösende und krampflösende Inhaltsstoffe verfügt, sind Zubereitungen aus dieser Pflanze besonders geeignet zur Asthmatherapie und zur Behandlung von Keuchhusten, der ja während einer Entwicklungsphase entstehen soll, in der Kinder lernen müssen, sich aus der Hektik der umsorgenden Bezugsperson(en) zu lösen und selbständiger zu werden, konsequenter zu handeln und sich »Luft zu verschaffen« – und da der ewig junge, unsichere und nervös verspannte Majoran ähnliche Probleme hat, ist es natürlich kein Wunder, wenn er gegen Keuchhusten Wirkstoffe bildet.

Als Medizin gegen *Husten*, z. B. in Hustensaft, ist Majoran geeignet für Menschen, die etwas verkrampft, eher flach und wenig atmen, gerade so wenig wie der Majoran mit seinen mäßig vielen und eher kleinen, einfachen Blättern. Im Gegensatz zu Thymian wirkt Majoran als Medizin gegen Husten nicht anregend, sondern eher beruhigend, er enthält weniger Reizstoffe, ist nicht so scharf und wirkt stärker adstringierend. Allerdings schmeckt Majorankraut relativ bitter, und so sollten vor allem die angenehm aromatischen und süßeren Blüten zur Herstellung von Hustenmedizin aus Majoran verwendet werden.

Homöopathische Anwendung

In der Homöopathie ist Majoran relativ unbekannt, er ist aber unter *Majorana* im Homöopathischen Arzneimittelbuch verzeichnet.

In der Urtinktur sowie in niedrigen homöopathischen Verdünnungen ist Majorana wie bereits beschrieben geeignet gegen krampfhaften Husten, Kehlkopfbeschwerden und Räusperzwang, der vor allem auf nervöser Verspannung und innerer Unsicherheit beruht. In diesem Sinne wirkt Majorana auch gegen nervöses Asthma. Als homöopathisches Mittel gegen Keuchhusten ist jedoch nicht Majorana, sondern *Drosera* (Sonnentau) die bekannteste und wirksamste Medizin. Majorana könnte aber bei Keuchhusten ergänzend wirken.

Majorana in niedrigen bis mittleren Potenzen ist passend bei bestimmten rheumatischen Beschwerden, zu denen Majoran-Charaktere manchmal neigen, da sie ja unsicher und verspannt sind und oftmals nicht die richtige Haltung finden.

In höheren Potenzen, also auf der geistigen Ebene, ist Majorana ein geeignetes Mittel für etwas schüchterne, »jugendliche Zweifler«, die eher unbeständig leben, sich ihrer selbst nicht sehr sicher sind und ihre vielen und noch »unschuldigen« Gefühle eher vorsichtig, etwas verkrampft und schüchtern zeigen, wobei sie unter nervöser Verspannung leiden und nicht genügend atmen, jedoch in der Wahl ihrer Worte einfach, bescheiden und überlegt sind.

Salbei
Salvia officinalis

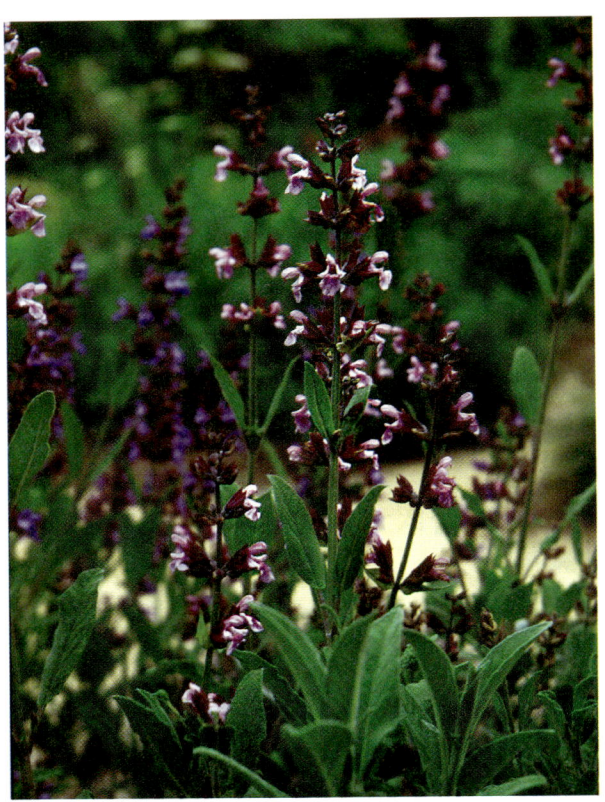

Charakter: harmonische Großzügigkeit statt bitterer Wahrheit

Der Salbei ist eine beliebte Gartenpflanze, die obendrein als Tee zubereitet und als Gewürz und Heilmittel verwendet werden kann. Im Garten ist er geduldig und anspruchslos. Er benötigt keinen besonderen Boden, aber

- Blüte: Gelegentlich weiß, häufiger hellrosa bis violettblau, 2 bis 3 cm groß, in Scheinquirlen stehend, die ihrerseits in lockeren Ähren an den oberen Zweigenden erscheinen; Blütezeit: Mai bis Juli.
- Körper: Im unteren Teil verholzender, ausdauernder Halbstrauch, der im Herbst seine nicht verholzenden Stengel und Blätter abwirft bzw. zurückgeschnitten werden muß; die Blätter sind eiförmig bis lanzettlich und etwas runzelig, eher hell- als dunkelgrün und graufilzig behaart; Höhe der Pflanze: 20 bis 70 cm.
- Standort: Als Heil-, Gewürz- und Bienenfutterpflanze in vielen Gärten zu finden; sollte sonnig und trocken stehen, wobei auf ausreichend Kalk im Boden zu achten ist; Heimat: Europa, nördliches Mittelmeergebiet.

um gedeihen zu können, darf er nicht feucht stehen und braucht viel Sonne. Denn auch der Salbei ist eines der Lippenblütler-Gewürzkräuter, die aus dem Mittelmeergebiet in unseren Sprachraum gebracht wurden, wobei es jedoch einheimische Salbeiarten gibt, die dort wachsen, wo es ausreichend trocken und sonnig ist, und zwar am liebsten auf kalkhaltigen Böden.

Die *Blüten* des Salbeis sind hellrosa bis dunkelviolett. Das heißt, sie erscheinen fast in der ganzen Bandbreite der Farben, die für die Harmonieliebe zuständig sind. Es fehlt ihnen jedoch der warme Orangerotton. Statt dessen erblühen Salbeipflanzen eher in milden, aber kühleren Tönen. Die Charaktermerkmale *mild, kühl* und *harmonieliebend* lassen darauf schließen, daß der Salbei einen eher ruhigen und duldsamen Charakter hat. Dabei sieht er als harmonierosaviolettblühende Pflanze die Welt durch die »rosarote Brille«, neigt zum Beschwichtigen und geht Problemen lieber aus dem Weg.

Der Salbei kann sich ganz gut anpassen, aber er mag der bitteren Wahrheit nicht gerne ins Auge sehen. Viel lieber glaubt er an seine kleinen süßen Lügen. Das führt bei äußerer *Scheinharmonie* aber zu innerer Disharmonie und

Bitterkeit – und deswegen ist es kein Wunder, wenn diese Pflanze Bitterstoffe und ein sehr eigenartig disharmonisch duftendes ätherisches Öl enthält, das etwas herb nach Campher, aber auch nach Zitronenbonbons riecht.

Der Salbei hat relativ große, aber nicht allzu viele Blüten und Blätter. Im Vergleich zu seinen botanischen Geschwistern ist er daher einfacher und weniger vielseitig. Er ist nicht ganz so flink und wendig, denn er ist etwas ruhiger, passiver, gemütlicher, aber auch großzügiger und weniger kleinlich als andere Lippenblütler.

Seine *Blätter* sind verschwommen graugrün, sie wirken wie belegt, sind etwas runzelig und sehen wie Waschlederlappen aus. Sie verfügen neben ätherischen Ölen über einen relativ hohen Gehalt an Gerbstoffen, die »Haut zu Leder« machen.

Da die Blätter einer Pflanze zeigen, wie sie sich nach außen entfaltet und wie sie ihre Stimme kundtut, läßt sich schlußfolgern, daß eine Salbei-Persönlichkeit eher eine belegte Stimme hat, etwas verschwommen spricht und aufgrund ihrer Harmonieliebe nicht sehr gerne deutlich wird. Anstatt der Wahrheit ins Auge zu sehen, verweilt sie lieber im »harmonischen Nebel«.

Wenn wir davon ausgehen, daß die Natur auch ganz konkret in jede Pflanze das Organ hineinzeichnet, auf das sie wirkt, so können wir in dem länglich-eiförmigen, nach vorne etwas zugespitzten und filzig belegten Salbeiblatt die Ähnlichkeit mit einer belegten Zunge nicht übersehen – und tatsächlich wirkt Salbei gegen Bakterien des Mundraumes, die eine belegte Zunge und Halsschmerzen hervorrufen.

Der Salbei paßt zu Menschen, die auch kritischen Situationen mit *großzügigem Gleichmut* begegnen, die sich fast immer harmonisch verhalten und gut auf andere eingehen können, aber manchmal zu duldsam sind und für die Durchsetzung ihrer eigenen Anliegen zu wenig einfordern. Dieser großzügige Gleichmut ist eigentlich eine gute Eigenschaft, aber wenn es darauf ankommt, zu handeln oder sich zu wehren, kann Gleichmut selbstzerstörerisch sein. Wenn vor lauter Duldsamkeit auch noch Gemeinheiten »geschluckt« werden müssen, ist es kein Wunder mehr, wenn es auf der körperlichen Ebene zu Schluckbeschwerden kommt, für die Salbei dann natürlich die optimale Medizin ist.

Der Salbei ist eine der wichtigsten Heilpflanzen, und noch vor wenigen Jahrhunderten galt der Leitsatz: »Warum soll sterben ein Mensch, in dessen Garten Salbei wächst?« Dieser Satz wird zwar kaum bedeuten, daß Salbei gegen jede Krankheit wirksam sei, nimmt aber höchstwahrscheinlich Bezug auf die antibiotischen, pilzhemmenden und schleimhautheilenden Eigenschaften von Salbei.

Das Wort Salbei ist übrigens verwandt mit den Worten Salbe und Balsam – ein klarer Hinweis also dafür, daß diese Pflanze schon seit Urzeiten wichtig gewesen ist für die Herstellung von Heilmitteln, mit denen sie quasi identifiziert worden ist. Auch für Räucherzeremonien wurde Salbei verwendet, wohl um ansteckende Bakterien sowie »böse Geister« zu vertreiben und den Raum rituell zu reinigen, ihn zu weihen und zu salben.

Astrologische Zuordnung

Der Salbei entspricht astrologisch gesehen einer Kombination aus den Zeichen *Stier* und *Fische,* wobei der Stier für die rosaroten und sinnlich-bequemlichen Seiten zuständig ist und außerdem den Mund- und Rachenbereich regiert, während die Fische eher Duldsamkeit und Gleichmut symbolisieren. Die Kombination von Stier und Fischen wird aus astrologischer Sicht außerdem bakteriellen und anderen körperlichen Zersetzungserscheinungen zugeordnet, gegen die wiederum Salbei Wirkstoffe enthält.

Anwendung

Es werden die frischen oder die getrockneten Blätter der Pflanze verwendet, für den Tee können aber auch die Blüten genommen werden.

Salbei ist eine Gewürzpflanze, die verwendet wird, um Wurst und Fleisch einerseits haltbarer zu machen und ihnen andererseits einen »typischen« Fleischgeschmack zu geben. Vor allem fette Speisen, aber auch gärungserzeugende, blähende Gemüse- und Rohkostgerichte sollten mit Salbei gewürzt werden.

Medizinische Anwendung

Medizinisch stark wirksam ist der Tee aus den getrockneten Blättern, bei dessen Herstellung wir berücksichtigen müssen, daß Salbeiblätter nicht abgekocht werden dürfen, da sich durch Abkochung das in ihnen enthaltene ätherische Öl verflüchtigt. Ein Kaltauszug aus Salbeiblättern läßt sich aber auch nicht gut zubereiten, da Salbeiblätter filzig behaart und fetthaltig sind, weswegen sich die Wirkstoffe kaum in kaltem Wasser lösen. Am besten ist es daher, Salbeiblätter in bis ca. 80 °C heißes Wasser zu geben, sie dort mindestens fünfzehn Minuten ziehen zu lassen und anschließend abzufiltern.

Salbeitee darf nicht dauerhaft in beliebigen Mengen getrunken werden, da in ihm der giftige Wirkstoff *Thujon* enthalten ist, der nervenschädigende und auch abtreibende Wirkung hat. Da Salbei außerdem über adstringierende Eigenschaften verfügt, kann durch Einnahme von Salbeitee die Einnistung eines Embryos in der Gebärmutter verhindert werden – wobei es aber spätestens ab der vierten Schwangerschaftswoche aufgrund der im Salbeitee enthaltenen Giftstoffe zu einer Schädigung des Ungeborenen kommen kann. Viele mißgebildete Kinder früherer Zeiten waren das Ergebnis fehlgeschlagener Abtreibungsversuche mit giftigen Kräutern. Deswegen sollten *Schwangere keinen Salbei-tee* trinken!

Ansonsten ist Salbeitee aber ein hervorragendes Heilmittel vor allem gegen bakterielle sowie gegen Pilzinfektionen der Schleimhäute. Dabei wirkt Salbeitee einerseits aufgrund seines Gehaltes an ätherischen Ölen, die stark *keimhemmende Eigenschaften* haben, andererseits aber auch aufgrund seines Gehaltes an Gerbstoffen, die aus bestimmten Eiweißverbindungen bestehen, welche an die Schleimhautoberfläche andocken und diese verdichten, so daß eine schützende Barriere entsteht, die die Aufnahme von Erregern oder von giftigen Substanzen unmöglich macht, während die Schleimhaut in Ruhe nachheilen kann.

Abgekühlter Salbeitee ist das perfekte Heilmittel bei vielen *Infektionskrankheiten des Mund- und Rachenraumes*, wo er vor allem zum Gurgeln und zu Mundspülungen verwendet werden sollte. Dieser Tee wirkt auch gegen Bakterien im Zahnbelag, die Karies und Parodontose verursachen können.

Bei einer bakteriellen *Mandelentzündung* können häufige Gurgelanwendungen mit richtig zubereitetem, frischem, abgekühltem Salbeitee eine Antibiotikabehandlung überflüssig machen, zumal hier gezielt an Ort und Stelle die Vermehrung der schädlichen Bakterien gehemmt wird, während bei einer Antibiotikabehandlung oft mit »Kanonen auf Spatzen« geschossen wird, was zu einer Schädigung der körpereigenen Schutzflora führt und zusätzlich das Immunsystem irritiert.

Daß diese Pflanze überhaupt so starke infektionshemmende Eigenschaften hat, liegt daran, daß dieser bequemlich-harmonische Charakter zuviel an sich heranläßt, sich zu undeutlich abgrenzt, zuwenig Berührungsängste hat und zu sehr für die anderen da ist, von denen er angehaucht, berührt und geküßt wird, aus deren Gläsern er dann und wann trinkt und bei denen er sich ansteckt, besonders im Mund- und Rachenraum, aber auch im Genitalbereich. Daß der Salbei nun gerade in diesen Körperregionen empfindlich ist, können wir auch an den relativ großen, offenen, sinnlich wirkenden Lippenblüten ablesen, die anscheinend dazu neigen, sich einiges »einzufangen«, weswegen der Salbei entsprechende Wirkstoffe bilden muß.

Neben seinen infektionshemmenden Eigenschaften wirkt Salbei östrogenartig sowie schweiß- und *sekretionshemmend*. Deswegen ist Salbeitee in Maßen genossen oder Salbei als Gewürz ein geeignetes Mittel bei übermäßiger Schweißabsonderung und auch bei übermäßigem Milchfluß, wobei Salbeitee seit alten Zeiten als Mittel zum Abstillen empfohlen wird. Außerdem kann die Einnahme von Salbeitee eine zu starke Menstruationsblutung beinahe um die Hälfte verringern.

Aufgrund der sekretionshemmenden und entzündungswidrigen Eigenschaften sind Salbeiauszüge in Waschungen, Umschlägen oder Salben äußerlich angewendet ein heilendes Mittel bei entzündlichen Hauterkrankungen, vor allem wenn sich »Beläge« auf der Haut gebildet haben. In diesem Zusammenhang kann Salbei auch bei Schuppenflechte wirksam sein. Da Salbeiblätter eher ledrig, trocken und fetthaltig sind, passen sie nach dem alten Grundsatz »Gleiches mit Gleichem« natürlich zu Personen mit entsprechender Hautbeschaffenheit. Sie passen aber ergänzend auch zu Menschen, die eine feuchte, aber wenig fettende Haut haben, welche nur eine schwache Schutzschicht bildet und den Nährboden für geruchsbildende bakterielle Infektionen oder Hautpilz bereitet.

Salbeitee oder Salbeiöl ist daher ein hervorragendes Mittel für Fußbäder, besonders bei schweißigen Füßen mit einer Neigung zu Fußpilz, da Salbei nicht nur schweiß-, sondern auch *pilzhemmende Wirkstoffe* enthält. Die pilzhemmenden Eigenschaften kommen außerdem in Sitzbädern mit Salbeitee zur Geltung, wenn im Bereich von After und Genitalien eine Infektion mit Candida albicans vorliegt, die ihren Ursprung fast immer im Darm hat, weswegen außerdem Salbeitee getrunken werden sollte, der neben seinen pilzhemmenden Eigenschaften die Schleimhäute auf schützende Weise gerbt.

Hildegard von Bingen schreibt über Salbei, daß dieses Kraut den Überfluß an »schlechten Säften« mindere und alles Üble im Körper aufräume. Sie empfiehlt aber nicht einfach Salbeitee, sondern schreibt, daß Salbei pulverisiert und auf Brot gegessen werden solle.

Zu medizinischen Zwecken wird häufig auch nur das ätherische Öl der Pflanze verwendet, in dem zwar keine Gerbstoffe mehr vorkommen, das aber relativ viel Campher enthält, welcher auf das Stammhirn wirkt und das zentrale Nervensystem anregt, wobei die Herztätigkeit und die Durchblutung aktiviert werden. Campher ist ein klassisches »Wiederbelebungsmittel« bei Ohnmachtsanfällen oder drohendem Kreislaufkollaps und ein spontanes Stärkungsmittel, wenn Epidemien die Runde machen. Ätherisches Salbeiöl enthält außerdem nachweislich pilzhemmende und antiseptische Wirkstoffe bis zu einer Verdünnung von 1:10 000 – eine Konzentration, die auch in richtig zubereitetem Salbeitee ohne Zweifel enthalten ist.

Homöopathische Anwendung

In der Homöopathie wird Salbei normalerweise nicht verwendet, ist aber im Homöopathischen Arzneimittelbuch als *Salvia officinalis* verzeichnet.

In der Urtinktur sowie in niedrigen homöopathischen Verdünnungen wirkt Salvia wie bereits beschrieben gegen Halsschmerzen, bakterielle Infektionen usw.

Als Konstitutionsmittel ist Salvia passend für Menschen, die eine belegte Stimme und eine belegte Zunge haben, zu Schluckbeschwerden neigen und außerdem eher wenig trinken und wenig schwitzen.

In höheren homöopathischen Verdünnungsgraden hingegen wirkt Salvia vor allem auf Salbei-Charaktereigenschaften und ist hilfreich für Personen, die Konflikten gerne aus dem Weg gehen, wobei sie eine gewisse träge Gleichgültigkeit an den Tag legen und großzügig verschwommen die lästigen Einzelheiten übersehen.

Malvenartige Pflanzen
Malvales

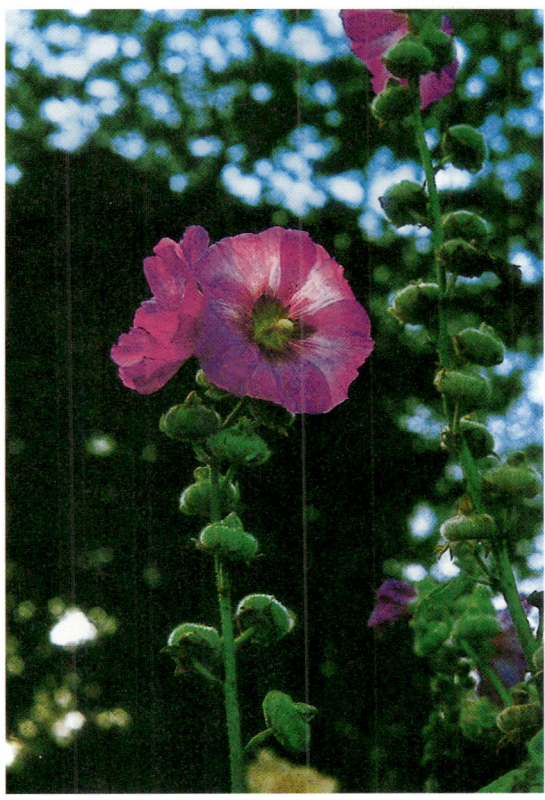

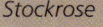

Stockrose

Charakter: Sinnlichkeit

Zur Ordnung der malvenartigen Pflanzen gehören unter anderem die Weg-Malve, die Wilde Malve, der Eibisch, die Stockrose sowie der Hibiskus und erstaunlicherweise auch die Linde.
Alle malvenartigen Pflanzen zeichnen sich durch reichli-

che und meistens lang andauernde Blütenbildung aus, was sie zu beliebten Garten- und Kulturpflanzen macht. Besonders schöne, große Blüten bildet die Stockrose, besonders viele Blüten die Linde.

Daß diese Pflanzen so reichlich Blüten bilden, bedeutet natürlich, daß sie sehr fruchtbar sind. Sie sind *lebensbejahend* und *lustbetont*, sie haben keine Scheu, ihre Gefühle zu zeigen, sind aber dabei schon *fast gefühlssüchtig.*

Die *Blüten* der meisten malvenartigen Pflanzen sind hellrosa bis rot oder violett, woran ihr *sinnlicher, harmonischer, rosarot-optimistischer Charakter* deutlich wird, der die schönen Seiten des Lebens liebt und genießen will. Malvenartige Pflanzen lieben aber auch das bunte Leben, und deswegen kann die Stockrose in allen möglichen Farben blühen. Außerdem gibt es nahezu weißblühende oder gelbblühende, weniger schönfärberische malvenartige Pflanzen, wobei die gelbblühenden Arten natürlich besonders gefühlvoll sind, denn Gelb ist ja die Farbe der Seele und der Empfindungen. Daher sollte es uns nicht mehr verwundern, daß viele dieser Pflanzen besonders starke, betörende Düfte absondern. Die ebenfalls gelbblühende Ambramalve bringt Samen hervor, die pflanzlichen Moschus enthalten und im arabischen Raum als Aphrodisiakum geschätzt sind. Relativ unauffällige, aber dafür unzählig viele eher grünlichgelbe und ebenfalls stark duftende Blüten bildet die Linde, die einen an Empfindungen sprudelnden Charakter hat und über so viel konkret vorhandene Lebenskraft verfügt, daß sie bis zu dreißig Meter hoch und über tausend Jahre alt werden kann.

Die einzelnen Blüten malvenartiger Pflanzen verfügen über jeweils fünf Blütenblätter (Kronblätter). Die Zahl Fünf weist ebenfalls auf harmonieliebende Charaktereigenschaften hin, denn Fünf ist die Zahl des harmonischen Zusammenspiels. Töne, die fünf Tonschritte auseinanderliegen, werden als Quinte bezeichnet und klingen besonders harmonisch zusammen. Wenn wir die geistreiche Lösung eines von bestimmten Rahmenbedingungen abhän-

gigen Problems ge-
funden haben, spre-
chen wir von der
Quintessenz. Wäh-
rend die Zahl Vier
einen Rahmen dar-
stellt, bedeutet die
Zahl Fünf einen
Rahmen mit Inhalt,
und sie bedeutet
auch, daß die vier
Dimensionen mit
einer fünften, näm-

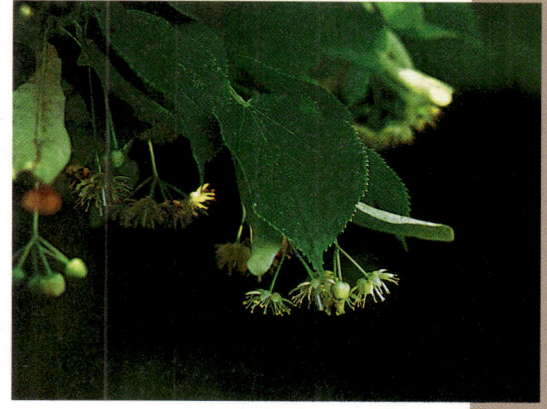

Lindenblüten

lich mit der geistigen, erfüllt werden.

Die Blätter der malvenartigen Pflanzen sind häufig handförmig oder rundlich gelappt und immer am Rande gekerbt oder gesägt, die Blätter der Linde allerdings sind
herzförmig. Da die Blätter einer Pflanze für deren Fähigkeit stehen, in Kontakt zu treten, zu atmen, zu funktionieren und sich darzustellen, können wir schlußfolgern, daß
malvenartige Pflanzen mit ihren eher handförmigen Blättern einiges begreifen und erfassen, während es der Linde
mit ihren herzförmigen Blättern darum geht, immer wieder Herz zu zeigen, weswegen sie nicht nur die größte, sondern auch die großzügigste malvenartige Pflanze ist.

Malvenartige Pflanzen enthalten häufig lindernde Stoffe –
was in der Bezeichnung »Linde« seinen Höhepunkt findet,
deren Blüten zu sekretionslösenden und schweißtreibend wirkenden Tees verwendet werden. Bekannt sind die
meisten malvenartigen Pflanzen jedoch aufgrund ihres
Gehaltes an Schleimstoffen, die bei der Wilden Malve in
den Blättern, beim Eibisch hingegen in den Wurzeln enthalten sind und die eine mildernde, schützende und heilende Wirkung bei Entzündungen der Schleimhäute ausüben.

Daß malvenartige Pflanzen relativ viele Schleimstoffe enthalten, ist aufgrund ihrer sinnlichen, gefühlsbetonten Ei-

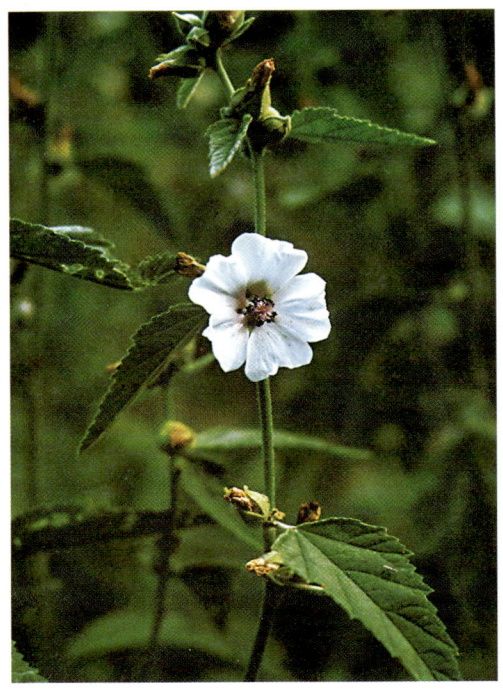

Eibisch

genschaften eigentlich kein Wunder mehr, wird doch durch sinnliche Lust die Entstehung von Schleim oder Speichel gefördert. malvenartige Pflanzen verhalten sich sprichwörtlich oft »schleimig«, da sie als lustbetonte und harmonieliebende Charaktere Konflikte meiden, wo sie nur können, und lieber immer freundlich als einmal böse sind.

Malve

Malva sylvestris und Malva neglecta

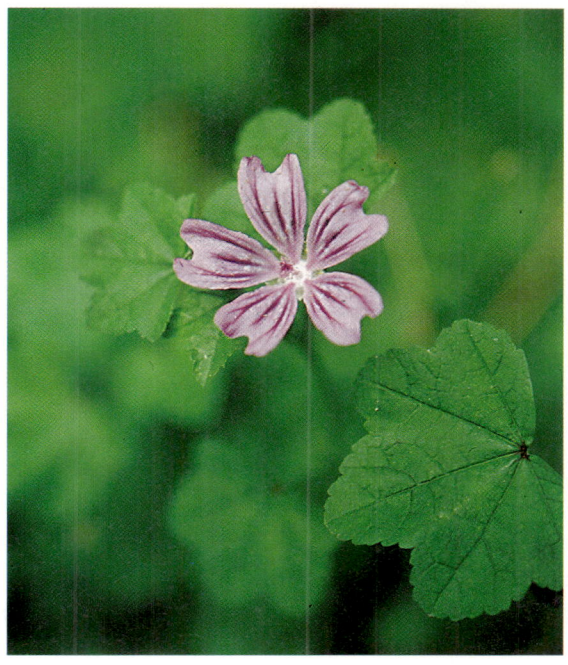

Charakter: ansteigender Unmut bei aller Lebens-lust und Harmonie

Die Wilde Malve und die Weg-Malve sind sich in Ausse-hen, Charaktereigenschaften und Wirkungsweise relativ ähnlich. Deswegen werden sie in diesem Text gemeinsam beschrieben.

Die Bezeichnung Weg-Malve ist etwas irreführend, da die Weg-Malve nicht gerade häufiger am Wegesrand zu finden ist als die Wilde Malve. In der Natur ist die Wilde Malve sogar öfter anzutreffen, da sie langlebiger und robuster ist,

- Blüte: Zu mehreren in den Blattachseln erscheinend, wobei jede Blüte von einem kleinen Stiel getragen wird; die einzelne Blüte hat fünf gekerbte Kronblätter, die rosaviolett sind; das einzelne Kronblatt ist 2 bis 3 cm lang und mit meistens drei dunkelviolettfarbenen Längsrillen gezeichnet; Blütezeit: Juni bis Oktober.
- Körper: Spindelförmige Pfahlwurzel, aus der eine Staude sprießt, die im ersten Lebensjahr häufig nur als Blattrosette existiert; in den darauffolgenden Jahren mehrere, teils aufrechte, teils kriechende, behaarte, blätter- und blütentragende Stengel; das einzelne Blatt ist gelappt bis handförmig, drei- bis siebenteilig und am Rande gekerbt; Höhe der Pflanze: 30 bis 120 cm.
- Standort: Gärten, Weinberge, Äcker, Wegränder, Schuttplätze; stickstoffreiche, nicht zu feuchte Böden; als Heil- und Teepflanze kultiviert; Heimat: gemäßigte und mediterrane Zonen Europas und Westasiens, die nicht zu sehr vom Festlandklima beeinflußt werden.

wohingegen die Weg-Malve immer nur Wegbegleiter in menschlichen Siedlungen ist. Dabei ist die größere, saftigere Wilde Malve eher in Zonen mit regenreichem, ozeanischem Klima zu Hause, während die kleinere, verhaltenere, blassere Weg-Malve nicht so regenreiches, kontinentales Klima bevorzugt, weswegen sie im Nordwesten Deutschlands sehr selten, im Südosten hingegen verbreitet ist.

Im Vergleich zur Wilden Malve, die bis zu 120 cm hoch und mehrere Jahre alt werden kann, wirkt die Weg-Malve wie eine Miniaturausgabe, wobei sie lediglich eine Höhe von maximal 50 cm erreicht und auch nur ein bis zwei Jahre lebt. Ihre *Blätter* sind rundlich und weniger differenziert als die handförmigen Blätter der Wilden Malve, deren *Blüten* in kräftigem Rosaviolett erscheinen, wobei sie von meistens drei dunkelviolettfarbenen Längslinien pro Blütenblatt gezeichnet sind, während die Blüten der Weg-Malve schwächer und verhaltener wirken, kleiner sind und lediglich in sehr hellem Rosaviolett erscheinen.

Daß beide hier beschriebenen Malven mehr oder weniger

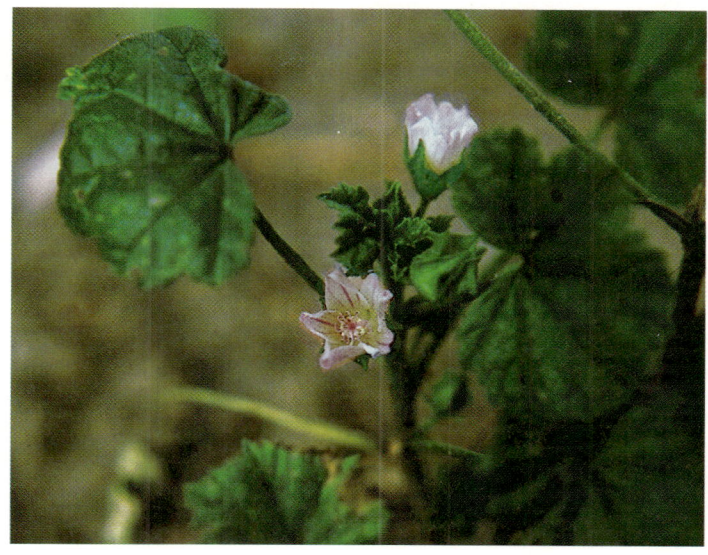

☞ **Botanischer Steckbrief Weg-Malve**

- Blüte: Drei bis sechs Blüten erscheinen auf kleinen Stielen in den Blattachseln; die einzelne Blüte hat funf einfach gekerbte, hell-rosafarbene, nur ca. 1 cm lange Kronblätter; Blütezeit: Juni bis Oktober.
- Körper: Spindelförmige Wurzel, aus der eine ein- bis zweijährige Pflanze sprießt, die mitunter im ersten Jahr lediglich als Blattro-sette erscheint, um dann im zweiten Jahr mit mehreren blüten- und blättertragenden Stengeln zu sprießen, die teilweise auf-recht stehen und teilweise kriechen; das einzelne Blatt ist rund-lich, etwas herznierenförmig, schwach drei- bis siebenzählig ge-lappt und am Rande gesägt; Höhe der Pflanze: 15 bis 50 cm.
- Standort: Immer in der Nähe menschlicher Ansiedlungen in Gär-ten und auf Äckern oder Weinbergen; stickstoffreiche, nicht zu feuchte Böden; Heimat: mediterrane bis gemäßigte Zonen Euro-pas und Westasiens, die nicht zu sehr von atlantischen Tiefaus-läufern beeinflußt werden.

rosa blühen, zeigt, daß sie die schönen, *die rosaroten Seiten des Lebens lieben und eher den sicheren und bequemen Weg ge-hen*, als irgendwelche Risiken herauszufordern, wobei sie sich sinnlich und lustbetont verhalten. Hier mangelt es ihnen manchmal an Rückgrat, sie sind nicht immer ganz aufrecht, was daran deutlich wird, daß diese Pflanzen neben aufrechten auch kriechende, niederliegende Stengel bilden. Wir können also sagen, daß sie sich vor lauter Konfliktscheu mitunter sprichwörtlich *»kriecherisch«* – und sogar »schleimig« verhalten, denn sie bilden in ihren Blättern außergewöhnlich viele Schleimstoffe.

Dabei neigt eine Malve zu ansteigendem *Unmut,* je weniger bestimmte Konflikte angegangen und ausgefochten werden, was mit einer Herabsetzung der körperlichen Abwehrkräfte einhergehen kann, welche sich häufig darin äußert, daß die Malve eines Tages sprichwörtlich »die Nase voll« hat, sich schwach fühlt und hinlegen muß, was wiederum an ihren teilweise niederliegenden Stengeln deutlich wird, wobei sie in ihren Blättern Wirkstoffe bildet gegen Schnupfen oder andere Erkrankungen der Schleimhäute.

Die für die Malve typischen Charaktereigenschaften wie Unmut und Schwäche finden sich in der Weg-Malve am deutlichsten wieder. Denn die schüchterne, in Blatt und Blüte nur schwach ausgeprägte, etwas verhaltener, eingeschüchterter und frustrierter wirkende Weg-Malve hat weder Mut noch Kraft, sich klar und deutlich darzustellen, sie traut sich nicht, aufzufallen und groß und stark zu werden oder dauerhaft bestehen zu können. Sie gedeiht nur in Anlehnung an menschliche Siedlungen, und auch daran zeigt sich, wie wenig Eigenständigkeit diese Pflanze im Vergleich zu der ihr nahe verwandten Wilden Malve hat.

Da die Weg-Malve einen schwächeren, problematischeren Charakter hat, wird sie aber höchstwahrscheinlich mehr Wirkstoffe bilden, und deswegen halte ich sie für die medizinisch etwas interessantere Pflanze. Wer jedoch Wilde Malven vor der Haustür wachsen hat, sollte selbstverständlich diese zu medizinischen Zwecken verwenden, da ja sowieso nur die Pflanzen an einem bestimmten Ort erscheinen, die zu diesem Ort passen – und auch die Menschen, die an diesem Ort wohnen, sind nicht umsonst »ausgerechnet« hier ansässig geworden. Daß Malven allgemein sehr gerne in der Nähe von Menschen gedeihen, liegt neben der Tatsache, daß die Malve kultivierte Gartenböden bevorzugt, metaphysisch gesehen sicherlich daran, daß diese Pflanze einen bestimmten, im menschlichen Leben häufig auftretenden Zustand symbolisiert: wenn es bei aller Bequemlichkeit und Harmonie zu Unmut und Schwäche kommt.

Die lustbetonte Malve ist ein gutmütiger und lieber Charakter, der sich nicht sehr gut wehren kann und der sich niemals auf aggressive, sondern eher auf schmeichelnde Art und Weise durchsetzt, die ihm durchaus Erfolg beschert. Dabei ist die Malve nicht immer ganz aufrichtig, sie ist aber auch nicht starrsinnig, sondern genügsam und beweglich. Weil sie von Juni bis Oktober immer wieder neue rosa Blüten bildet, können wir sagen, daß sie lebensbejahend, gefühlvoll und sinnlich ist. Sie möchte nicht unbedingt an bestimmten Grundsätzen festhalten oder sich in besonders hohe geistige Sphären aufschwingen, sondern nach dem Lustprinzip in Schönheit und Harmonie schwelgen, wobei sie Disziplin, Konzentration und harte Arbeit nicht besonders liebt und sich auch gerne mal gehenläßt. Der Malve fehlt es also an Selbstbeherrschung, doch ist sie dabei niemals tyrannisch, sondern eher zu weich und zu nett. Sie liebt die schönen Genüsse mehr als den Alltag, auf den sie schnell mit Unmut reagiert. Sie ist etwas verweichlicht, mag es gerne bequem und kann nur wenig Frustration ertragen. Sie friert leicht, erkältet sich schnell, und auch ihre Genußsucht führt zu einer körperlichen Schwächung.

Dabei ist die schwächere, hellrosablühende, einjährige Weg-Malve unbewußter als die violett gezeichnet blühende, länger lebende Wilde Malve mit ihren handförmigen Blättern, die mehr Intelligenz und Geist besitzt, denn Violett ist die Farbe des Geistes bzw. des ausgleichenden Denkens, während handförmige Blätter ein differenziertes Begriffsvermögen symbolisieren. Die Wilde Malve hat also weniger Angst, die Dinge zu begreifen, darzustellen und auszusprechen, wobei sie sich deutlicher und verläßlicher verhält als die Weg-Malve, die eher einen bescheidenen, zurückhaltenden und flüchtigen Charakter hat.

Die kleinere Weg-Malve paßt daher besonders gut zu relativ unauffälligen, angepaßten, wenig ausgeprägt entwickelten, konfliktscheuen kleinen Leuten, die Angst haben, deutlich zu denken, Verantwortung zu übernehmen und Profil zu zeigen, und die sogar ihre Krankheiten nur flüchtig ausbilden, wobei sie nicht zu schweren, sondern eher zu kurzlebigen Krankheiten neigen, obwohl sie manchmal chronisch, aber mild verschleimt sind.

Die Wilde Malve paßt hingegen besser zu selbständigen, erwachsenen und ausgeprägter entwickelten Menschen, die recht gut denken, wahrnehmen und begreifen können, die aber ähnlich harmonieliebend, konfliktscheu und schleimig sind wie die Menschen, zu denen die Weg-Malve paßt. Da sie genauer wahrnehmen, bilden sie auch ihre Krankheiten genauer aus. Sie haben *perfektionistische Züge*, sind aber dennoch lustbetont und emotional – wobei diese Eigenschaften in Kombination die Entstehung von Magenschleimhautentzündungen oder Magengeschwüren begünstigen können. Und genau hier bildet die Wilde Malve als körpereigene Medizin die besten Wirkstoffe, da sie die gleichen Eigenschaften hat.

Astrologische Zuordnung

Wir können beide hier beschriebenen Malven vor allem der sinnlichen, lustbetonten, harmonieliebenden, konfliktscheuen, bequemlichen und etwas verweichlichten Konstellation *Mond/Venus* zuordnen.

Anwendung

Die Blüten der rosaviolettblühenden Wilden Malve werden häufig zur Teebereitung verwendet. Sie sind in vielen Kräuter- und Früchteteemischungen enthalten, vor allem weil sie dem Tee eine schöne Farbe geben. Sie sind ihrem Wesen nach vergleichbar mit den roten Blüten des Afrikanischen Hibiskus, der auch zur Ordnung der malvenartigen Pflanzen zählt und dessen Blüten einen säuerlich-fruchtigen roten Tee entstehen lassen, weswegen sie meist den wesentlichen Bestandteil eines »Hagebuttentees« ausmachen. Die Blüten der Wilden Malve wirken jedoch feiner und milder, sie sind auch nicht so sauer, weswegen Tee aus Wilden Malven im Normalfall bekömmlicher ist als der doch ziemlich saure Hibiskustee.

Medizinische Anwendung

Der Tee aus Malvenblüten wirkt kräftigend bei Blässe, Schwäche und fieberhaften Infektionskrankheiten.
Malvenblüten werden in der Naturheilkunde allerdings relativ selten verwendet, denn die Wirkstoffe, auf die es hier ankommt, befinden sich in den Blättern der Wilden Malve sowie der Weg-Malve, die aus schulmedizinischer Sicht nahezu identisch sind.
Tee aus Malvenblättern hilft bei allen *Erkrankungen der Schleimhäute,* und zwar besonders des Rachenraumes oder des Magens, da Malvenblätter relativ viele Schleimstoffe enthalten, die einen lindernden, mildernden, reinigenden und schützenden Einfluß auf entzündlich gereizte Schleimhäute ausüben. Eine zweite positive Eigenschaft besteht darin, daß Malvenblätter in geringen Mengen Gerbstoffe enthalten, welche sich mit der Schleimhautoberfläche verbinden und diese etwas verdicken, wobei einerseits die übermäßige entzündliche Sekretion, anderer-

seits aber auch die Empfindlichkeit gegenüber schädlichen Einflüssen herabgesetzt wird.

Als Gurgellösung oder als Getränk wirkt der Tee aus Malvenblättern vor allem gegen solche Schleimhauterkrankungen, die entstanden sind auf dem Hintergrund lustbetonter Ich-Schwäche, übermäßiger Harmonieliebe, Konfliktscheu und Verweichlichung, die mit ansteigendem Unmut im Alltag und erhöhter Infektanfälligkeit verbunden sein kann, wobei die Schleimhaut gleichzeitig oft durch übermäßigen Genuß von Süßigkeiten übersäuert und in ihrer Funktion gestört ist. Dabei paßt Malventee einerseits zu sinnlichen und »schleimigen« Menschen – ist aber ergänzenderweise auch hilfreich für ehrgeizige, »trockene« Menschen, die eigentlich zu wenig Malven-Eigenschaften haben.

Hildegard von Bingen schreibt, daß gesunde Menschen Malven meiden sollten. Dies braucht uns nicht weiter zu verwundern, da wir ja wissen, daß Malven keinen allzu gesunden Charakter haben. Nach Ansicht Hildegards sind vor allem junge, frische Malvenblätter als Gemüse gegessen eine Heilnahrung für Magenkranke.

Die lindernden und schleimhautschützenden Wirkstoffe von Malvenblättern üben außerdem einen positiven Einfluß bei *Entzündungen der Harnwege* aus. Hier halte ich allerdings die Blätter der Weg-Malve für etwas besser geeignet als die der Wilden Malve, da die Weg-Malve ja eine Neigung hat, die Dinge undeutlich wahrzunehmen, wobei sie sich eher zurückhält, als ihre Gefühle deutlich zu machen – was sich auf der somatischen Ebene schnell in einer Anfälligkeit der Harnorgane äußern kann, die ja sinngemäß für das Klären und Filtern zuständig sind. Genau hier bildet die Weg-Malve, die ja nur unzureichend in der Lage ist, Konflikte zu klären, als körpereigene Medizin schützende Schleimstoffe.

Zubereitungen aus den Blättern der Wilden Malve eignen sich hingegen besser bei Magenschmerzen und Neigung zu Magenschleimhautentzündungen, an denen vor allem solche Menschen leiden, die einerseits lustbetont sind, andererseits aber die Dinge zu genau nehmen.

Homöopathische Anwendung

In der Homöopathie wird die Malve nicht verwendet. Dennoch halte ich sie für eine geeignete Homöopathiepflanze. Zur Herstellung der homöopathischen Urtinktur würde ich das ganze, blühende Kraut verwenden, wobei ich je nach oben beschriebener Charakterbetonung entweder die Wilde Malve, *Malva sylvestris*, oder die Weg-Malve, *Malva neglecta*, nehmen würde.

In niedrigen homöopathischen Verdünnungsgraden wäre Malva ein geeignetes Mittel bei immer wieder auftretender Verschleimung des Mund-, Nasen- und Rachenraumes sowie bei Neigung zu chronischem Schnupfen, verbunden mit einem Gefühl von körperlicher Schwäche und Lustlosigkeit.

Als Konstitutionsmittel würde sich Malva in höheren Potenzen für Menschen eignen, deren Leben einerseits voller Lustbetontheit und blühfreudiger Sinnlichkeit ist, die aber im Alltag immer wieder an Verweichlichung und Unmut leiden. Malva wäre passend für Personen, die zu gerne Süßes essen und deren Anfälligkeit für entzündliche Infektionskrankheiten der Schleimhäute dadurch erhöht ist. Außerdem könnte Malva ein geeignetes Konstitutionsmittel bei *Haltungsschwäche* sein (niederliegende Stengel).

Mistel
Viscum

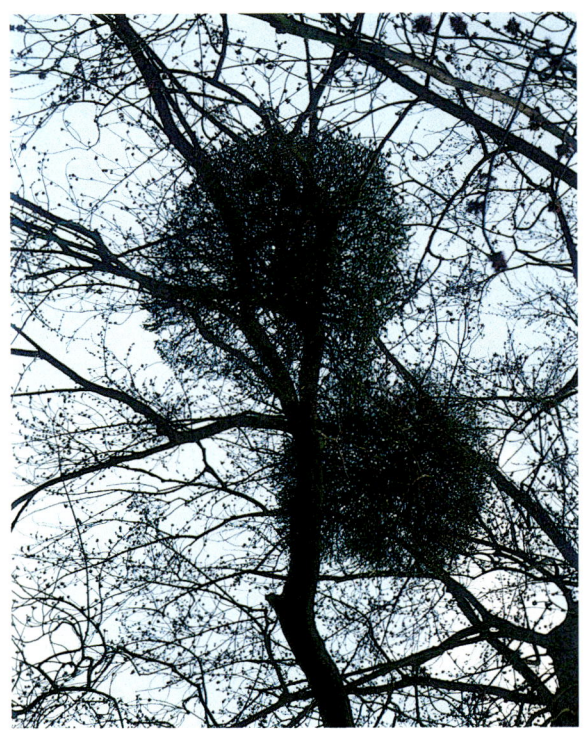

Laubholzmistel

Charakter: ein Kleinkind, das getragen wird

Die Mistel ist ein *Halbschmarotzer* und lebt auf dem Ast eines Baumes, in den sie ihre Wurzeln versenkt hat und dem sie Mineralstoffe sowie Feuchtigkeit entzieht. Da sie aber immergrüne Blätter bildet, kann sie teilweise auch für sich selbst sorgen, und zwar das ganze Jahr über. Im wesentlichen ist sie jedoch abhängig und verfügt auch nur über wenig eigenen Halt, weswegen ihre Stengel nicht verholzen,

- Blüte: Klein, grünlich-gelb, unscheinbar, orangenartig duftend, zu mehreren in den Verzweigungen sitzend; Insektenbestäubung; Früchte weiß, wie Perlen aussehend (Früchte der Eichenmistel gelb), im Inneren mit klebrigem, samenhaltigem Schleim; Blütezeit im Frühjahr, Fruchtreife zum Jahresende, so daß in den neuen Verzweigungen die neuen Blüten häufig bereits erscheinen, wenn noch die Früchte in den alten Verzweigungen sitzen.
- Körper: Auf Bäumen schmarotzender, immergrüner, kaum verholzender, ausdauernder kleiner Strauch, dessen Zweige sich nach allen Richtungen gleichmäßig teilen und an deren äußeren Zweigenden immer zwei Blätter erscheinen, die sich propellerartig gegenüberstehen; das einzelne Blatt ist länglich, verkehrt eiförmig, ledrig und von olivgrüner Farbe (die Eichenmistel hat jedoch schwarze Zweige und dunkelgrüne Blätter, die sie zum Winter abwirft); Höhe und Durchmesser des runden Busches: bis zu einem Meter.
- Standort: Im Krongehölz von Laub- und Nadelbäumen; in Europa gibt es mehrere, sich gering unterscheidende Arten wie die Laubholzmistel, *Viscum album*; die Nadelholzmistel, *Viscum laxum* und die Eichenmistel, *Loranthus europaeus*.
- Botanische Zugehörigkeit: Mistelgewächse, *Loranthaceae*.

obwohl sie ein Busch von einem Meter Durchmesser werden kann. Dabei ist die Mistel ursprünglich eine relativ hochentwickelte, auf Bestäubung durch Insekten und Verbreitung durch Vögel spezialisierte Pflanze, die sich aber in einen kindlichen, unselbständigen Zustand zurückbegeben hat.

Die Mistel ist auf andere angewiesen wie ein Kleinkind auf die Erwachsenen. Ihre *Kindlichkeit* wird auch an der fehlenden Härte sowie an der Bildung ihrer *Blätter* deutlich, die zwar recht stabil und immergrün, also voller Leben sind, aber so einfach aussehen wie bei anderen Pflanzen die Keimblätter. Ihrer Form nach sind sie quasi »Babyblätter« und zeigen keine Charakterausprägung, sind nicht gesägt, nicht gekerbt, nicht gefingert. Sie haben noch keine eigene Entwicklung durchgemacht.

Deswegen ist die Mistel eine passende Pflanze für jene

Menschen, die *Angst vor der Entwicklung persönlicher Charaktermerkmale* haben, die Angst haben, Verantwortung zu übernehmen, die nicht für sich stehen möchten, die hilflos, naiv und schutzbedürftig bleiben wollen, wobei es ihnen schwerfällt, eine eigene Meinung, ein eigenes Denken, ein eigenes Profil zu entwickeln. Und da diese Menschen wie die Mistel auf andere angewiesen sind, von denen sie sich abhängig machen, dürfen sie auch gar nicht zuviel Eigenart demonstrieren. In diesem Zusammenhang zeigt eine Mistel aber nicht nur sehr wenig eigene Persönlichkeit, sondern nimmt sogar noch das Milieu, den Geruch und die Inhaltsstoffe der Pflanze an, von der sie abhängig ist und an die sie sich klammert.

Die klammernden, klebrigen Eigenschaften der Mistel finden sich verstärkt in ihren *Früchten* wieder: Sie enthalten einen Schleim, aus dem sogar Klebstoff, der sogenannte Vogelleim, bereitet werden kann. Er heißt so, weil mit ihm versehene Samen häufig am Schnabel bestimmter Vögel haftenbleiben, die sich von Mistelbeeren ernähren und mitunter Probleme haben, die klebrigen Samen wieder loszubekommen. Daher wetzen sie ihre Schnäbel an den Ästen von Bäumen und schlagen dabei feine Kerben in das Holz, so daß die Mistelkeime in dem betreffenden Baum Fuß fassen können.

Weil die Mistel quasi noch ein Kind ist, ist sie unschuldig, naiv und noch nicht durch das Leben geformt. Sie ist unvoreingenommen, und deswegen wächst sie immergrün und unverdrossen nicht dem Wind oder dem Wetter nach, sondern gleichmäßig und kreisförmig in alle Richtungen. Sie hat sich noch nicht profiliert und verfügt auch über keinen eigenen Erfahrungsschatz, auf den sie zurückgreifen kann – denn sie macht gerade erst ihre Erfahrungen. Deswegen kommen ihr häufig noch Zweifel, denn für jedes Ja gibt es auch ein Nein, für jedes Einerseits ein Andererseits, für jedes Wenn ein Aber.

Ihre Neigung zum *Zwei*feln im wahrsten Sinne des Wortes wird an der Bildung ihres Buschwerkes besonders deutlich. Dabei verfügt der allererste Stengel der Jungpflanze über zwei sich gegenüberstehende *Blätter*, in deren Blattachseln sich im nächsten Jahr neue Zweige bilden. Die alten Blätter fallen ab, und an den Enden der neuen Zweige stehen sich wiederum jeweils zwei Blätter gegenüber, die im darauffolgenden Jahr neuen Zweigen weichen usw. Auf diese Weise vergrößert sich die Mistel Jahr für Jahr, aber nur bis sie einen Umfang von einem Meter Durchmesser erreicht hat – weswegen die Mistel eine Art kontrollierte Kettenreaktion symbolisiert.

Die Mistel paßt gut zu jenen Intellektuellen, die Meister im Auseinanderdividieren und im Relativieren sind, sich aber im menschlichen Leben ohne subjektives Profil und nach allen Seiten neutral verhalten, weswegen sie eigentlich keine eigene Meinung haben und auch nicht gerade selbständig sind, da sie von staatlichen Einrichtungen, von der Industrie oder von den eigenen Eltern »getragen« werden. Aber auch Mönche, die sich dem Himmlischen widmen, die nach Objektivität und Erlösung suchen, passen zu dieser nicht auf dem Erdboden wachsenden Pflanze. Außerdem gibt es noch viele andere Mistel-Personen, von der Hausfrau bis zum unscheinbaren Angestellten, denen jedoch gemein ist, daß sie nur über eine kindliche Persönlichkeitsentwicklung verfügen und Angst haben, aus sich selbst zu leben, weswegen sie lieber den Geruch ihrer Umgebung annehmen. »Mistel-Personen« sehen übrigens alle ziemlich gleich aus. Heutzutage tragen sie häufig Jeans und graubraune Pullover, haben dunkelblondes Haar und sind mittelgroß.

Da die Mistel davor zurückscheut, eine eigene Identität zu zeigen, bildet sie auch nur sehr unscheinbare *Blüten*, die aber durch ihren Duft die zur Bestäubung wichtigen Insekten anlocken, denn Mistelblüten riechen orangenartig – und die Orange symbolisiert die belebend süße Frische neuer Erfahrungen.

Neue Erfahrungen macht die unvoreingenommene Mistel Tag für Tag: Sie erfährt den Baum, auf dem sie steht, sie erfährt den Wind, die Bienen, die Vögel – nur ihre Eigenart erfährt sie nicht, denn sie bleibt naiv und steht nicht mit eigenen Beinen auf dem Erdboden. Durch ihre fehlende Stellungnahme kann sie jedoch besonders *objektiv* bleiben und dabei zur Weisheit gelangen, was an ihren weißen *Früchten* deutlich wird, die aussehen wie Perlen. Lediglich Eichenmisteln bringen gelbe Früchte hervor, und da wir ja wissen, daß Gelb die Farbe der Seele ist, können wir sagen, daß Eichenmisteln im Ergebnis subjektiv sind und keine Angst mehr haben, ihre Gefühle zu zeigen. Sie sind sozusagen geheilt von dem Problem der anderen Mistelarten, die davor zurückschrecken, ihren eigenen Gefühlen Ausdruck zu verleihen.

In der Kultur der Kelten galt die Eichenmistel als die wichtigste Mistel, doch auch andere Misteln hatten in dieser Kultur eine besondere Bedeutung. Sie wurden mit viel rituellem Aufwand nur zu ganz bestimmten Zeiten und mittels einer goldenen Sichel geerntet, wobei Mistelkraut wohl weniger zur Herstellung konkreter Medizin als vielmehr zur Herstellung von Zaubertränken sowie zu schamanistischen Zwecken verwendet wurde, weswegen die Mistel noch heute als »Kraut der Hexen« bezeichnet wird, denn die meisten »Hexen« waren bis zur Inquisition Frauen, die in der Kultur der Kelten begründete schamanistische Praktiken anwendeten.

Daß die Mistel als Ritualpflanze besonders geeignet ist, liegt wohl daran, daß sie Objektivität und eine starke »*Verbindung zum Himmel*« symbolisiert, denn sie kommt in ihrem Leben niemals mit der Erde in Berührung, wobei selbst ihre Vermehrung von Insekten und Vögeln, also von »himmlischen« Wesen abhängt. Darum ist die Mistel ein Kind des Himmels, und wie ein Kind will sie auch getragen werden. Wer Misteln sammeln will, sollte dies bedenken und die gesammelten Pflanzen immer so handhaben, daß sie auf keinen Fall mit der Erde in Berührung kommen, denn dadurch würden sie einen Teil ihres Wesens verlieren.

Astrologische Zuordnung

Wir können in der unvoreingenommenen, immergrünen, sich nicht auf die Erde trauenden Mistel die Dreierkonstellation *Uranus/Mond/Neptun* erkennen, wobei Uranus für geistige Offenheit und die Erfahrung des Himmels steht, während Neptun das Bedürfnis nach Reinheit symbolisiert, die verlorengeht, wenn wir uns in die Dualität begeben und eine bestimmte Form annehmen. Der Mond hingegen ist für das Bedürfnis nach Geborgenheit, für unser Zuhause und für unsere Identität zuständig, die hier aber unter dem Einfluß von Uranus und Neptun unbestimmt, ungeformt, schwebend, unschuldig und zeitlos bleibt. In diesem Zusammenhang entspricht die Mistel auch allen Geisteswesen, den Feen, Engeln und Elfen, und vielleicht können wir in Kontakt mit diesen Wesen treten, wenn wir Mistelzubereitungen einnehmen.

Medizinische Anwendung

Es werden die frischen oder die getrockneten Blätter der Pflanze verwendet. Aus den frischen Blättern kann ein Pflanzensaft zubereitet werden. Die getrockneten Mistelblätter hingegen werden zum Kaltauszug angesetzt, das heißt, man läßt sie in kaltem Wasser ungefähr zwölf Stunden stehen und gießt danach die Flüssigkeit wie Tee ab. Von diesem Misteltee sollten aber nicht mehr als zwei Tassen täglich getrunken werden, und schon gar nicht über längere Zeit hinweg, denn die Mistel enthält einige aggressive Wirkstoffe, die *Nebenwirkungen* haben können. In der Volksheilkunde wird Misteltee bei zu hohem Blutdruck empfohlen, besonders wenn Symptome wie Kopfdröhnen und Ohrensausen hinzukommen. Allerdings konnte die blutdrucksenkende Wirkung von Misteltee noch nicht wissenschaftlich nachgewiesen werden. Außerdem gilt Misteltee in der Volksheilkunde als Mittel gegen *Schwindel,* und wenn wir bedenken, daß die Mistel ja wie schwerelos über den Niederungen des Lebens schwebt, wo sie sich gleichmäßig in alle Richtungen ausbreitet, darf es uns nicht mehr wundern, daß ihr manchmal schwindelig wird. Ein Mistel-Charakter neigt übrigens auch im Sinne des Lügens zum Schwindeln, weil er zu wenig geerdet ist und sich eigentlich nicht auf dem Boden der Realität befindet und weil er in Abhängigkeit von anderen sowieso nicht seine eigene Meinung sagt, sondern zweifelt und relativiert und sich der Wirtspflanze anpaßt – weswegen die Mistel auch immer zusätzlich zu den eigenen Wirkstoffen die Wirkstoffe der Pflanze enthält, auf der sie sich befindet.

In der Schulmedizin werden von manchen Ärzten Mistelextrakte zur Injektion bei *Gelenkerkrankungen,* insbesondere des Kniegelenks, verwendet. Dabei wird durch Einspritzung unter die Haut eine entzündliche Quaddel erzeugt, die aber bestimmte Abwehr- und Heilungsprozesse in Gang setzt.

Die immergrüne, unvoreingenommene und kindliche Mistel bildet Wirkstoffe, die die *Abwehrfähigkeit des Körpers* gegenüber feindlichen Mikroorganismen, entarteten Zellen und krankheitserregenden Fremdstoffen stärken. In diesem Zusammenhang soll Mistelextrakt vor allem die Thymusdrüse aktivieren, die wiederum bei Kindern, welche noch kein ausgebildetes Immunsystem besitzen, eine weitaus wichtigere Rolle bei der Bildung von Abwehrstoffen spielt als bei Erwachsenen.

Für die Wirksamkeit von Mistelpräparaten sind vor allem bestimmte Eiweißverbindungen zuständig, die jedoch im Verdauungstrakt rasch abgebaut werden, weswegen Mistelpräparate unter ärztlicher Kontrolle injiziert werden müssen, wobei manche Personen auf injizierte Mistelpräparate mit Überempfindlichkeitserscheinungen reagieren können. Auch Überdosierungen können gefährlich sein und beispielsweise Schüttelfrost, Fieber, Kopfschmerzen oder einen plötzlichen extremen Blutdruckabfall hervorrufen. Deswegen dürfen Personen mit bestehenden Infektionskrankheiten, mit bestimmten Herzerkrankungen oder mit sehr niedrigem Blutdruck Mistelpräparate nur mit äußerster Vorsicht erhalten.

Da injizierte Mistelextrakte einerseits die Abwehrfähigkeit stärken, andererseits aber auch *zellteilungshemmend* wirken, sind sie ein bewährtes Mittel zur Unterstützung und Nachbehandlung in der Krebstherapie.

Die Idee, daß die Mistel gegen Krebsgeschwüre wirken kann, stammt von Rudolf Steiner, der die kugelförmigen, auf Bäumen schmarotzenden Misteln mit Tumoren verglich, die wie Misteln nur wenig differenziert wachsen und sich im Körpergewebe quasi als Schmarotzer breitmachen. Der tumorartige Charakter dieser Pflanzen wird auch an der in alle Richtungen sich ausbreitenden Blatt- und Stengelbildung deutlich, die ganz simpel nach dem Prinzip der Zellteilung abläuft, aber aufhört, wenn ein bestimmter Umfang erreicht ist. So paßt die Mistel vor allem zu runden, in einem bestimmten Stadium auch rasch wachsenden Tumoren, die aber eine reelle Chance haben, sich wieder »einzukriegen« und im Wachstum innezuhalten. In der anthroposophischen Medizin werden Mistelpräparate schon seit langem zur Krebstherapie eingesetzt, wobei die in diesem Zusammenhang sinnvolle Wirksamkeit erst in jüngerer Zeit naturwissenschaftlich bestätigt werden konnte.

Für eine besondere Wirksamkeit bei Krebserkrankungen spricht aus astrologischer Sicht auch die in der Mistel sich symbolisierende Dreierkonstellation Uranus/Mond/Neptun, die häufig im Horoskop Krebskranker zu finden ist, wobei diese Krankheit aber immer nur dann entstehen kann, wenn die eigene Identität (Mond) nicht gelebt und sogar verdrängt wird, weswegen sie eines Tages gemäß dem uferlosen Uranus/Neptun-Prinzip konturlos wird – vor allem wenn man sich zu sehr von einer Umgebung abhängig gemacht hat, in der es quasi »verboten« ist, eine eigene Identität zu entwickeln, die sich nun als Wucherung simpler Zellen manifestiert. Für Personen mit entsprechender

Disposition kann es daher ratsam sein, Mistel vorsorglich, und zwar als homöopathisches Mittel, einzunehmen.

Homöopathische Anwendung

Zur Herstellung der Urtinktur wird das frische Kraut der Laubholzmistel verwendet, manchmal auch mitsamt den Beeren. Als homöopathisches Mittel ist die Mistel unter der Bezeichnung *Viscum album* erhältlich.

Üblicherweise wird Viscum album in sehr niedrigen Potenzen bei *Bluthochdruck* und bei Erregung des zentralen Nervensystems (Überreizung des Vagus) angewandt, wobei der Bluthochdruck der Mistel wohl darin begründet ist, daß sie zu wenig von sich herausläßt, sich dafür aber »unter Druck« setzt, weil sie ja ihrer Wirtspflanze gefallen muß, auf die sie angewiesen ist.

Dabei neigt sie außerdem zu Verkrampfungen, die in der Folge unter anderem rheumatische Erkrankungen mit sich bringen können.

Auch gegen *Herzbeschwerden* soll die Urtinktur der Mistel wirken, und daß diese Pflanze als körpereigene Medizin Wirkstoffe gegen Herzbeschwerden bildet, wird klar, wenn wir bedenken, daß sie ja eine große Angst vor Selbständigkeit hat und Probleme bekommt, wenn sie sich selbst, der Stimme ihres Herzens folgend, in der Realität behaupten soll.

In höheren Potenzen ist Viscum album dabei ein hervorragendes Mittel für alle Personen, die sich in konkreten Abhängigkeiten befinden, in denen sie sich nicht trauen, eine eigene Identität zu entwickeln. Außerdem ist Viscum album in höheren Potenzen geeignet bei zu niedrigem Blutdruck; besonders wenn es hier zu Schwindelgefühlen kommt und wenn die betroffene Person zu Unsicherheit und Zweifeln neigt, wobei sie gelegentlich den Boden der Realität verliert.

Aufgrund der beschriebenen Charaktereigenschaften

müßte Viscum album in höheren Potenzen auch ein geeignetes Mittel für Babys und Kleinkinder sein, und zwar besonders für solche, die sehr schnell wachsen, dabei aber
auffällig naiv bleiben.

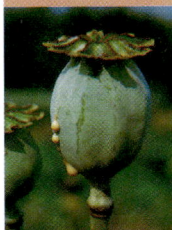

Mohngewächse
Papaveraceae

Charakter: zart und flüchtig wie Träume

Die Mohngewächse symbolisieren den Übergang vom Wach- in den Schlafzustand, sie symbolisieren ein Bewußtsein, das weniger an harten, konkreten Linien orientiert ist als vielmehr an flüchtigen, aber durchaus farbintensiven Eindrücken, die vergänglich sind wie Mohn*blüten*, welche pergamentartig zart und häufig in intensiven Farben erscheinen und meistens schon nach einem halben Tag zerfallen. Dabei wohnt den Blütenblättern eine hohe *Sensibilität* inne, die sich in ihrer Haltung äußert, welche je nach Stimmungslage unterschiedlich ist.

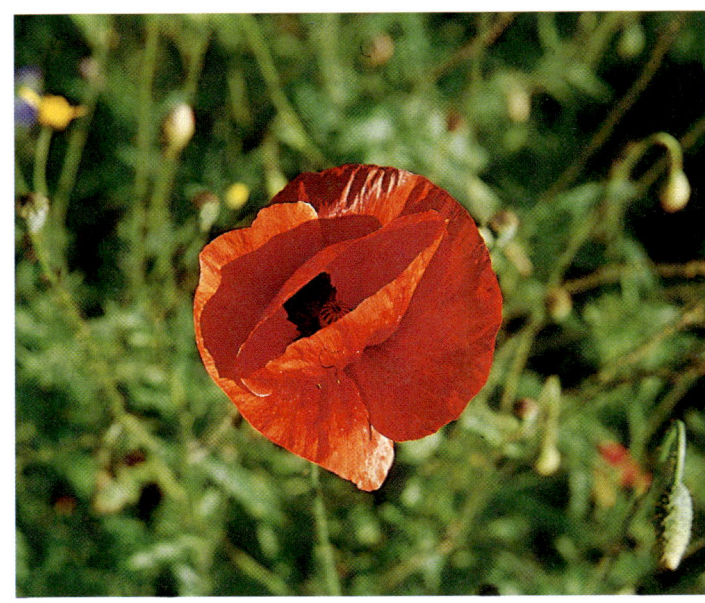

Blühender Klatschmohn, dessen Kronblätter häufig wie klatschende Hände über der Blütenmitte zusammengezogen sind

288

Die Blüten der Mohngewächse verfügen lediglich über vier Kronblätter, was zeigt, daß sie sich im Leben auf das Wichtigste beschränken und daß sie zwar einen gewissen ordnenden Rahmen für sich gefunden haben, der aber Tag für Tag vergänglich ist. Die Zahl Vier in Verbindung mit der Blüte läßt dabei auf eingeschränkte Ausdrucksmöglichkeiten schließen, vermutlich weil diese Charaktere zuviel träumen und zu sehr vor der Welt flüchten. *Ihnen gelingt gerade das Nötigste*, während sie zu einem Gefühl von Vergänglichkeit, Sinnlosigkeit und Depression neigen, das sie jedoch durch Träumereien und einlullende, oft farbenprächtige Phantasien verscheuchen.

Daß Mohngewächse über wechselständige und unregelmäßig gebuchtete bis fiederige *Blätter* verfügen, bestätigt ihren schwer festzulegenden, veränderlichen Charakter und weist darauf hin, daß diese Pflanzen die Realität immer wieder anders wahrnehmen. Dabei wirken die Blätter wenig aggressiv und etwas zerzaust, so daß wir in ihnen lässige bis unordentliche Eigenschaften erkennen können.

Menschen, zu denen Mohngewächse passen, leben meistens in einem gewissen Chaos, sie »bekommen nicht sehr viel geregelt« und haben Hemmungen, ihrer Identität einen beständigen Ausdruck zu verleihen. Zwar können sie sich mitunter sehr intensiv begeistern, doch diese Begeisterung hält kaum länger als einen Tag, dann ist sie wieder hinfällig geworden und weicht einer neuen Begeisterung, einer neuen Vorstellung, einer neuen Phantasie. So leben diese Menschen gerne in einer Art Zwischenwelt zwischen Diesseits und Jenseits, wobei sie vor der Auseinandersetzung mit dem Leben gerne flüchten.

Alle Mohngewächse enthalten Milchsaft, in dem *betäubende, schmerzstillende, entkrampfende, das zentrale Nervensystem beruhigende, leicht einschläfernd wirkende* und besonders im Rohzustand *giftige Alkaloide* vorkommen. Dabei wird der am stärksten wirkstoffhaltige Milchsaft aus den angeschnittenen, unreifen Fruchtkapseln des Schlafmohns gewonnen, der in getrockneter Form als Opium be-

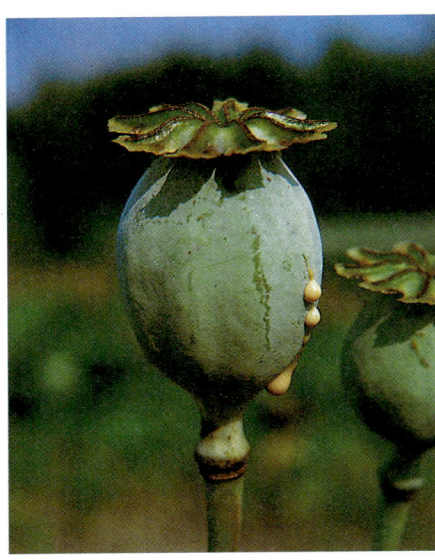

Angeschnittene Frucht-
kapsel des Schlafmohns,
Papaver somniferum,
aus der frischer weißer
Milchsaft tropft

kannt ist und aus dem Morphium, Heroin, Codein und andere wirkungsvolle Stoffe hergestellt werden können, die als *Opiate* bezeichnet werden.

Der wichtigste im Opium enthaltene Wirkstoff, das Morphin, ist verwandt mit bestimmten chemischen Verbindungen im menschlichen Körper, die auch als Endo-Morphine oder Endorphine bezeichnet werden und die freigesetzt werden, wenn die Realität unerträglich geworden ist, beispielsweise in Situationen extremer körperlicher Belastung, wobei diese Stoffe mildernde, ja fast beglückende Gefühle auslösen und außerdem schmerzbetäubend wirken. Aber auch in Situationen, die mehr zum Alltäglichen gehören, wirken Endorphine, z. B. wenn wir anfangen zu träumen, wenn wir unkonzentriert und müde werden oder wenn wir wie in Trance unsere Aufgaben erledigen und eigentlich kaum noch mit der lästigen Realität identifiziert sind, aus dieser aber auch nicht herauskönnen.

Was im menschlichen Körper die Endo-Morphine sind, das sind im Mohn die Opiate, deren Einnahme relativ schnell zur Süchtigkeit führt, da sie Glücksgefühle hervorrufen können, die vom Körper als Eigentum betrachtet werden, weswegen er bei Entzug in heftigen Protest gerät. Deswegen fallen Opiate unter das Betäubungsmittelgesetz, sie sind verschreibungspflichtig und dürfen nur bei extremen Schmerzzuständen unter ärztlicher Kontrolle verabreicht werden – zu Recht, da Überdosierungen giftig wirken und die das zentrale Nervensystem beruhigenden Eigenschaften von Opiaten den Tod durch Atemlähmung hervorrufen können.

Astrologische Zuordnung

Wir können die sich flüchtig und veränderlich verhaltenden, verträumten Mohngewächse dem Sternzeichen *Fische* sowie dem Planeten *Neptun* zuordnen, können aber auch einen *Mond*-Einfluß erkennen, denn der Mond bringt stimmungslabile und wankelmütige Personen hervor. Die intensive Einbildungsfähigkeit sowie seine Giftigkeit können außerdem dem Planeten *Pluto* zugeordnet werden.

Schöllkraut

Chelidonium majus

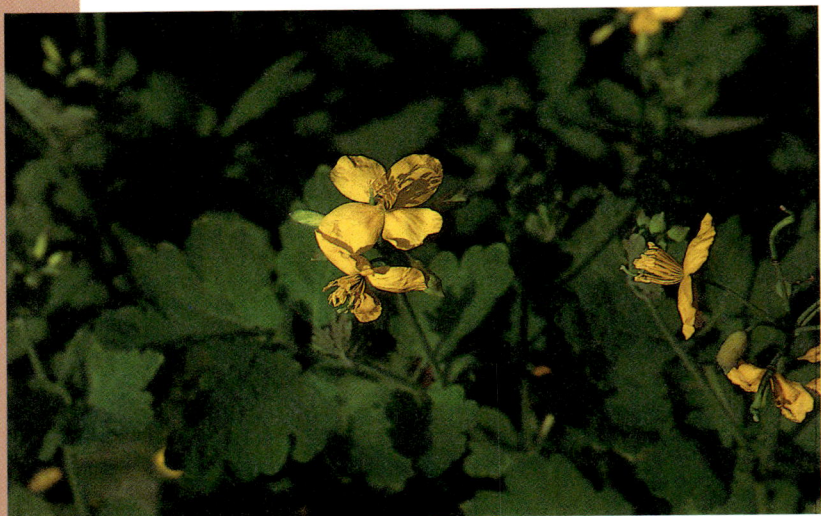

Schöllkraut

☞ **Botanischer Steckbrief**

- **Blüte:** Immer wieder neue Blüten mit vier zarten, hinfälligen gelben Kronblättern; nach der Befruchtung entstehen grüne, meist aufrecht stehende Schoten; Blütezeit von Mai bis September.
- **Körper:** Verzweigte, ausdauernde Pflanze, die häufig als Bodenrosette überwintert und die im Frühling aufstrebende Stengel und Zweige bildet mit Blättern, die buchtig gelappt bis fiederschnittig erscheinen können und die am Rande gekerbt sind; eine auffällige Besonderheit ist der in allen Pflanzenteilen enthaltene orangegelbe, scharf und bitter sowie etwas dumpf schmeckende Milchsaft, der in Gefäßen enthalten ist, die wir besonders gut auf der Blattunterseite erkennen können; Höhe der Pflanze: 30 bis 80 cm.
- **Standort:** An Hecken, Mauern, Gebüschen, Robinienforsten und Wegrändern in der Nähe menschlicher Ansiedlungen verbreitet; stickstoffreiche Böden; Sonne bis Halbschatten; Heimat: gemäßigtes Europa und Asien, von den Gebirgen des Mittelmeeres bis zur nördlichen Taiga.

Charakter: angestaute Emotionen und sensible Stimmungen

Das Schöllkraut ist das am weitesten verbreitete Mohngewächs im nord- und mitteleuropäischen Raum. Im Gegensatz zu seinem botanischen Verwandten, dem hellviolettblühenden und himmlisch verträumten Schlafmohn, der vor allem in Südeuropa gedeiht, wo das Schöllkraut nur noch in den Gebirgsregionen anzutreffen ist, ist das gelbblühende, »nordische« Schöllkraut eher ein *emotionaler, aber ernsthafter Charakter, der Gewissensbisse bekommt, wenn er zuviel träumt,* weswegen er sich relativ leistungsorientiert, mitteilsam und durchsetzungsstark verhält, was daran deutlich wird, daß das an vielen Orten anzutreffende Schöllkraut über eine ausgeprägte Blattbildung und über mehrjährige Beständigkeit verfügt.

Als gelbblühende Pflanze, die monatelang *Blüten* treibt, ist das Schöllkraut reich an seelischen Energien und Empfindungen. Es möchte aus dem Fluß des Lebens schöpfen und seine Eindrücke gestalten, hat hier aber gewisse Hemmungen, die sich in der Kleinheit der Blüten äußern. Diese verfügen lediglich über vier Kronblätter, welche zart sind und bereits nach einigen Stunden abfallen. Da das Schöllkraut jedoch über einen Zeitraum von Mai bis September Tag für Tag neue Blüten entstehen läßt und da es sich obendrein recht gut durchsetzen kann, wird deutlich, daß diese Pflanze insgesamt immer wieder neue Kräfte mobilisieren kann und immer wieder neuen Mut schöpft, obwohl sie im einzelnen relativ schnell aufgibt.

Verglichen mit seinen Lebensenergien ist das Schöllkraut im Zeigen seiner Gefühle etwas zu bescheiden und flüchtig, so daß es sich seelisch immer nur für kurze Momente auf etwas einlassen kann. Dabei läßt die reduzierte Form der gelben Blüten relativ starke seelische Hemmungen erkennen, denn die Farbe Gelb bedeutet ja seelische Reichhaltigkeit, während die Zahl Vier sowie die kleinen und obendrein schwachen Kronblätter auf mangelnde Ausdrucksmöglichkeiten schließen lassen, die zwar das Wichtigste vermitteln können, sich dann aber sofort wieder verflüchtigen, so daß das grundvitale Schöllkraut eigentlich kein passendes seelisches Ventil hat für seine *Emotionen, die sich im Inneren stauen* und innere Aufladung, Hitze, Reizbarkeit, Bitterkeit und Neid bis zur Gelbsucht hervorbringen können – welche sich in dem scharfen, bitter schmeckenden und orangegelben Milchsaft der Pflanze niederschlagen. Dabei wirkt das Schöllkraut äußerlich ja noch recht freundlich, ärgert sich aber im stillen, bis es sich innerlich so sehr verkrampft, daß es schmerzhafte Koliken der Gallenwege und Stauungen im Leberbereich bekommen kann – weswegen das Schöllkraut als körpereigene Medizin Wirkstoffe bildet, die einen hervorragenden entkrampfenden Einfluß auf die Gallenwege ausüben.

Die nur flüchtig und teils begrenzt ausgelebten Gefühle können im Inneren zu einem überschwemmenden Chaos anwachsen, das bei gleichzeitiger hoher Sensibilität gelegentlich mit paranoiden Zuständen sowie einem dumpfen Lebensgefühl und einer gewissen Lahmheit verbunden ist. Das ebenso vitale wie zur Resignation neigende Schöllkraut braucht Wärme und Sonne, und es blüht nicht, ehe die ersten Schwalben wieder im Lande sind. Seine besondere Beziehung zu den Schwalben äußert sich auch in seinem botanischen Namen *Chelidonium,* denn *chelidon* ist das griechische Wort für die Schwalbe, die angeblich ihren noch blinden Jungen Schöllkrautsaft in die Augen träufelt, damit sie vor Infektionen geschützt und zum Sehen angeregt werden. Die Bezeichnung Schöllkraut indes ist von Chelidonium entlehnt.

Auch wenn das Schöllkraut seine Lebenskraft aus dem Sommer schöpft, kann es nicht den ganzen Tag in der prallen Sommersonne bestehen, und so wächst es gerne im Halbschatten an Mauern, Hecken und Gebüschrändern, wo ein etwas schwüles Klima herrscht, da sich Sommerhitze und verdunstende Feuchtigkeit im Schatten stauen, so daß sich das Schöllkraut in einer zwielichtigen,

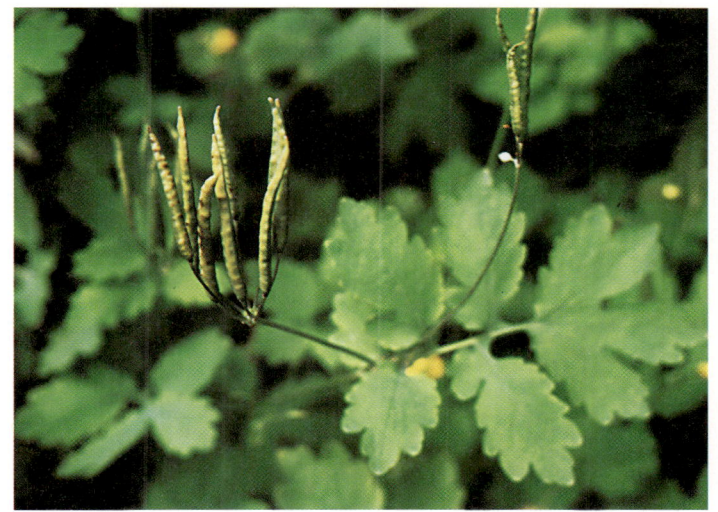

schwülen, dumpf brütenden Atmosphäre aufhält, in der ihm Bewegungen schnell anstrengend erscheinen.

Wie kaum eine andere Pflanze wächst das Schöllkraut gerne in der Nähe menschlicher Ansiedlungen. Dabei soll Schöllkraut, das einfach wild in der freien Landschaft wächst, für Archäologen ein sicherer Hinweis sein, daß hier einmal Menschen gelebt haben, deren kulturelle Überreste oft nur einen Meter unter dem Erdboden zu finden sind. Daß das Schöllkraut so an menschliche Nähe gebunden ist, liegt einerseits natürlich daran, daß Menschen gut durchgearbeiteten, fruchtbaren Boden sowie Mauern und Hecken, also für diese Pflanze optimale Bedingungen schaffen, aber auch daran, daß das Schöllkraut eine besondere Beziehung zu den Menschen hat, besonders wenn diese intellektuell vielseitig und gut ausgebildet sind sowie über die Fähigkeit verfügen, sich abgerundet darzustellen, emotional hingegen eher blockiert und flüchtig reagieren. Dabei neigen diese Menschen, die nie ein böses Wort über die Lippen bringen, im Inneren zu bitterbösem Gallenstau, der auf Dauer zu ernsthaften Lebererkrankungen führen kann bis hin zu Leberkrebs, welcher vor allem entsteht, wenn die Resignation so stark geworden ist, daß die verdrängte emotionale Lebendigkeit im Inneren zu wuchern beginnt. Dabei habe ich festgestellt, daß sich das Schöllkraut fast immer im Vorgarten von Leberkranken »zufällig« ansiedelt, nur leider wissen die betroffenen Personen meistens nichts von der heilenden Wirkung dieses im Garten sich breitmachenden »Unkrautes«.

Astrologische Zuordnung

Astrologisch gesehen entspricht dem Schöllkraut die Konstellation *Mond/Saturn/Neptun* unter Vorherrschaft des Mondes, der für seelische Reichhaltigkeit, Blühfreude, Fruchtbarkeit, die Farbe Gelb und auch für den Wankelmut zuständig ist, der dieser Pflanze innewohnt und der sich an der Vergänglichkeit der Blüten sowie an der Unterschiedlichkeit der einzelnen Blätter zeigt, die mal gelappt und mal fiederschnittig sind. Auch die Tatsache, daß diese Pflanze relativ viele Blätter bildet, entspricht dem Mond-Prinzip, das mitteilsame, »plätschernde« Charaktere hervorbringt. Das Saturn-Prinzip finden wir in der Kleinheit und Beschränkung der Kronblätter auf die Zahl Vier. Es ist für die Gewissensbildung zuständig und dafür, daß die Dinge auf ein bestimmtes Maß beschränkt werden – weswegen diese Pflanze unter anderem zellteilungshemmende Wirkstoffe bildet. Die hohe Sensibilität dieser Pflanze, ihr flüchtiges Verhalten und ihre starke medizinische Wirksamkeit entsprechen dem Neptun-Prinzip, wobei gerade die Kombination Saturn/Neptun etwas paranoide Charaktere hervorbringt, die außerdem im Leberbereich anfällig sind.

Medizinische Anwendung

Es wird das frische oder das getrocknete, kurz vor oder während der Blütezeit gesammelte Kraut verwendet, aus dem eine Tinktur oder ein Tee zubereitet werden kann, von dem jedoch nicht mehr als eine Tasse täglich – und dies auch nicht über einen längeren Zeitraum hinweg – getrunken werden darf, da das Schöllkraut giftige Alkaloide enthält, die die Schleimhäute reizen und Erbrechen hervorrufen können.

Die im Schöllkraut enthaltenen Inhaltsstoffe wirken nachweislich *entkrampfend auf den Magen-Darm-Bereich*, und zwar vor allem bei *Gallenkoliken*. Dabei vermehren die im Schöllkraut enthaltenen Inhaltsstoffe jedoch nicht die Gallensekretion, sondern wirken lediglich, indem sie die Muskulatur der Gallenwege entspannen, wodurch sie aber indirekt zu einem verbesserten Gallenfluß beitragen.

Daß das Schöllkraut besonders gegen Gallenstau wirkt, liegt einerseits daran, daß es einen gelben, scharf und bitter schmeckenden und somit der Gallenflüssigkeit ähnelnden Saft enthält, aber auch daran, daß diese Pflanze ja zu einem gewissen Emotionsstau neigt. Dieser äußert sich auf der körperlichen Ebene als Gallenstau, besonders dann, wenn wir uns im emotionalen Bereich (Bauch) zu wenig durchsetzen, unsere Energien zurückhalten und zu wenig aggressiv an bestimmte Angelegenheiten herangehen, die uns emotional bedrücken. Dabei ist die Galle ja für die Verdauung von Fetten zuständig, und so zieht ein Schöllkraut-Typus gerne »den Schwanz ein«, wenn es »fett« kommt bzw. wenn ein fettes, den Bauch belastendes Problem mit einer gewissen vorantreibenden Aggressivität in Angriff genommen werden muß.

Außerdem verfügt das Schöllkraut über *zellteilungshemmende* Wirkstoffe, die es bildet, weil sonst seine angestauten Emotionen, verbunden mit seinen starken Lebensenergien, zu inneren Wucherungen führen können. Deswegen könnte dieses Kraut ein unterstützendes Begleitmittel bei der Therapie von Krebserkrankungen sein, insbesondere bei Leberkrebs. Die zellteilungshemmenden Eigenschaften wirken außerdem gegen Wucherungen der Haut sowie besonders gegen *Warzen*, welche relativ bald verschwinden, wenn sie ein- bis zweimal täglich mit dem frischen gelben Milchsaft des Krautes betupft werden. Dabei entstehen Warzen besonders dann, wenn wir nicht uns selbst leben, sondern in unseren Vorstellungen aufgehen, die aber wie »Gebilde« unser wirkliches Wesen besetzen.

Im Schöllkraut sind zusätzlich *antibakterielle* Inhaltsstoffe enthalten, die vor allem gegen Eitererreger wirksam sind, so daß eine Schöllkrautsalbe bei eitrigen Hautentzündungen hilfreich sein kann. Hildegard von Bingen empfiehlt Schöllkrautsalbe bei Hauterscheinungen, die entstehen, wenn jemand etwas Falsches gegessen hat. Wir sollten aber berücksichtigen, daß die Berührung mit Schöllkrautsaft bei empfindlichen Personen zu Hautreizungen oder zu allergischen Reaktionen führen kann.

Homöopathische Anwendung

Zur Herstellung der homöopathischen Urtinktur werden nicht die frischen, oberirdischen Pflanzenteile, sondern die getrockneten Wurzelteile verwendet. Als Urtinktur oder in entsprechenden homöopathischen Verdünnungen ist Schöllkraut unter der Bezeichnung *Chelidonium majus* erhältlich.

Chelidonium wird meistens in der Urtinktur oder in sehr niedrigen Potenzen bei *Gallenkoliken, Störungen im Leber-Galle-Bereich* und bei *Gelbsucht* gegeben. Ein typisches Symptom, das für die Anwendung von Chelidonium spricht, ist ein beinahe unerträglicher innerer Schmerz hinter dem rechten unteren Schulterblattwinkel. Dabei sind Schöllkraut-Personen insgesamt auf der rechten Seite empfindlicher, da diese für die aktiven Vorgänge zuständig ist, weswegen es mehr Rechts- als Linkshänder gibt, wobei das rechtsseitig verspannte Schöllkraut aber eher ein Linkshänder ist.

Chelidonium paßt, wenn eine Person unter Schmerzen leidet im Bereich der Leber, die Giftiges in Gutes verwandelt, im Bereich der Galle, die Fettes in Angriff nimmt, und im

Bereich der rechten Schulter, die unter anderem dafür zuständig ist, daß wir »zu den Waffen« greifen, was wir aber nicht tun, wenn wir Chelidonium-Persönlichkeiten sind und aufgrund unserer feinfühligen, vom Planeten Neptun beeinflußten Mond/Saturn-Charakteristik aus Angst vor Ungeborgenheit immer etwas zu nett sind.

Dabei können sich Chelidonium-Persönlichkeiten zwar immer wieder für Neues begeistern, doch ihre Begeisterung verfliegt relativ rasch. Im realen Leben sind sie recht beständig, sie sind aber emotional nicht sehr belastbar und neigen zu innerer Reizbarkeit, Bitterkeit und Resignation. Da sie keine geeigneten Ventile finden, kann sich in ihrem Inneren einiges anstauen. Hitze ertragen diese Personen nur schlecht, und sie leiden bereits nach geringen Anstrengungen unter einem gesteigerten Empfinden von Schwere und Hitze, weswegen sie Anstrengungen meiden und bisweilen lethargisch werden. Ihre innere, nicht ausgelebte Reizbarkeit kann neben bereits beschriebenen Stauungssymptomen auch zu Nervenschmerzen und -entzündungen führen.

Chelidonium ist außerdem ein geeignetes Mittel für Personen, die ihre emotionalen Hemmungen durch Alkoholgenuß aufzulösen versuchen, wobei sie gerne ein Glas nach dem anderen trinken, weswegen sie am nächsten Tag verspannt und verkatert sind und ihre Einschränkungen sowie ihre Depressionen deutlicher denn je spüren.

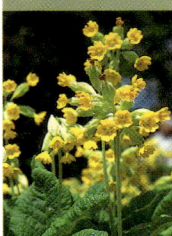

Primelgewächse
Primulaceae

Charakter: empfindliche Abhängigkeit von guten Bedingungen

Primelgewächse sind etwas *empfindliche, aber meist optimistische Charaktere*, von denen es ungefähr 800 Arten gibt, die als Zierpflanzen beliebt sind, da sie meistens sehr farbkräftig und ziemlich früh im Jahr blühen, woher sich auch ihr lateinischer Name Primulaceae ableitet, der sinngemäß »die kleinen Ersten« bedeutet.

Daß Primeln eine Vielzahl guter Bedingungen brauchen, um gedeihen zu können, wird daran deutlich, daß sie in freier Wildbahn nur relativ selten zu finden sind. Deswegen stehen die bedeutendsten Primelgewächse wie z. B. die Schlüsselblume oder das Alpenveilchen unter Naturschutz. Die allgemeine Empfindlichkeit dieser Pflanzen wird außerdem deutlich in dem Spruch: »eingehen wie eine Primel«. Um leben zu können, brauchen Primelgewächse also eine optimal auf ihre Bedürfnisse abgestimmte Umgebung. Es darf weder zu warm noch zu kalt, weder zu sonnig noch zu schattig sein, und der Boden muß stimmen. Dabei sind diese Pflanzen obendrein noch anfällig für den Befall von Ungeziefer.

Primelgewächse können sich nicht sehr gut anpassen, und sie sind nicht auf einfache Weise zufriedenzustellen, denn sie sind keine gewöhnlichen, gemeinen Charaktere. Sie passen deswegen zu empfindlichen, feinfühligen Menschen, die zwar *optimistisch und frühzeitig die Dinge zur Blüte bringen können, aber ebenso schnell entkräftet und erschöpft sind*, wobei sie für auszehrende, fieberhafte, chronische Infektionskrankheiten wie Bronchitis oder Schwindsucht anfällig werden können.

Weil sie aufgrund ihrer Empfindlichkeit etwas gereizt und

verstimmt sind, bilden manche Primelgewächse wie das Alpenveilchen oder die Gartenprimel Reiz- und Giftstoffe, wohingegen die Schlüsselblume weniger Reizstoffe, dafür aber heilsame Inhaltsstoffe entstehen läßt, da sie sozusagen »den Schlüssel« besitzt.

Astrologische Zuordnung

Wir können in diesen etwas anfälligen, auf gute Bedingungen angewiesenen Charakteren die Kombination der Sternzeichen *Fische* und *Jungfrau* erkennen, wobei ihr frühzeitiges Blühen sowie ihr Gehalt an Reizstoffen auf einen gleichzeitig vorhandenen starken *Mars*-Einfluß schließen läßt.

Schlüsselblume

Primula veris und Primula eliator

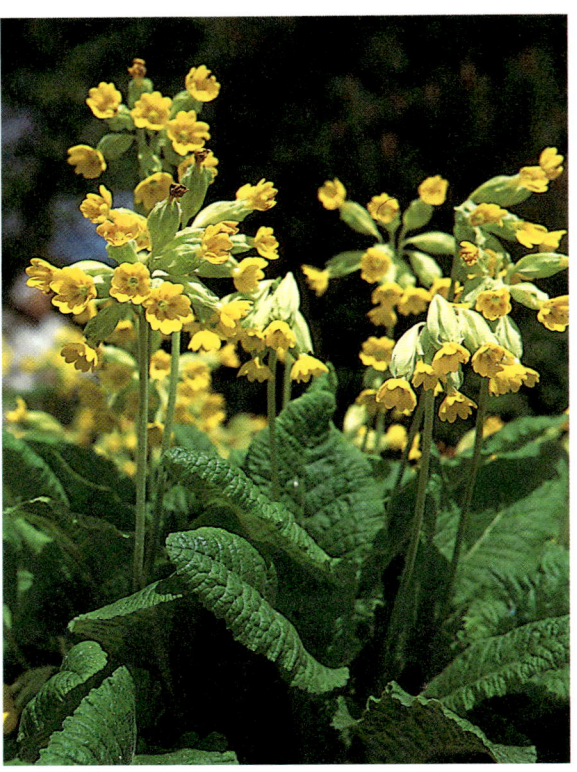

Charakter: der Schlüssel zum Glück

Die Schlüsselblume trägt ihren Namen aus mehreren
Gründen: Erstens benötigt sie, um leben zu können, ein
empfindliches Zusammenspiel glücklicher Bedingungen, die
wie ein Schlüssel passen müssen. Zweitens erinnert ihr
blattloser Stengel, an dem die Blüten in einfachen Dolden
nach einer Seite geneigt sind, auch der Form nach an ei-

Botanischer Steckbrief Wiesen-Schlüsselblume*

- Blüte: Dottergelb, glockenförmig, in nickenden Dolden am oberen Ende des Stengels erscheinend; die einzelne Blüte hat fünf Blütenblätter mit je einem bräunlichen Punkt im Inneren der Blüte; im Verhältnis zur Blüte große Blütenkelche, die von einem bauchigen hellgrünen, fünfzipfeligen Außenkelch umgeben sind; Blütezeit: April, Mai.
- Körper: Ausdauernder, kurzer brauner Wurzelstock, unter Naturschutz stehend; grundständige Blattrosette mit runzeligen, länglich-eiförmig zugespitzten Blättern, die anfangs eingerollt sind; Blütenstengel blattlos; Höhe der Pflanze: 10 bis 30 cm.
- Standort: Trockene bis halbtrockene Rasen und Wiesen, Heuwiesen und Böschungen auf kalkhaltigem Untergrund bis 2000 m Höhe; Heimat: Europa und Westasien, vom nördlichen Mittelmeergebiet bis zur nordischen Taiga.

nen Schlüssel mit Schlüsselbart. Und drittens spielt diese Pflanze eine Schlüsselrolle am Tor zwischen Winter und Sommer, denn sie blüht im Frühling, wenn die Sonne zum ersten Mal wieder Kraft hat. Mit dem Erblühen der Schlüsselblume beginnt die Farbenvielfalt der wärmeren Jahreshälfte, in der Kälte, Einsamkeit und Eintönigkeit ein Ende finden. Deswegen können wir sagen, daß die Schlüsselblume den (geistigen) *Schlüssel besitzt, der aus ungemütlichen Situationen und verschwommener Gleichgültigkeit herausführt.*

Die gängigsten Arten sind die zitronengelbblühende Wald-Schlüsselblume, *Primula eliator,* und die sehr ähnlich aussehende, dottergelbblühende Wiesen-Schlüsselblume, *Primula veris*, wobei das sehr ähnliche italienische Wort »Primavera« nichts anderes als »Frühling« bedeutet, weswegen wir diese Pflanze als *die* Frühlingsblume schlechthin betrachten können, deren botanische Nebenbezeichnung *veris* aber auch bedeuten kann, daß es sich hier um die »wahre«, die Echte Schlüsselblume handelt, die über ho-

---

* Auch als Echte Schlüsselblume oder Arzneiprimel bezeichnet.

303

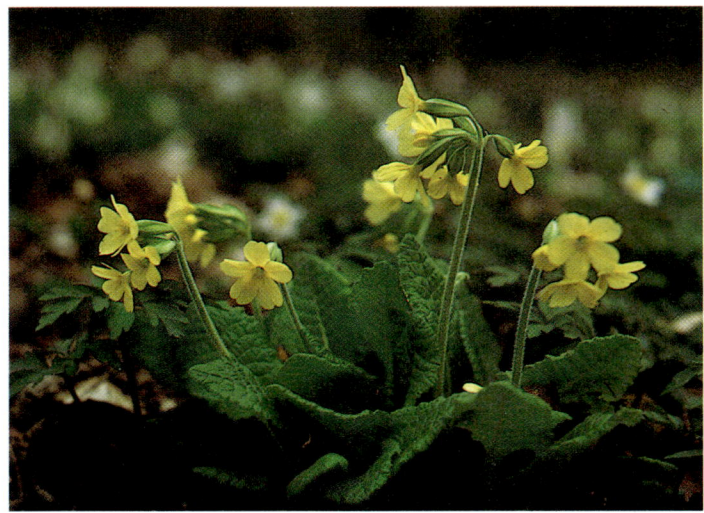

*Wald-
Schlüsselblume*

✏ **Botanischer Steckbrief Wald-Schlüsselblume**

- Blüte: In nickenden Dolden am oberen Ende des Blütenstengels erscheinend; zitronengelb mit fünf nach außen gerichteten Kronblättern; Kelch kleiner und schmaler als bei der Echten Schlüsselblume und nicht von einem bauchigen, sondern von einem anliegenden hellgrünen, fünfzipfeligen Außenkelch umgeben; Blütezeit: März bis Mai.
- Körper: Ausdauernder, kurzer brauner Wurzelstock, unter Naturschutz stehend; grundständige Blattrosette mit runzeligen, länglich-eiförmig zugespitzten Blättern, die anfangs eingerollt sind; Blütenstengel blattlos; Höhe der Pflanze 10 bis 30 cm.
- Standort: In Gesellschaft von Buchen, in Laub- und Mischwäldern, auf krautreichen Böden und Wiesen, anspruchsvoll; Heimat: nördliches Mittelmeergebiet und gemäßigte Zonen Europas und Westasiens.

nigartig und aromatisch duftende Blüten verfügt und besonders heilkräftig ist, weswegen sie auch als Arzneiprimel bzw. als *Primula officinalis* bezeichnet wird. Diese ist von der Wald-Schlüsselblume darin zu unterscheiden, daß sie bauchige, etwas aufgeblasen wirkende Blütenkelche bildet, wobei ihre Kronblätter sich nicht so frei nach außen öffnen, sondern eher glockenförmig angeordnet sind. Außerdem sind ihre Blüten etwas kleiner und feiner, wobei jedes Blütenblatt innen mit einem orangebraunen Fleck gezeichnet ist.

Daß Schlüsselblumen gelbe Blüten haben, zeigt natürlich, daß sie über einen reichen Fluß an Empfindungen und über starke seelische Kraft verfügen. Dabei besitzen sie eine Art »Gießmentalität« denn sie *lassen ihre Empfindungen prompt, spontan und ohne zu zögern herausfließen*, was nicht nur daran zu erkennen ist, daß sie zeitig im Frühling blühen, sondern auch daran, daß ihre Blütenstengel unverzweigt und unbeblättert, quasi auf direktem Wege vorangehen, um ans Ziel zu gelangen, wo sie sich in herunterhängenden, gelbblühenden Dolden ergießen.

Die auf ein sensibles Zusammenspiel guter Bedingungen angewiesene Schlüsselblume ist keine gemeine, gewöhnliche Pflanze. Deswegen paßt sie zu sensiblen, empfindsamen und etwas verwöhnten Personen, die ein feines Gespür dafür haben, ob etwas stimmt oder nicht, da sie ja über eine Art geistigen Schlüssel verfügen. In ihrer Empfindlichkeit erinnern diese Personen manchmal an die Prinzessin auf der Erbse – und in der Tat wurden Schlüsselblumen in früherer Zeit häufig als Stärkungsmittel für Adlige empfohlen.

Ihre Sensibilität ist nicht nur bloße Marotte, denn eine Schlüsselblume kann wie kaum jemand anders unterscheiden zwischen geeignet und ungeeignet, gut und nicht mehr gut, richtig und falsch, gesund und ungesund usw., wobei sie als gefühlsbetonter Charakter stets darauf achtet, daß sie die optimalen Bedingungen findet, um sich wohl zu fühlen und gesund zu bleiben. Dank ihrer Sensibilität ist sie zwar nicht gerade sehr pflegeleicht im Umgang, aber wenigstens weiß sie, was sie will, und kann damit auch anderen ein Schlüssel sein.

Was sie anfaßt, führt sie mit der nötigen Vorsicht aus, weswegen ihre *Blätter* eingerollt sind, bevor sie sich zu ihrer vollen Größe entfalten. Dabei befinden sich ihre Blätter, die in einer grundständigen Rosette kreisförmig angeordnet sind, stets »auf dem Boden der Tatsachen«, während die blütentragenden Stengel blattlos sind. Daß ihr Pflanzenkörper außerhalb der Blüte- und Fruchtzeit ausschließlich aus einer Blattrosette besteht, zeigt einen bodenständigen, zurückhaltenden und praktischen Charakter.

So können wir erkennen, daß die Schlüsselblume die Dinge zwar von allen Seiten wahrnimmt, sich aber auf keine »Höhenflüge« und auf keine Verzweigungen, Experimente oder Diskussionen einläßt. Als praktischer Charakter sind Gespräche für sie auch eher so etwas wie Luft, ganz im Gegensatz zur greifbaren Tat. Hier bringt eine Schlüsselblume die Dinge ganz konkret ins Fließen, und da sie weiß, was sie will, macht sie die Dinge niemals komplizierter, als sie sind. Dabei braucht sie sich nicht zu rechtfertigen, denn sie lebt und wirkt nur dort, wo sie hinpaßt und wo sie quasi »den Schlüssel« gefunden hat. In manchen komplizierteren intellektuellen Auseinandersetzungen kann sie sich aber nicht genügend Luft verschaffen, weswegen sie auf der konkreten, körperlichen Ebene zu entzündlichen Beschwerden der Atemwege, zu Husten und Bronchitis neigt – gegen welche sie auswurffördernde Wirkstoffe bildet.

Schlüsselblumen wachsen in der Natur an Orten, wo es möglich ist, Schlüsselerlebnisse zu haben und wesentliche Tatsachen festzustellen. Deswegen handelt es sich hier um »heilige« Pflanzen, die uns helfen können, das Wesentliche wiederzufinden und nach der einen oder anderen Irrfahrt wieder »anzukommen«. Dabei werden diese Pflanzen häufig auch als Himmelsschlüssel bezeichnet, denn sie können im höheren Sinne zwischen göttlicher Fügung und der Realität vermitteln.

Astrologische Zuordnung

Wir können die Schlüsselblume dem Kleinplaneten *Chiron* zuordnen, der zwischen den Umlaufbahnen von

Saturn und Uranus kreist und dessen Symbol ein Schlüssel ist. In der Mythologie wird Chiron als Zentaur dargestellt, mit dem Unterkörper eines Pferdes und dem Oberkörper eines Menschen. Chiron gilt in der Mythologie als ein der Heilkunde mächtiger Halbgott, der zwar selbst verwundet ist, aber den Schlüssel besitzt, um die Krankheiten anderer heilen zu können. Außerdem können wir in der gefühlsbetonten, sich an glücklichen Fügungen orientierenden Schlüsselblume die Konstellation *Mond/Jupiter* erkennen.

Anwendung

Die goldgelben Blüten der Wiesen-Schlüsselblume können zur Teebereitung verwendet werden. Eine besondere Köstlichkeit sind die honigartig-aromatischen Schlüsselblumenblüten im Salat.

Medizinische Anwendung

Auch in der Volksheilkunde werden die Blüten der Wiesen-Schlüsselblume verwendet, denen eine nervenberuhigende und hustenlösende Wirkung zugeschrieben wird.
Wissenschaftlich bestätigt ist die auswurffördernde Wirkung der Wurzeln sowohl der Wiesen-Schlüsselblume als auch der Wald-Schlüsselblume, wobei wir aber berücksichtigen müssen, daß Schlüsselblumenwurzeln unter Naturschutz stehen, weswegen wir die Pflanzen entweder selbst im Garten heranziehen oder uns die zu medizinischen Zwecken angebauten getrockneten Wurzeln in der Apotheke besorgen müssen.
Die *auswurffördernde* Wirkung von Schlüsselblumenwurzeln ist auf deren Gehalt an Saponinen zurückzuführen, welche einerseits schleimverflüssigend wirken, andererseits aber auch einen anregenden Einfluß auf die sensiblen

Nerven der Magenschleimhaut ausüben, wobei es hier zu einer Stimulation des Nervus vagus kommt, der für die Steuerung nicht willentlich beeinflußter, reflexartiger Bewegungen zuständig ist, was dazu führt, daß der Hustenreflex aktiviert wird. Dabei kann es nach Überdosierungen zu Magen-Darm-Störungen wie Übelkeit, Brechreiz und Durchfall kommen.

Schlüsselblumenwurzeln sollen außerdem *harntreibende* Wirkstoffe enthalten, die wir übrigens direkt am Aussehen der Pflanze erkennen können, wenn wir uns die uringelben Blüten betrachten, die sich aus dem röhrenähnlichen Stengel quasi ergießen. Dabei paßt die Schlüsselblume zu verwöhnten und empfindlichen Menschen, denen einige zu lösende Probleme sprichwörtlich an die Nieren gehen, wobei sie Schwierigkeiten haben, Dinge zu klären und zu filtern und sich mit der Außenwelt in vernünftiger Weise zu arrangieren.

Schlüsselblumen-Menschen fehlt es manchmal an Erfahrungsaustausch. Zwar leben sie glücklich eingerichtet in ihrer kleinen Welt, haben dabei aber zuwenig Entfaltungsmöglichkeiten, und so kommt es zu Stockungen, die sich auf der körperlichen Ebene ganz konkret z. B. als Bildung harnsaurer Ablagerungen manifestieren können, welche gerne dann entstehen, wenn bei zu schwerer Ernährung eine entsprechende Schwerfälligkeit im Leben auftritt, die sich hier aber weniger in Übergewicht als in schmerzhafter Gelenkversteifung äußert. Deswegen ist die Schlüsselblume eine geeignete Pflanze bei *gichtigen Prozessen,* die auftreten können, wenn zuviel an scheinbar positiven Bedingungen festgehalten wird, bis es durch fehlende Beweglichkeit zu übersäuerter Erstarrung kommt.

Die verwöhnte Empfindlichkeit der Schlüsselblume müßte auch dazu führen, daß diese Pflanze Wirkstoffe gegen *Überempfindlichkeitsreaktionen* bildet, und in der Tat gelten Zubereitungen aus den Blüten oder Wurzeln als wohltuendes Mittel bei Nervenüberreizung, Nervenschmerzen, Nervosität und Schlaflosigkeit. Auch gegen Neurodermitis und Neigung zu Allergien könnten Schlüsselblumenextrakte hilfreich sein, denn die empfindliche Prinzessin auf der Erbse, die dieser Pflanze innewohnt, leidet bestimmt unter der einen oder anderen allergischen Reaktion, weswegen ich mir vorstellen kann, daß diese Pflanze Schlüsselstoffe enthält, die in der Lage sind, fälschlich gebildete Antikörper beispielsweise gegen Tierhaare oder Nahrungsmittel zu entschärfen.

Homöopathische Anwendung

Zur Herstellung der homöopathischen Urtinktur wird die frische, blühende Wiesen-Schlüsselblume verwendet, die als *Primula veris* im Homöopathischen Arzneimittelbuch verzeichnet ist.
In der Urtinktur und in niedrigen homöopathischen Potenzen ist Primula veris ein geeignetes Mittel bei rheumatisch-gichtigen Prozessen empfindlicher Personen.
Hauptsächlich wird Primula veris in niedrigen bis mittleren Potenzen bei Migräne und Kopfschmerzen gegeben – die hier aber nur auftauchen dürften, wenn eine Person sich innerhalb ihrer insgesamt günstigen Möglichkeiten nicht weiterentwickeln kann, wobei ihr manches zu Kopfe steigt und sich ungelöste Probleme anstauen. In diesem Zusammenhang hilft Primula veris vor allem bei Zuständen, die wir als »Kopfgicht« bezeichnen können.

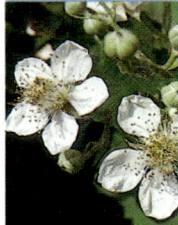

Rosengewächse
Rosaceae

Charakter: aus Chaos und Bewegung bildet sich
            eine Gestalt

Eine Vielzahl von Pflanzen, die wir auf der ganzen Welt finden, gehören zur botanischen Familie der Rosengewächse, aus der Rosen, Äpfel, Birnen, Pflaumen, Kirschen,
Aprikosen, Pfirsiche, Erdbeeren, Himbeeren, Brombeeren
und Hagebutten hervorgehen und zu der außerdem die
Schlehe, der Weißdorn und die Vogelbeere oder Kräuter
wie z. B. der Frauenmantel, das Gänsefingerkraut und das
Mädesüß zählen.

Rosengewächse sind außerordentlich *blühfreudig und
fruchtbar*, was zeigt, daß sie das Leben lieben, wobei sie
über Reichtümer verfügen, die sie mühelos und doch am
Ende wieder zum eigenen Nutzen an andere verschenken

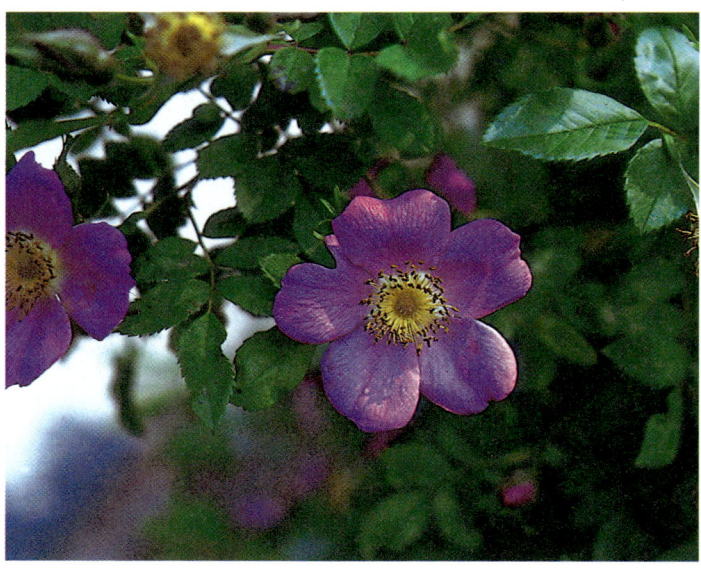

Heckenrose

310

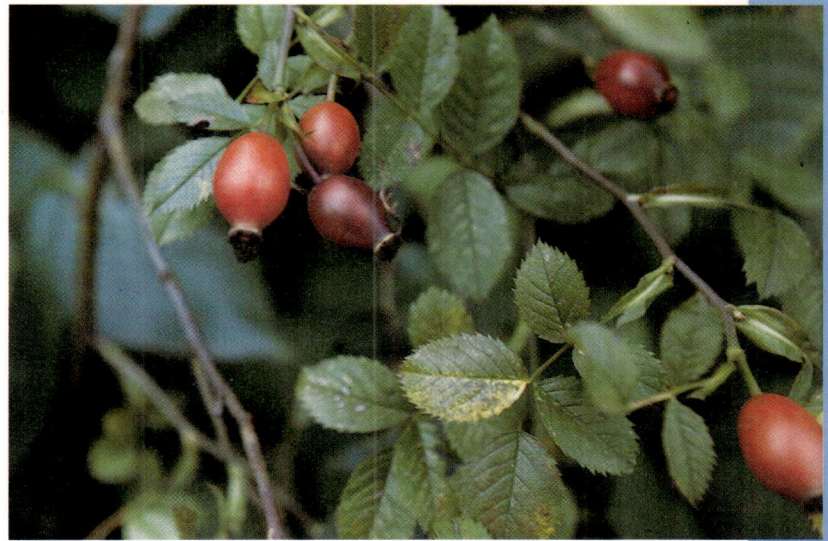

können. Dabei bilden sie meistens einfache, fünfblättrige, angenehm duftende *Blüten,* die jede Menge Bienen anlocken, welche kommen, um sich zu laben und dabei gleichzeitig die Blüten zu befruchten. Die vielen *Früchte,* die dann entstehen, sind sehr häufig süß, wohlschmekkend, nahrhaft und vitaminreich. Nach dem Verzehr können sie an anderer Stelle gut gedüngt wieder ausgeschieden werden, was diesen Pflanzen stets eine gute Verbreitung garantiert.

Neben ihrer Lebenslust und ihrem Reichtum sind Rosengewächse dauerhafte Charaktere, die häufig verholzen, woran sich zeigt, daß sie über ein gutes *Konzentrationsvermögen* verfügen und wissen, was über den Moment hinaus von Bedeutung ist. Dabei geht ihnen vielleicht ein wenig Spontaneität verloren, aber sie gewinnen an Sicherheit.

Rosengewächse stehen meistens fest im Leben, halten aber nicht unnötig an ihrer Sicherheit fest, sondern sind der Außenwelt sehr zugewandt, der sie sich von ihrer schönsten und duftendsten Seite zeigen. Sie sind aber etwas eitel und auf sich bezogen, wobei es einigen gut und ande-

Hagebutten

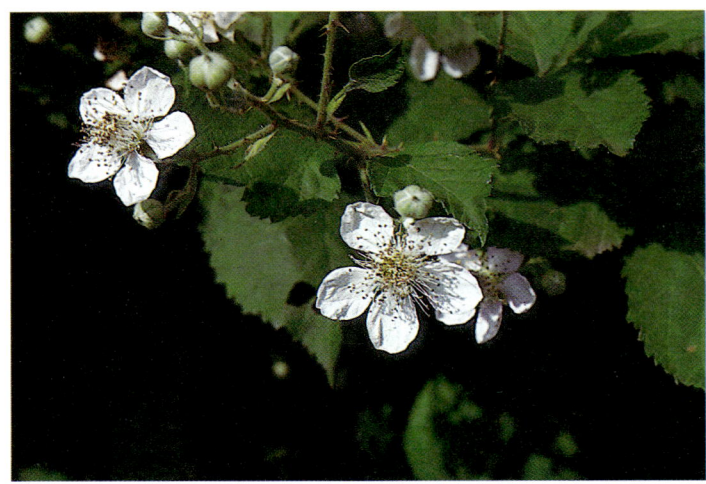

ren weniger gut gelingt, mit der Außenwelt in Freundschaft zu leben. Wenn sie zuviel mit sich selbst zu tun haben, empfinden sie die Außenwelt oft als störend, weswegen sie stachelig, aggressiv und verletzend reagieren, wenn sie nicht ganz behutsam angefaßt werden, so daß sich Unbefugte leicht an ihnen verletzen können. Sie wollen in Ruhe gelassen und nicht belästigt werden. In diesem Zusammenhang entsprechen sie jugendlichen Schönheiten, die in sich selbst versunken lediglich himmlischen Sphären gegenüber offen sind und an die kein Herankommen ist (Dornröschen), die aber doch darauf warten, daß sie eines Tages freigeküßt werden.

Stachelige Rosengewächse sind besonders sinnvoll als Heckenpflanzen einzusetzen, da sie ein schützendes, dichtes, dorniges Geäst hervorbringen und obendrein noch schön blühen. Dabei sind die stacheligen Rosengewächse häufig kleiner als ihre nicht stacheligen Familienangehörigen, sie sind weniger großzügig und bringen meistens Früchte hervor, die unangenehm, stumpf, sauer oder mehlig schmecken.

Viele andere Rosengewächse hingegen sind sehr kooperativ und verschenken ihre Gaben großzügig, indem sie Bäume ohne Dornen, aber voller Blüten und Obst bilden. Damit verfügen sie über Eigenschaften, die Eltern gegenüber ihren Kindern haben sollten, und sie sind wie die guten Eltern im Märchen ein Quell von Nahrung und blühender Fruchtbarkeit. In diesem Zusammenhang können wir besonders die Obstbäume unter den Rosengewächsen als »Könige« in der Pflanzenwelt bezeichnen.

Große Bedeutung haben Rosengewächse auch in der Mythologie, und so wird in der buddhistischen Weltanschauung die Erde als ebenso dornenreicher wie früchtetragender »Rosen-Apfel-Kontinent« beschrieben. Außerdem gibt es in der buddhistischen Mythologie einen wunscherfüllenden Baum mit den schönsten Blüten und Früchten, der bis in den Himmel hineinragt, wo 33 Götter im Überfluß leben. Am Fuße dieses Baumes hingegen wohnen die wilden, »stacheligen«, neidischen und aggressiven Asuras, die einst von den 33 Göttern betrunken gemacht und heruntergestoßen wurden, weswegen sie immer wieder versuchen, den edlen Baum abzusägen, was ihnen aber nicht gelingt. Wenn wir diese Geschichte nun auf die Charaktereigenschaften von Obstbäumen beziehen, können wir sagen, daß die Obstbäume mit ihren oftmals viel zu hoch hängenden Früchten ursprünglich für himmlische Wesen, für Götter, aber auch für Bienen und Vögel erschaffen worden sind, und vielleicht ist dies der Grund, weswegen in der Bibel der Apfelbaum als Baum Gottes im Paradies dargestellt wird, dessen Früchte Adam und Eva nicht essen durften. Dabei gilt der Apfelbaum als *Baum der Erkenntnis* – und lapidar gesagt, können wir tatsächlich auch feststellen, daß der Verzehr von Äpfeln einen klaren Kopf macht. Nun ist aber mit der Geschichte von der Vertreibung aus dem Paradies nicht gemeint, daß wir Äpfel essen sollen, um zur Erkenntnis zu gelangen, sondern daß wir Menschen eines Tages die Fähigkeit bekommen haben, uns nicht mehr nur instinktiv im Einklang mit den göttlichen Gesetzen der Natur zu verhalten, sondern über unsere Grenzen hinauszuwachsen, uns über Zusammenhänge

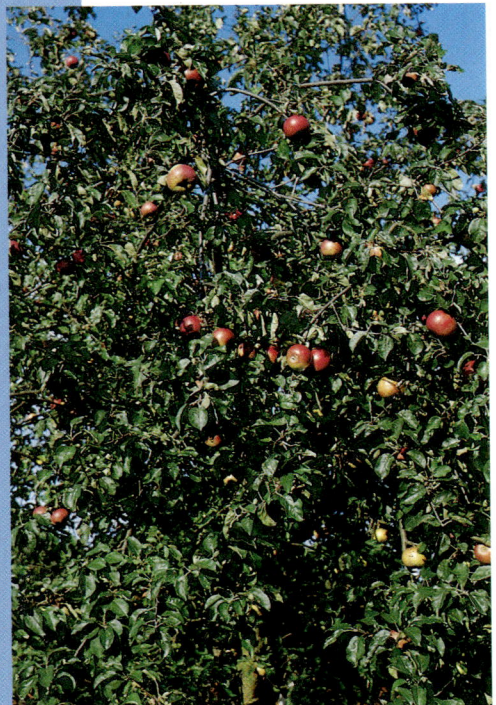

Apfelbaum

klarzuwerden und be-
wußte Entscheidungen
zu treffen.

Die ebenso vielseitig wie
schön und starr erschei-
nenden Rosengewächse
symbolisieren, daß aus
Chaos und Bewegung
eine bestimmte Gestalt
entsteht, die ein eigenes
Bewußtsein, ein eigenes
Schicksal und eine eige-
ne Bedeutung für die
Außenwelt hat und die in
Anpassung an die Kreis-
läufe der Zeit bestehen-
bleiben kann. Dabei sind
diese Pflanzen *in hohem
Maße auf Zusammenar-
beit mit der Außenwelt* angewiesen wie Dornrös-
chen auf den Prinzen,
woran sich wiederum zeigt, daß sie nicht wie paradiesische
Wesen ihr Heil durch sich selbst finden, sondern daß sie
Anteile von sich erst durch Begegnungen mit der Außenwelt verwirklichen können. In diesem Zusammenhang ist
es auch nicht weiter verwunderlich, daß Rosengewächse
häufig »veredelte« Pflanzen sind, die erst durch die »göttli-
che« Erkenntnisfähigkeit von Menschen dazu gebracht
werden konnten, in der bekannten Vielzahl die schönsten
Blüten und die süßesten Früchte hervorzubringen, wobei
junge Pflanzen durch Pfropfung mit den Zweigen anderer
Rosengewächse versehen werden müssen, um dann als
Edelpflanzen weiterzuwachsen, deren »wilde Triebe« gelegentlich zurückgeschnitten werden müssen.

Mädesüß

Spirea ulmaria, Filipendula ulmaria

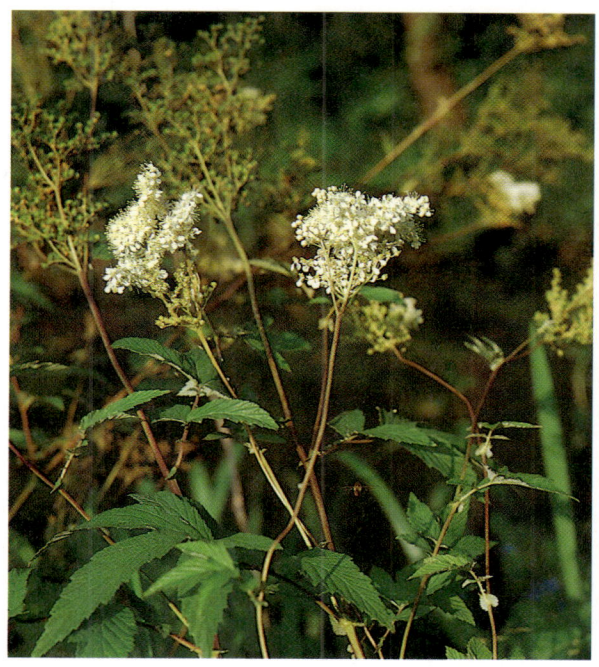

Charakter: ein unordentliches Genie, das manch-
           mal an einem Gefühl der Zersplitterung
           leidet

Das Mädesüß wächst in Auen und verfügt über viele
winzig kleine, staubige, duftende *Blüten* in ungeordnet
erscheinenden Blütenständen, die wie Schaum aussehen,
der sinngemäß aus dem Bach oder dem feuchten Wie-
sengrund aufgestiegen ist, an dem die Pflanze sich befindet.
Im Gegensatz zu den meisten Rosengewächsen, in denen

- Blüte: Winzig, mit jeweils fünf weißen Kronblättern und auffällig vielen gelblichen Staubblättern; sehr vielzählig in ungeordnet wirkenden, zymigen Blütenständen; süßlicher, etwas mandelartiger, aber fast etwas chemisch wirkender Duft und ein leicht bitterer, stumpfer Geschmack; Blütezeit: Juni bis August.
- Körper: Aus einem kräftigen kriechenden Wurzelstock steigen die Stengel der Staude, die rötlich gefärbt sind und einfach gefiederte Blätter tragen; oberstes Fiederblatt handförmig dreigeteilt und etwas größer als die seitlichen Fiedern, die oval und am Rande doppelt gesägt sind; Höhe der Pflanze: 50 bis 150 cm.
- Standort: Auen, Gräben, an Quellen, Bächen; auf nassen, nährstoffreichen Wiesen, in Auen- und Erlenwäldern; Heimat: Europa bis Sibirien, von den Gebirgen des nördlichen Mittelmeerraumes bis zur nördlichen Taiga.

sich eine gewisse Starre ausdrückt, symbolisiert das Mädesüß vor allem die *ursprüngliche, chaotische, paradiesische, sich einfach im Fluß der Zeit bewegende Seite der Rosengewächse*. Dabei wirkt das Mädesüß insgesamt betrachtet *ästhetisch, aber zerstreut*.

Der zerstreute, offene, bewegliche und luftige Charakter, der dieser Pflanze innewohnt, äußert sich nicht nur in den vielen weißen, unordentlich wirkenden Blüten, sondern auch in der Bildung ihrer *Blätter*, die offen und einfach gefiedert sind, woran sich zeigt, daß diese Pflanze deutlich differenzieren kann und die Dinge relativ leicht zu nehmen versteht. In diesem Zusammenhang ist sie also eine intelligente, manchmal sogar geniale Type, die die Wahrheit ebenso wie das summende Leben liebt, aber etwas oberflächlich ist und sich nicht tief auf eine Sache einlassen kann. Dabei geht sie jedoch auf viele Kleinigkeiten ein und leidet manchmal an einem Gefühl der Zersplitterung.

Das gelbliche Weiß der Blüten weist darauf hin, daß diese Pflanze über einen Charakter verfügt, der die Dinge gerne erlebt, wie sie sind, denn ihre Blüten reflektieren das Licht nahezu ungebrochen. Die Gelbtönung zeigt dabei, daß sie einen lebensbejahenden Standpunkt einnimmt, und auch deswegen ist es kein Wunder, wenn diese Pflanze gerne am Wasser, also am Quell des Lebens steht. Hervorzuheben ist, daß die Gelbfärbung der Blüten zu einem großen Teil von den männlichen Staubbeuteln herrührt, während die Kronblätter eher weiß sind. So können wir sagen, daß vor allem die männlichen Anteile dieser Pflanze von ihren Gefühlen getrieben werden, während die weiblichen Anteile gelassener, ruhiger und offener sind.

Das Mädesüß befindet sich am *Übergang von Subjektivität* (gelb) *zur Objektivität* (weiß), es befindet sich zwischen feucht und luftig, wobei das schaumartige Aussehen der Blütenstände natürlich auf einen überschäumenden, beinahe orgiastischen Charakter hinweist. In diesem Zustand lebt das Mädesüß wie getrieben zwischen Seele und Himmel, lebt ohne Ordnung in der Erfahrung von Objektivität und Wahrheit, wobei es jedoch dazu neigt, sich zu verschleißen. Dennoch erlangt das Mädesüß durch seine vielen Erfahrungen das in den Rosengewächsen symbolisierte Sich-Klarwerden über die eigene Bedeutung im ganzen, auch wenn es hier meistens viele kleine Einsichten hat.

Da sich an der Gesamterscheinung der Pflanze relativ wenig Ordnung und Klarheit zeigen, muß sie sich diese von außen holen, und deswegen steht sie am Graben- oder Bachufer häufig so, daß sie sich im Wasser spiegeln kann, wobei sie durch Spiegelung ein klares Bild von sich selbst und der eigenen Bedeutung bekommt sowie gleichzeitig ihrem Hang zur Eitelkeit nachgehen kann, der ja allen Rosengewächsen innewohnt. In diesem Zusammenhang hält sie sich gerne für ein unordentliches Genie.

Der Name Mädesüß weist darauf hin, daß diese Pflanze wie ein junges Mädchen ist, das noch unerfahren und chaotisch sein Aussehen und seine Gestaltwerdung vor dem Spiegel betrachtet. Außerdem bezieht sich die Bezeichnung auf den noch jugendlichen, luftigen, etwas chaotischen, jungfräulichen Charakter dieser Pflanze, der sich für alle möglichen Dinge interessiert und der noch nicht genau weiß, welches persönliche Schicksal sich für ihn eines Tages herausbilden wird.

Wörtlich bedeutet Mädesüß *das Süße vom Mädchen* und steht für überschäumende Unerfahrenheit, Anmut und Schönheit und süßlich duftende Blüten, in denen die Kuchengewürze Vanillin und Zitronensäure enthalten sind und deren Geruch an den von süßen Mandeln erinnert. Dabei verfügt das Vanillin über tröstende Eigenschaften, während die Zitronensäure dazu beiträgt, daß diese Persönlichkeit auf ihren Frust erfrischend sauer reagieren kann.

Astrologische Zuordnung

Wir können im stimmungsbetonten, beweglichen, wankelmütigen, jugendlich-unbefangenen, zu chaotischer Zersplitterung des Lebensgefühls neigenden und am Wasser sich spiegelnden Mädesüß die Konstellation Mond/Merkur/Saturn erkennen, denn Mond/Merkur bedeutet rasche, lustbetonte Beweglichkeit, während Saturn hier Grenzen setzt, wobei die Kombination Merkur/Saturn für sich spiegelnde Bewegungsenergie und für Zurückweisungen zuständig ist, und zwar auch in dem Sinne, daß wir auf unsere Grenzen gestoßen werden, wenn wir uns zu weit vom Wesentlichen wegbewegt haben, wobei wir auf der körperlichen Ebene zu Kopfschmerzen, grippeähnlichen Erscheinungen, Gliederschmerzen oder rheumatischen Prozessen neigen können, gegen welche das Mädesüß wiederum Wirkstoffe bildet. Der bekannteste Wirkstoff dieser Pflanze ist übrigens das Aspirin, das erstmalig aus dem Mädesüß isoliert wurde und dessen Name wörtlich soviel bedeutet wie »aus der Spirea (Mädesüß) kommender Wirkstoff«.

Medizinische Anwendung

Zu medizinischen Zwecken werden die getrockneten Blüten, seltener auch die getrockneten Blätter verwendet. Aus den Blüten kann ein Tee oder eine Essenz zubereitet werden.

Der Auszug aus den Blüten wirkt *schmerzlindernd und entzündungshemmend bei rheumatischen oder anderen Gliederschmerzen*, die z. B. während grippaler Infekte auftreten können, wobei hier gleichzeitig eine schweißtreibende und fiebersenkende Wirkung vorliegt. Außerdem kann der Auszug aus den Blüten dieser Pflanze bei *Kopfschmerzen* hilfreich sein.

Dabei sollten wir aber berücksichtigen, daß es im Prinzip nicht sinnvoll ist, wenn Infektionskrankheiten immer wieder unterdrückt werden, denn wir sind ja krank geworden, damit wir in Ruhe zum Wesentlichen zurückfinden können, und nicht, um durch die Einnahme eines Medikaments weiter vom Wesentlichen wegzulaufen. Deswegen sollte Mädesüß nur in bestimmten Situationen und entsprechend niedrig dosiert eingenommen werden, zumal empfindliche Personen auf Mädesüßblüten relativ schnell mit Hautausschlägen oder anderen allergischen Erscheinungen reagieren, so daß es für sie sinnvoller ist, Mädesüß in homöopathischer Form einzunehmen.

Homöopathische Anwendung

Zur Herstellung der homöopathischen Urtinktur wird die frische Wurzel verwendet. Mädesüß ist als homöopathisches Mittel unter der Bezeichnung *Spirea ulmaria* erhältlich.

Spirea ulmaria wird in der Urtinktur oder in entsprechend niedrigen Potenzen auch in der Homöopathie als Mittel bei fieberhaften grippalen Infekten gegeben.

Außerdem ist Spirea ulmaria in niedrigen bis mittleren Potenzen ein hervorragendes Mittel bei *rheumatischen Erscheinungen*, die mit Fieber und Kopfschmerzen verbunden sein können und die von einem Gefühl von Zersplitterung sowie von innerer Ruhelosigkeit begleitet sind.

Dabei ist das Rheuma von Spirea ulmaria häufig ein ebenso sporadisches wie umherziehendes Rheuma, das immer dann entsteht, wenn eine Person sich zuviel, zu chaotisch und zu oberflächlich bewegt hat und nun durch Gliederschmerzen dazu gezwungen wird, in Ruhe die richtige Haltung zu finden.

Eine Person, für die Spirea ulmaria das passende Mittel ist, kann außerdem zu *Beschwerden beim Wasserlassen* neigen, die mit einem starken Zerschlagenheitsgefühl verbunden sind und die sowohl rheumatischen als auch grippalen Ursprungs sein können.

Da Spirea ulmaria in allopathischer Dosierung häufig *akneartige Hautausschläge mit kleinen, juckenden Pickelchen* hervorruft, wird dieses Mittel in homöopathischer Dosierung nach dem Grundsatz: »Gleiches mit Gleichem« bei ebensolchen Ausschlägen mit Erfolg angewandt, besonders dann, wenn die betroffene Person auch einen entsprechenden jugendlich-pickeligen und etwas chaotischen Charakter hat, der dazu neigt, sich für zu viele Dinge zu interessieren und sich dabei zu verzetteln.

In höheren Potenzen wird Spirea ulmaria gegeben, wenn eine Person zu viele Dinge wichtig nimmt, wobei sie aus einem Gefühl von Unordnung und Chaos heraus auch zu übertriebener Gewissenhaftigkeit neigen kann.

Weißdorn

Crataegus

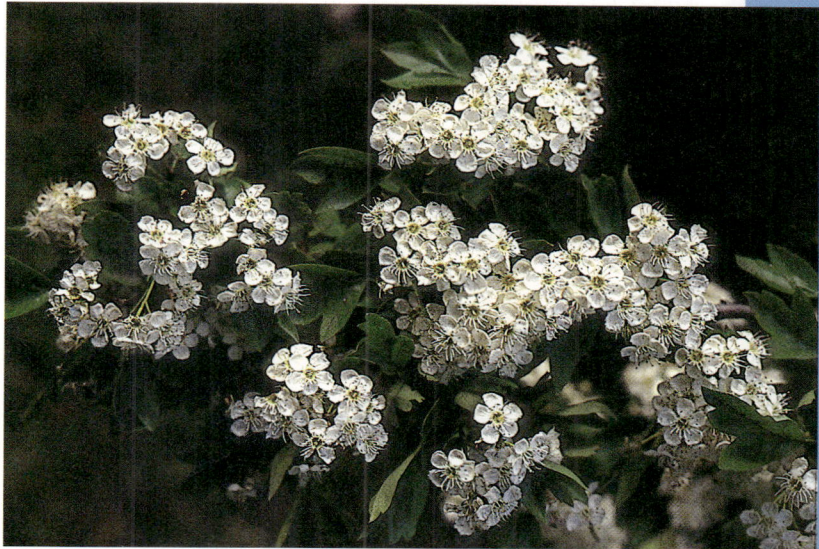

☞ Botanischer Steckbrief

- **Blüte:** Unzählbar viele weiße Blüten mit jeweils fünf Kronblättern; etwas unangenehmer, leicht fischiger Geruch; Blütezeit: Mai/Juni; rote Früchte mit mehligem Inhalt und etwas rosenartigem, aber ansonsten langweiligem Geschmack; Fruchtreife: Oktober.
- **Körper:** Baumartiger Strauch mit stacheligen Zweigen und vielen drei- bis siebenzähligen, gelappten, beinahe handförmig wirkenden Blättern, die an den Spitzen ungleichmäßig gesägt sind; Höhe der Pflanze: bis zu 10 m.
- **Standort:** Häufig als Zierpflanze am Saume von Wald, Feld und Wiese, als Park- und Heckenpflanze sowie in Gebüschen, gerne in der Nähe von Eschen, Eichen, Buchen, Heckenbuchen und Schlehen; Heimat: Gebirgsregionen des Mittelmeerraumes bis gemäßigte Zonen Europas und Westasiens mit ozeanischem Klima.

Charakter: üppige Lebendigkeit, Leistungs-
vermögen und Ehrgeiz

Im Frühling nach der Apfelblüte blüht der Weißdorn, wenn sich die Eisheiligen verabschieden. Dabei wird dieser baumartige Strauch von einem weißen Blütenmantel umhüllt, der wie Schnee auf Zweigen sitzt, welche bereits ihre Blätter gebildet haben.

Mit seinen schneeweißen Blüten stellt der Weißdorn einen weisen, objektiven und etwas kühlen Charakter dar, der sich auf die wichtigen Dinge konzentrieren kann, denn der Weißdorn ist ausdauernd und holzig. Dabei verfügt er mit seinen unzähligen Blüten über üppige Lebendigkeit, reiche Fruchtbarkeit und gutes Aussehen.

Der Weißdorn wird hoch wie ein Baum, obwohl er nur ein Strauch ist, denn er liebt die Karriere, den Erfolg und die Leistung, ist dabei aber *ehrgeizig* und *hölzern*, was durch seine sparrige und obendrein noch stachelige Erscheinung verstärkt wird, und so fällt es diesem Charakter schwer, locker zu bleiben.

Dem leistungsorientierten Weißdorn fehlt es also an natürlicher Beweglichkeit und Urvertrauen, weswegen er sich ständig etwas beweisen muß. Dabei setzt er sich gerne unter Erfolgszwang, was ihn manchmal entsprechend reizbar werden läßt. Dennoch ist er weise und möchte möglichst viel begreifen, das wird neben seinen reichlichen weißen *Blüten* auch an seinen vielen, beinahe handförmigen, gelappten *Blättern* deutlich, und so verfügt diese Pflanze bei aller Lebendigkeit auch immer über eine gewisse intellektuelle *Nüchternheit*.

Der Weißdorn stellt sich dem Leben gerne mit den besten Absichten zur Verfügung, mag sich emotional aber nicht tiefer einlassen, und so behält er immer einen klaren Kopf, ja er zwingt sich zur Objektivität, obwohl er voller Leben ist. Dabei könnte er als weißblühende Pflanze die Dinge eigentlich von der leichten Seite nehmen, doch er nimmt das Leben viel zu ernst, was wiederum an seiner hölzernen

Starre deutlich wird. So kämpft er mit einer gewissen persönlichen Härte im Leben um Erfolg, den er als weiser, vielseitiger, ehrgeiziger und gutaussehender Charakter auch erreicht.

Dabei ist der Weißdorn im emotionalen Bereich weitaus unsicherer, als es im ersten Moment den Anschein hat, und gerade deswegen macht er sich besonders schön, doch wird er hier eine gewisse Verspannung nicht los. Deswegen riechen seine vielen schönen Blüten auch nicht gerade rosenartig angenehm, sondern verfügen über einen leicht fischigen Nebengeruch.

Am besten paßt der Weißdorn zu Menschen, die Wert legen auf Körperpflege, Ordnung, Klarheit und gutes Aussehen, die sich gerne schön kleiden und oft waschen, wobei aber die Zerfallsprodukte der Seife auf der Haut neue Körpergerüche erst entstehen lassen können. Der Weißdorn paßt zu Menschen, die das Leben und den Erfolg lieben, dabei aber etwas hölzern wirken können und die auch nicht immer nett sind, denn ihr starrsinniger Ehrgeiz läßt sie gelegentlich *mißgünstig* werden. Deswegen bildet ihre Pflanze, der Weißdorn, verteidigende Stacheln und nicht besonders angenehm duftende, aber schöne Blüten sowie *Früchte* von blutroter, beinahe aggressiv wirkender Farbe, die aber im Inneren langweilig mehlig schmecken.

Die Themen Schönheit, Starrsinn und Mißgunst finden sich auch im Märchen von *Schneewittchen* wieder, das dieser Pflanze innewohnt, die schneeweiße Blüten, blutrote Früchte und eine dunkle Rinde bildet. Schneewittchen wird als eine in üppiger Schönheit und Lebendigkeit aufblühende Prinzessin mit weißer Haut, roten Lippen und schwarzen Haaren dargestellt, die so schön ist, daß sie eines Tages von ihrer neidischen Stiefmutter mit einem roten Apfel vergiftet wird, woraufhin sie in einen Zustand der Erstarrung fällt, bis sie freigeküßt wird. Ebendiese Erstarrung zeigt sich im Weißdorn, in dem aber nicht nur das liebe, schöne, fleißige Schneewittchen, sondern ebenso die neidische Stiefmutter, der wache Prinz und der vergiftete

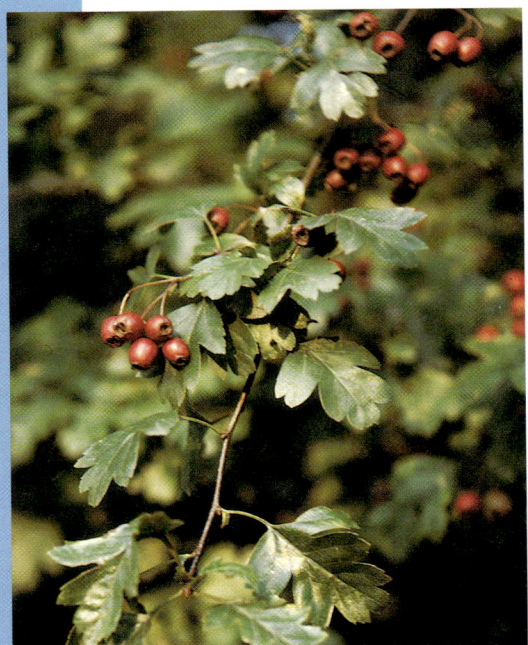

rote Apfel vertreten sind, den wir in den glücklicherweise ungiftigen roten Weißdornfrüchten wiedererkennen können, die botanisch mit Äpfeln verwandt sind.

Der Weißdorn ist bei aller ihm innewohnenden Lebensfreude relativ *engherzig,* doch die Verantwortung, die er dem Leben gegenüber empfindet, hält ihn jung und gesund. Vor lauter Fleiß und unermüdlicher Anstrengung folgt er aber häufig mehr seinen Leistungszielen als der ruhigen Stimme seines Herzens, was früher oder später zu Herzbeschwerden führen kann. Deswegen ist es kein Wunder, wenn der Weißdorn Wirkstoffe bildet, die die Durchblutung des Herzmuskels anregen.

Reife Weißdornfrüchte, die auch als »Mehlbeeren« bekannt sind

Astrologische Zuordnung

Astrologisch gesehen entspricht dem Weißdorn die Kombination *Sonne/Saturn,* wobei die Sonne die üppige Lebendigkeit dieser Pflanze vertritt, die zu blühen beginnt, wenn die Kräfte des Sommers über jeden Frost gesiegt haben. Das Saturn-Prinzip findet sich hingegen in der hölzernen Starre, in der Dauerhaftigkeit und in dem stark ausgeprägten Bedürfnis nach Objektivität und Weisheit wieder, wobei die Kombination Sonne/Saturn immer fleißige, ehrgeizige, leistungsbetonte Eigenschaften hervorbringt. Die voranstrebenden, etwas reizbaren und stacheligen Charakteristika sowie die rote Farbe der Früchte weisen dabei außerdem auf eine *Mars/Saturn*-Komponente hin.

Anwendung

Die jungen, frischen, im Frühling gesammelten Blätter schmecken angenehm nußartig und sind obendrein sehr gesund, weswegen sie ein hervorragendes Salatgemüse darstellen. Aus den mehlig, aber leicht rosenartig schmeckenden Früchten kann ein Gelee zubereitet werden, dem zur geschmacklichen Abrundung der Saft anderer Früchte beigegeben werden sollte. In Notzeiten wurde das »Mehl« der auch als »Mehlbeeren« bekannten Weißdornfrüchte zum Brotbacken verwendet.

Eine besondere Weißdornvariante ist die Mispel, von der es eine deutsche Art gibt, deren botanische Bezeichnung *Mespilus germanica* lautet, wobei die Mispel, und zwar vor allem die Sorte *Crataegus azarolus*, besonders im Mittelmeergebiet verbreitet ist. Die Mispel bringt größere Früchte hervor als »unser« Weißdorn, außerdem sind Mispelfrüchte gelb und im Inneren nicht mehlig, sondern saftig und von apfelartigem Geschmack. So ist die Mispel weniger mißgünstig als der Weißdorn, weswegen es auch kein Wunder ist, daß sie meistens keine Stacheln bildet. Sie ist also die Weißdornart mit dem »gesündesten« Charakter, aber gerade deswegen bildet sie nur wenige medizinisch wirksame Substanzen. Zur Abrundung einer Therapie mit Weißdornextrakten ist es aber auf jeden Fall sinnvoll, Mispelfrüchte zu verzehren.

Medizinische Anwendung

In unserer ebenso sachlich orientierten wie im Überfluß schwelgenden Leistungsgesellschaft ist der Weißdorn eine beliebte und weitverbreitete Pflanze, die in ihren Blättern, Blüten und Früchten Wirkstoffe bildet, die für die meisten Personen dieser Gesellschaft heilsam sind, weswegen wir dem Weißdorn als Heilpflanze eine wichtige Bedeutung beimessen sollten.

Dabei gibt es zwar verschiedene Weißdornarten, doch sehen sich diese sehr ähnlich und erzeugen auch die gleichen Wirkstoffe, zumindest solange sie über weiße, etwas unangenehm riechende Blüten, über rote, mehlig schmeckende Früchte und über stachelige Zweige verfügen, weswegen es egal ist, welche Weißdornart wir nehmen, wobei auch im Deutschen Arzneimittelbuch mehrere bekannte Weißdornarten verzeichnet sind.

Zu medizinischen Zwecken werden die frischen oder die getrockneten Blüten mitsamt den Blättern oder auch die reifen Früchte verwendet. Aus den Blüten und Blättern sowie aus den Früchten kann ein Tee zubereitet werden. Im klinischen Alltag werden zumeist wäßrig-alkoholische Auszüge aus einem Gemisch von Blättern, Blüten und Früchten verwendet.

Weißdornzubereitungen wirken nachweislich *herzstärkend* und helfen bei beginnender Herzleistungsschwäche, besonders wenn diese entstanden ist, weil die betroffene Person im Leben sehr viel leisten will, sich dabei aber zu sehr unter Anspannung setzt und zu wenig Gelassenheit und Ruhe findet, wobei der permanente Leistungsdruck zu einer Verengung der Herzkranzgefäße führt. Aufgrund ihres kompensatorisch gesteigerten Leistungsvermögens können sich Weißdorn-Persönlichkeiten mitunter jahrelang »fit« fühlen, neigen aber mit zunehmendem Alter mehr und mehr zu diversen Herzbeschwerden. In diesem Zusammenhang ist es also auch für junge, leistungsorientierte Menschen sinnvoll, vorsorglich des öfteren Weißdorntee zu trinken.

Wissenschaftlich nachgewiesen ist, daß Weißdornzubereitungen am besten wirken, wenn sie oral eingenommen werden. Dabei wird der Herzschlag nach Einnahme von

Weißdorn kräftiger und effektiver. Durch die gefäßerweiternde und durchblutungsanregende Wirkung besonders im Bereich des Herzmuskels kommt es zu einer leichten, jedoch nur kurzzeitigen Blutdrucksenkung. Außerdem steigt die Herzfrequenz etwas an. Die Wirkungsdauer von innerlich eingenommenen Weißdornextrakten hält allerdings nur etwa vier Stunden vor, weswegen im Krankheitsfall Weißdornzubereitungen regelmäßig eingenommen werden müssen.

Wer unter Herzbeschwerden leidet, sollte sich aber auf jeden Fall ärztlich untersuchen lassen und vorher *keine* Weißdornzubereitungen einnehmen, da diese kurzzeitig den Herzzustand derart verbessern können, daß eventuelle Störungen im EKG nicht mehr sichtbar sind! Bevor bei der Behandlung von Herzbeschwerden jedoch zur »Chemie« gegriffen wird, sollte mit dem behandelnden Arzt über die Möglichkeit einer Therapie mit Weißdornextrakten gesprochen werden.

Über die herzwirksamen Eigenschaften hinaus helfen Weißdornzubereitungen auch bei anderen *Symptomen, die durch Leistungsstreß und übertriebene Willenshaltung hervorgerufen werden* können – wie z. B. Kopfdröhnen, Ohrensausen, Muskelverspannungen, Neigung zu Trockenheit von Haut und Schleimhäuten oder Verdauungsschwäche.

Homöopathische Anwendung

In der Homöopathie werden die frischen, reifen Früchte der am meisten verbreiteten Art *Crataegus monogyna* verwendet, deren Auszug als Urtinktur oder in entsprechenden homöopathischen Verdünnungen als *Crataegus* im Homöopathischen Arzneimittelbuch verzeichnet ist.

Crataegus wird meistens als Urtinktur oder in sehr niedrigen, noch materiell wirkenden Potenzen gegeben, und zwar bei nahezu allen möglichen Herzbeschwerden sowie besonders bei beginnender Herzmuskelschwäche und dadurch bedingter schneller Erschöpfbarkeit mit Herzklopfen und/oder Beklemmungsgefühlen.

Der angespannte und leistungsorientierte Weißdorn bildet Wirkstoffe, die die Blutgefäße elastischer werden lassen, weswegen Crataegus hilfreich ist bei Arterienverkalkung sowie gleichermaßen bei zu niedrigem wie bei zu hohem Blutdruck. Dabei besteht jedoch eher eine Neigung zu niedrigem Blutdruck, da der Sympathikus, der für alle willentlich gesteuerten Körpervorgänge zuständig ist, bei Weißdorn-Persönlichkeiten stärker aktiv ist als der Parasympathikus, der für alle passiven Körpervorgänge wie beispielsweise die Gefäßspannung zuständig ist, die beim Crataegus-Charakter eher herabgesetzt erscheint.

Da Crataegus außerdem über einen sachlichen, nüchternen Charakter verfügt, ist es kein Wunder, wenn dieses Mittel besonders auch auf den Kopf wirkt und hilfreich ist bei übermäßiger Wachheit und zerebralen Reizungszuständen mit Dröhnen und Kopfschmerzen, wobei ich hier nicht die ganz niedrigen, sondern die mittleren Potenzen empfehlen würde.

In mittleren bis hohen Potenzen hingegen ist Crataegus ein geeignetes Mittel für leistungsorientierte Personen, die zwar noch keine entsprechenden körperlichen Symptome entwickelt haben, die aber im Terminstreß leben, wobei sie alles besonders ausführlich, gut und schön gestalten wollen, sich dabei aber zu wenig Ruhe gönnen und nie genug schlafen, was in der Folge zu Reizbarkeit, schlechter, mißgünstiger, aggressiver Laune und starrem Eigensinn führen kann.

Veilchengewächse
Violaceae

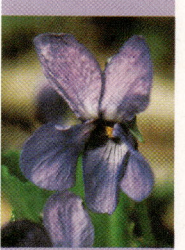

Charakter: ebenso ehrgeizig wie harmoniesüchtig
und bescheiden

Zu den Veilchengewächsen, von denen es 850 Arten gibt, zählen einmal die kleinen, allgemein als Veilchen bekannten Pflanzen, die zumeist im Frühling blauviolett blühen, noch bevor die Bäume ihr Laub gebildet haben. Aber auch alle Sorten von Stiefmütterchen gehören zu den Veilchen, die wie diese den botanischen Namen *Viola* tragen, allerdings mit der Beifügung: *tricolor,* welche »dreifarbig« bedeutet, denn Stiefmütterchenblüten erscheinen, einmal abgesehen von besonderen Zuchtformen, meistens in drei Farben gleichzeitig, nämlich in Violett, Weiß und Gelb.

Wie der Name *Viola* bereits besagt, sind die *Blüten* der Veilchengewächse überwiegend violett, was bedeutet, daß diese Charaktere stets ausgleichend und schlichtend wirken wollen, denn Violett ist ja die Farbe, die Gegensätze wie rot und blau, heiß und kalt usw. auf einen gemeinsamen, harmonischen Nenner bringt. Dabei ist das Stiefmütterchen, also das dreifarbige Veilchen, vielseitiger, spontaner und weniger konzentriert als seine blauviolettblühenden Familienangehörigen, und es leidet bisweilen an inneren Gegensätzen, da es gleich mehrere Farben in einer Blüte trägt. Da Veilchenblüten aber fünf Kronblätter bilden, zeigt sich in ihrem Wesen eine Ausgewogenheit der Elemente, verbunden mit der *Fähigkeit, die »Quinta essentia« zu finden.*

Veilchenblüten, deren Kronblätter von schmalen Linien gezeichnet sind, erinnern an etwas fratzenhafte Gesichter mit Lachfalten, wobei das kleine, blauviolettblühende Veilchen mit seinen nach unten gerichteten seitlichen Blütenblättern eine Betonung der Kinnpartie aufweist, während das Stiefmütterchen mit seinen nach oben gerichteten Seitenblättern über eine stärkere Stirnpartie verfügt.

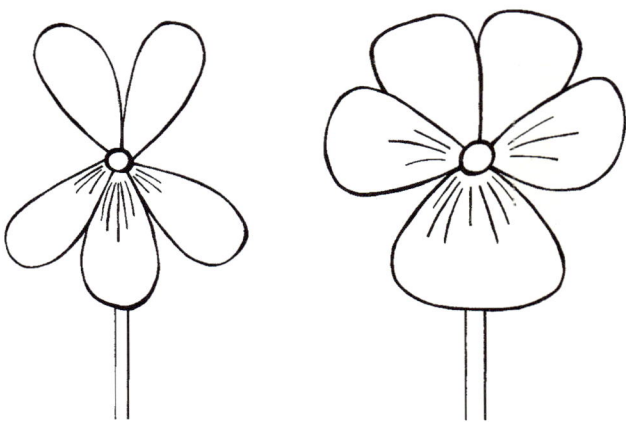

Veilchen und Stiefmütterchen

Veilchengewächse sind verbreitete, wenn auch nicht gewöhnliche Pflanzen, die relativ klein und zart, aber recht erfolgreich sind, wobei sie über einen gewissen Ehrgeiz verfügen, der sie *freundlich* und *harmonisch*, aber etwas *verkniffen* erscheinen läßt.

Stiefmütterchen

Viola tricolor

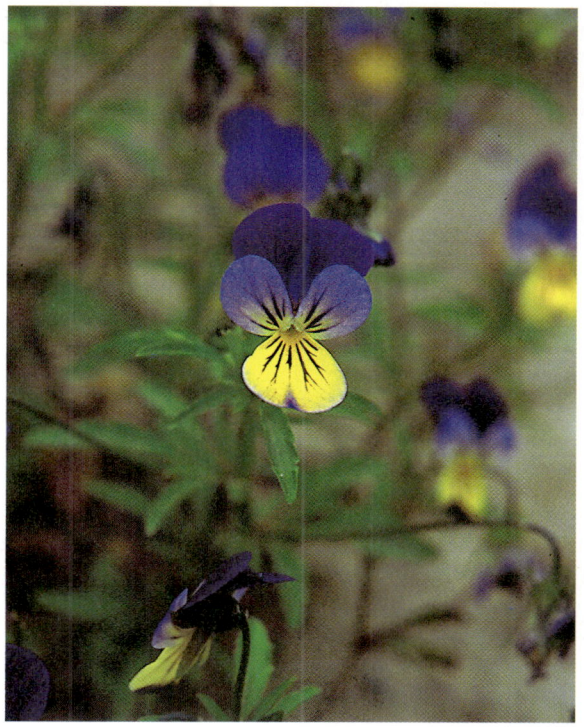

Charakter: die freundlich verkniffene Fratze

Wie kaum eine andere Pflanze bildet das Stiefmütterchen *Blüten*, deren Aussehen an Gesichter mit Lachfalten erinnert, welche aber *etwas verspannt und verkniffen*, eben fratzenhaft wirken und deren »Lachen« nicht immer ganz echt ist, da es aus der Anpassung an die Begegnung sowie aus beinahe zwanghafter Harmonieliebe entstanden ist.

☞ **Botanischer Steckbrief**

- Blüte: Dreifarbig; variabel in der Farbverteilung, manchmal fast nur violett oder fast nur gelblich; die oberen Kronblätter meistens violett, die unteren weiß, zur Mitte hin gelb, von dunkleren Längslinien gezeichnet; vor den »Genitalien« befinden sich zwei schützende Haarleisten; Durchmesser der Blüte: 1,5 bis 3 cm; Blütezeit: Mai bis Oktober.
- Körper: Einjährige, verzweigte Pflanze mit wechselständig angeordneten, gestielten, eiförmigen bis lanzettlichen, am Rande gesägten Blättern und Nebenblättern; Höhe der Pflanze: 10 bis 40 cm.
- Standort: Wiesen, Äcker; Sand-, Kies- und Felsböden; kalkmeidend; von den Gebirgsregionen des Mittelmeerraumes bis zur nördlichen Taiga verbreitet in Zonen mit ozeanischem Klima; Heimat: Europa.

Dabei lebt im Stiefmütterchen ein Widerspruch zwischen geistigen und emotionalen Fähigkeiten, der deutlich wird, wenn wir uns die einzelne Blüte betrachten, die mit ihrer stark ausgeprägten »Stirnpartie« relativ große geistige Fähigkeiten symbolisiert, andererseits aber mit ihrer nach vorne geschobenen »Kinnpartie« deutlich macht, daß sie energisch und willensstark ihre Gefühle verwirklichen kann.

Starke *Widersprüchlichkeit* zeigt sich auch durch das gleichzeitige Vorhandensein der Komplementärfarben Violett und Gelb in einer Blüte, wobei Violett wiederum für das Geistige und Gelb für das Emotionale steht. Glücklicherweise kann das Stiefmütterchen die Gegensätze meistens sinnvoll und richtig miteinander arrangieren, was daran deutlich wird, daß vor allem die Stirnpartie, also der Bereich des Denkens, violett erscheint, während die Mitte, also das Herz der Blüte, immer gelb ist, wobei wir ja wissen, daß die Farbe Gelb der Seele zugeordnet wird. Die Farbe Weiß findet sich hingegen mehr in den unteren Randzonen, und daran wird deutlich, daß das Stiefmütterchen sich nach außen hin objektiv verhalten kann – wobei es im Inneren aber durchaus eine eigene Meinung hat und außerdem dank seines harmonisierenden Denkens in der Lage ist, den Dingen ihren geeigneten Platz zuzuordnen. Dies gelingt ihm aber nicht immer gleich gut, denn das Stiefmütterchen kann in der Verteilung seiner drei Farben sehr variabel von Pflanze zu Pflanze und sogar von Blüte zu Blüte unterschiedlich aussehen, wobei die eine Blüte ausschließlich violett ist, während eine andere Blüte buntgefleckt und wieder eine andere gelb und weiß erscheint. Überwiegt in den Blüten der Violettanteil, wird deutlich, daß das Denken stärker ist als das Gefühl. Überwiegt hingegen der Gelbanteil, so zeigt sich vor allem die emotionale Seite dieser Pflanze. Auf jeden Fall aber möchte das einjährige Stiefmütterchen, dessen Weiterleben ausschließlich von der Fortpflanzung durch Insekten abhängig ist, geliebt und anerkannt werden. Deswegen ist es kein Wunder, wenn sich diese Pflanze häufig *verstellt* – und dieser Verhaltenszug ist wahrscheinlich für den nicht allzu schmeichelhaften Namen »Stiefmütterchen« verantwortlich.

Weil das Stiefmütterchen starke Gegensätze in sich vereint, ist es natürlich naheliegend, daß es nicht immer spontan handelt, sondern auf die Außenwelt eingeht und durch sein Denken die Dinge harmonisieren muß. In diesem Zusammenhang neigt es als fruchtbare und exzessiv lebende Pflanze zu beinahe zwanghaftem Lustigsein, wobei seine Lustigkeit aber vom Kopf ausgeht. So kommt der fratzenhaft-fröhlich-verkniffene Gesichtsausdruck dieser Pflanze zustande, die außerdem unter nervösem »Augenzwinkern« leiden kann, das ansteigt, je weniger sie ihre wirklichen Gefühle und Gedanken zeigt und je mehr sie etwas vorspielt, wobei sie als kleine Pflanze auch noch in der Angst lebt, verletzt, getreten und gehauen zu werden, weswegen sie erst recht mit übertriebener Freundlichkeit auf sich aufmerksam machen muß.

Astrologische Zuordnung
Dem Stiefmütterchen entspricht die Konstellation *Saturn/Uranus*, die damit verbunden ist, daß innere Wider-

sprüchlichkeit zu übertriebener Freundlichkeit sowie zu dem Zwang führt, alle Gegensätze stets zu harmonisieren, wobei Menschen mit Saturn/Uranus meistens auffällig »gut drauf« sind, aber doch zu Verspannungen neigen, da sie ihre wirklichen Gefühle nicht einfach zeigen können, die sich aber hin und wieder unkontrolliert entladen. Die innere, beinahe unerträgliche Widersprüchlichkeit wird deutlich symbolisiert durch die gleichzeitige Präsenz der Komplementärfarben Gelb und Violett. Dabei steht die Farbe Gelb in der Astrologie für die spontan sich auslebenden und gefühlssüchtigen Sommerzeichen Krebs und Löwe, während die Farbe Violett dem nach Harmonie und geistigem Ausgleich suchenden Herbstzeichen Waage zugeordnet wird, wobei besonders die Kombination *Waage/Löwe* Personen hervorbringt, welche wie das Stiefmütterchen ständig Bestätigung von außen brauchen.

Medizinische Anwendung

Zu medizinischen Zwecken wird das frische oder das getrocknete, ganze, blühende Kraut verwendet. In diesem sind Saponine, Schleimstoffe, Carotinoide und andere, ganz spezielle Stoffe enthalten.

Dabei bildet das Stiefmütterchen wie viele andere, rasch sich erneuernde, einjährige Pflanzen Wirkstoffe, die die Haut heilen und regenerieren können, welche sich ebenfalls sehr rasch erneuert. Deswegen sind Stiefmütterchenauszüge wirksamer Bestandteil diverser Salben und Cremes, die ein hervorragendes Heilmittel darstellen bei *Trockenheit der Haut*, besonders wenn diese rissig ist und stark unter nervös bedingten Funktionsstörungen leidet. Hier helfen Stiefmütterchencremes vor allem bei Milchschorf und anderen chronischen, ekzematösen Erkrankungen.

Bei *Katarrh der oberen Luftwege* können Stiefmütterchenzubereitungen innerlich eingenommen als Tee oder Essenz hilfreich sein, da diese Pflanze schleimlösende und über den Magen reflektorisch das Hustenzentrum anregende Saponine sowie andere heilende Wirkstoffe als körpereigene Medizin bildet, denn das verspannte Stiefmütterchen neigt zu leichten Atemblockaden und in bestimmten Situationen zu nervösen Hustenentladungen sowie insgesamt zu etwas neurotischem Husten, kann sich aber auch durch Ansteckung ein Lungenleiden zuziehen. Es ist insgesamt ein Charakter, der sich als blühfreudige, einjährige Pflanze schnell verbraucht und verzehrt, weswegen es höchstwahrscheinlich Wirkstoffe gegen Tuberkulose und andere auszehrende Krankheiten bildet, die oft aufgrund einer beinahe fratzenhaften, austrocknenden Verspannung entstanden sind.

Außerdem soll Stiefmütterchen *harntreibend* wirken, und wahrscheinlich bildet diese Pflanze als körpereigene Medizin harntreibende Wirkstoffe, da sie den Fluß ihrer Emotionen zu oft durch das Denken bändigt, was zu einer gewissen Verhaltung führt.

Auch bei *rheumatischen* Erscheinungen kann Stiefmütterchen das geeignete Mittel sein, wobei diese Pflanze gegen solche Prozesse wirkt, die auf dem Hintergrund innerer Verspannung bei gleichzeitiger Neigung, sich zu verschleißen, entstanden sind.

Homöopathische Anwendung

Zur Herstellung der homöopathischen Urtinktur wird das frische, blühende Kraut verwendet, das unter der Bezeichnung *Viola tricolor* im Homöopathischen Arzneimittelbuch verzeichnet ist.

Da Stiefmütterchenauszüge in materiellen Dosierungen harntreibend wirken, sind sie in homöopathischen Verdünnungsgraden nach dem Grundsatz »Gleiches mit Gleichem« geeignet als Mittel gegen verstärkten Harndrang. Der etwas verhaltene, aber doch stark emotionale Charakter von Viola tricolor führt außerdem zu Problemen in Verbindung mit verstärktem Geschlechtsdrang, wobei es zu unerträglichem Jucken und Ekzembildung der Genitalien oder anderer Stellen der Haut kommen kann.

Außerdem ist Viola tricolor bei Milchschorf und bei Ekzemen von Kindern ein geschätztes Mittel, das vor allem bei *Neurodermitis* wirkt, die, wie der Name schon sagt, zu einem großen Teil nervös bedingt ist und bei entsprechend veranlagten Kindern als Reaktion auf eine überspannte Eltern-Kind-Beziehung entstehen kann. Hier kann Viola tricolor außerdem gegen Bettnässen unterstützend wirken.

Ferner wird Viola tricolor gegeben bei Verdrießlichkeit in Verbindung mit Magen-Darm-Beschwerden, aber auch bei *Kopfschmerzen,* die hier besonders dann entstehen, wenn eine starke Emotionalität zu sehr vom Geist harmonisiert, gesteuert und geregelt wird, woraus sich dann entsprechende, zu Kopfe steigende Verspannungen ergeben.

Auch in der Homöopathie gilt Viola tricolor als Mittel gegen rheumatische Verschleißerscheinungen. Außerdem dürfte dieses Mittel bei Neigung zu nervösem Augenzwinkern sowie bei verstärkter Bildung von Lachfalten geeignet sein.

Wohlriechendes Veilchen

Viola odorata

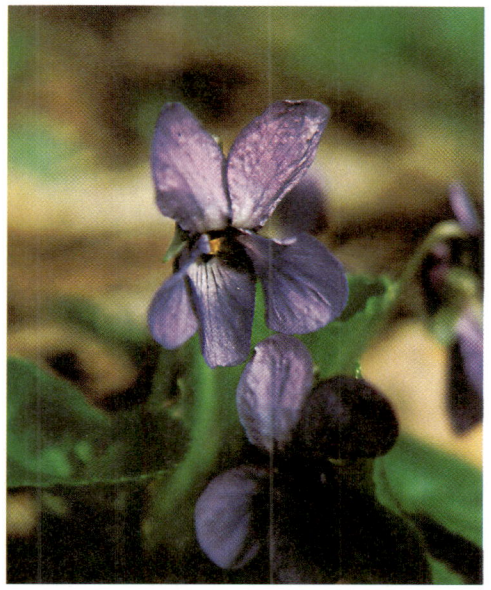

Charakter: züchtige Bescheidenheit

Das Wohlriechende Veilchen ist klein und bescheiden. Dabei machen seine violettfarbenen *Blüten* deutlich, daß diese Pflanze das *ausgleichende Denken* liebt, das hier eine gewisse konzentrierte Intensität erhält, da diese Pflanze dunkelviolett blüht.

Die »Blütengesichter« des Wohlriechenden Veilchens verfügen jedoch über eine betonte Kinn- und Backenpartie, woraus wir schlußfolgern können, daß diese Pflanze bei aller Bescheidenheit über beinahe gierige Vitalkräfte verfügt, wobei die Kleinheit und das dunkle Violett der Blüten darauf hinweisen, daß das Wohlriechende Veilchen sich *har-*

✍ Botanischer Steckbrief

- **Blüte:** Blauviolett, am Grunde weiß mit dunkelviolettfarbenen Linien; aromatisch etwas nach Lakritze, aber blumig und parfümartig duftend; oben zwei, unten drei Kronblätter, die in ihrer Zusammenstellung an ein Gesicht erinnern mit enger Stirn und ausgeprägter Kinn-Backen-Partie; nach der Fruchtreife werden die Samen gerne von Ameisen verschleppt, die für die Verbreitung der Pflanze sorgen; Blütezeit: März/April.
- **Körper:** Staude mit kurzem, dickem, oberflächlichem Wurzelstock; oberirdische, wurzelnde Ausläufer; Blätter zu Beginn tütenförmig eingerollt; grundständig, lang gestielt, herzförmig, am Rande gesägt; Höhe der Pflanze: 5 bis 10 cm.
- **Standort:** Als Heil- und Gartenpflanze häufig kultiviert; ansonsten zerstreut auftretend und im Verbund wachsend auf nährstoffreichen Böden in Laubwäldern, Eichen- und Buchenwäldern, an Waldrändern und Gebüschen, unter Schlehenhecken; Heimat: mediterrane und gemäßigte Zonen Europas mit eher ozeanischem Klima.

monisch und diszipliniert, ja tugendhaft und züchtig zurückhält, und obwohl es auch egoistische Züge hat, kann es gut mitdenken und sich auf die wichtigen Dinge im Leben konzentrieren.

Das Wohlriechende Veilchen ist eine frühblühende Pflanze, die *pionierhafte, ehrgeizige Eigenschaften* besitzt und anderen gerne vorauseilt. Dabei gedeiht sie am besten unter Laubbäumen und -büschen, wo sie blüht, bevor die Bäume ihr schattenspendendes Blattwerk entstehen lassen. So verfügt diese Pflanze über einen voranstrebenden, eifrigen Charakter, der bisweilen auch etwas gehetzt sein kann, denn schließlich muß sich das Veilchen beeilen, wenn es nach langen, kalten Wintern noch im Licht unter den Bäumen erblühen will.

Obgleich das Wohlriechende Veilchen zu den typischen Frühblühern zählt, ist es kein spontaner, sondern ein *geistiger Charakter*, der seine wesentliche Kraft gar nicht vom Frühling, sondern vom Herbst erhält. So ist es kein Wunder, wenn es im Herbst häufig ein zweites Mal blüht, derweil sich das Leben zurückzieht, um nun mehr im Geiste, im Traum, in den überwinternden Samen, in den Häusern, unter der Erde und in nachtblauer Dunkelheit stattzufinden. Die Bäume verlieren ihr Laub, und ebendieses heruntergefallene Laub ist das Lebenselixier für das Wohlriechende Veilchen mit seinen konzentriert violettfarbenen, harmonisch wirkenden und angenehm duftenden Blüten.

Seine stark ausgeprägten geistigen Fähigkeiten machen es dem Veilchen leicht, aus immerwährenden, essentiellen Kraftquellen zu schöpfen, so daß es rasch und pionierhaft zur Blüte gelangt. Dabei mahnt das bescheidene Veilchen jedoch vor allzu großer Lustbetontheit und weist schon im Frühling darauf hin, daß es auch einen Herbst geben wird. Das volle Sommerleben erträgt diese Pflanze ohnehin nicht, und deswegen hält sie sich während der warmen Jahreszeit im kühlenden Schatten der Laubbäume auf, wo sie *in Ruhe nachdenken* kann.

Da das Veilchen immer den Gesamtzusammenhang im Auge hat, können wir sagen, daß es eine »heilige« Pflanze ist, die sich gut durchsetzen kann, ohne laut zu werden, und die sich zwar gemäßigt, aber herzlich darzustellen weiß, was an ihren herzförmigen Blättern deutlich wird.

Der lateinische Name für das Veilchen lautet *Viola*. Außerdem gibt es ein Musikinstrument mit dem Namen Viola, das weniger hochtönig klingt als die Violine und mit dem sich Melodien in angenehmer Tonlage spielen lassen. Daraus können wir schlußfolgern, daß das Veilchen, und zwar vor allem das Wohlriechende Veilchen, *schöngeistig, feintönig und musikalisch* veranlagt ist, wobei es über die geistige Fähigkeit verfügt, gegensätzliche Temperamente in harmonischer Weise zu verbinden und zu arrangieren.

Wer wie das Veilchen stark vom harmonisierenden Denken geleitet wird, handelt natürlich weniger aus dem Gefühl heraus, sondern muß immer erst überlegen und kann mitunter auch zwanghafte Züge annehmen. Ein derartiger Charakter kann nicht gut locker lassen, er neigt zu *Verspannungen* und hält manchmal zu sehr die Luft an, besonders wenn er sich konzentrieren muß. Deswegen bildet das Wohlriechende Veilchen, das ja die gleichen Eigenschaften hat, gegen Atemnot und gegen Spannungskopfschmerz wirkende Inhaltsstoffe.

Astrologische Zuordnung

Alle harmonieliebenden, violettblühenden Pflanzen werden der Venus zugeordnet, wobei das in geistige Zusammenhänge sich hineinsteigernde und zu Spannungskopfschmerz neigende Veilchen hier eine *Venus/Pluto*-Charakteristik erkennen läßt. Außerdem finden wir in dieser bescheidenen und züchtigen Pflanze eine Betonung des Sternzeichens *Jungfrau* und der Konstellation *Saturn/Mars* wieder, die ebenfalls violett erscheinen kann, denn Mars ist für die pionierhaften und egoistischen Eigenschaften sowie für die Farbe Rot zuständig, während Saturn nur für die sich auf das Wichtige konzentrierenden Werte und die Farbe Blau zuständig ist, die in der Blüte des Wohlriechenden Veilchens überwiegt. So können wir sagen, daß in dieser Pflanze das kühle Saturn-Prinzip stärker ist als das hitzige Mars-Prinzip, wobei durch die Jungfrau-Eigenschaften die zurückhaltenden, vernünftigen und nachdenkerischen Seiten betont werden. Saturn/Mars bedeutet in diesem Zusammenhang Konzentriertheit plus Energie, Innehalten und doch Vorwärtsstreben, bedeutet das Sich-Zusammenreißen und die Fähigkeit, für ideelle Werte zu kämpfen.

Anwendung

Es werden die frischen oder die getrockneten Blüten des Wohlriechenden Veilchens verwendet, aus denen auch die berühmten, etwas lakritzeähnlich, aber blumiger und parfümartiger schmeckenden Veilchenpastillen hergestellt werden. Veilchenblüten lassen sich auch zur Bereitung eines Veilchensirups verwenden, wobei bis zu 200 g Blüten in einem Liter Wasser auf etwa 80 °C erhitzt und dann abgefiltert werden. Die nun entstandene violettgetönte Flüssigkeit wird abschließend mit einem Kilo Honig oder Zucker in einen Sirup verwandelt. Mit frischen oder getrockneten Veilchenblüten können außerdem Süßspeisen gewürzt werden. Eine andere Veilchensüßigkeit sind die kandierten Blüten. Daß Veilchenblüten vor allem mit Süßigkeiten in Verbindung gebracht werden, liegt vielleicht daran, daß das züchtig-bescheidene, disziplinierte Veilchen Hemmungen hat, die süßen Seiten des Lebens zu genießen, weswegen es Wirkstoffe bildet, die das süße Leben erträglicher machen.

Die frischen, zarten Blätter können zum Salat verwendet werden und sollen besonders Vitamin-C-haltig sein.

Medizinische Anwendung

In der Volksheilkunde gilt der Tee aus Veilchenblüten als Mittel gegen *grippale Infekte mit Fieber und Husten,* wobei das Fieber des Veilchens als ein Aufwallen seiner tugendhaft zurückgehaltenen, angestauten Aggressionen anzusehen ist, während der Husten des Veilchens eher darauf zurückzuführen ist, daß es sich in seiner bescheidenen Art zu wenig Luft verschafft und obendrein Hemmungen hat abzuhusten.

Außerdem ist Veilchenblütentee hilfreich für Menschen, die mitunter zu tugendhaft sind und dabei mehr nachdenken als erleben, wobei sie sich gerne ins dunkle Zimmer zurückziehen, auch weil sie häufig unter Kopfschmerzen leiden, die in Streßsituationen stärker werden.

Um der Harmonie willen zurückgehaltene Aggressionen können sich auf der körperlichen Ebene auch als *Verengung der Gallenwege* äußern, und deswegen halte ich es für wahrscheinlich, daß das Veilchen Wirkstoffe bildet, die bei leichten Gallenkoliken entspannend wirken, besonders dann, wenn die betroffene Person über schöngeistige, bescheidene und feintönige Veilchen-Charaktereigenschaften verfügt. Dabei muß aber noch untersucht werden, ob und in welchen Pflanzenteilen sich diese Wirkstoffe befinden.

Aufgrund seiner Signatur, aber auch aufgrund der beschriebenen Zusammenhänge müßte das Veilchen außerdem Inhaltsstoffe bilden, die heilend wirken bei Blutergüssen (»Veilchen«). Hier kann innerlich der Tee aus den Blüten helfen, wenn eine Person schnell *blaue Flecken* bekommt. Im akuten Fall ist es aber höchstwahrscheinlich sinnvoller, Veilchenextrakt äußerlich anzuwenden und am besten den Preßsaft oder die Tinktur aus der frischen, blühenden Pflanze äußerlich mit Wasser verdünnt aufzutragen.

In der Schulmedizin werden nicht die Blüten, sondern der Wurzelstock des Wohlriechenden Veilchens verwendet, der als mildes, schleimlösendes und auswurfförderndes Mittel bei Bronchialkatarrh in manchen Hustenmitteln enthalten ist.

Der Wurzelstock des Wohlriechenden Veilchens darf aber nicht mit der als »Veilchenwurzel« bezeichneten und ebenfalls etwas nach Veilchen duftenden, getrockneten Wurzel der *Iris germanica* verwechselt werden, die besonders in früheren Zeiten zahnenden Kindern als Beißwurzel gegeben worden ist, die aber, bei mangelnder Hygiene, einen guten Nährboden für schädliche Mikroorganismen abgeben kann, weswegen sie aus moderner Sicht als Zahnungshilfe sinnlos ist.

Homöopathische Anwendung

In der Homöopathie wird das frische, blühende Kraut verwendet, dessen Auszug unter der Bezeichnung *Viola odorata* in der Urtinktur oder in entsprechenden homöopathischen Verdünnungen erhältlich ist.

Innerlich eingenommen, wirkt Viola odorata in niedrigen bis mittleren Potenzen bei Kopfschmerzen und *Migräne* von Menschen, die Herausforderungen zuwenig ausleben und die ihre Aggressionen zu sehr bremsen, da sie zu bescheiden sind, zuviel Harmonie wollen und außerdem zuviel nachdenken.

In mittleren bis hohen Potenzen wirkt Viola odorata aufgrund seiner Feintönigkeit vor allem auf das Ohr. Und da wir ja wissen, daß das Veilchen keinen Streß verträgt, wobei es sich gerne in den Schatten zurückzieht, können wir sagen, daß Viola odorata besonders gut zu Personen passen muß, die licht- und geräuschempfindlich sind, die das pralle Leben nicht gut ertragen und die sich mitunter verschließen, was auf der organischen Ebene dann ganz konkret zu Ohrenentzündungen oder Schwerhörigkeit führen kann. Auch andere Ohrensymptome wie Dröhnen, Kitzeln, Schmerzen, Stechen oder Otorrhoe lassen sich durch Viola odorata heilen, besonders wenn die Beschwerden entstehen, weil in einem ansonsten sehr harmonischen Umfeld unterdrückte Aggressionen vorherrschen.

Außerdem wird Viola odorata in verschiedenen homöopathischen Potenzen gegeben bei zu schwacher Atmung, die mit einem unauffälligen, aber dauernden Sauerstoffmangel verbunden ist, welcher in besonderen Belastungssituationen wie z. B. während der Schwangerschaft zu einem *Gefühl von Atemnot* bis hin zu bläulichem Aussehen führen kann – wobei wir auch hier wieder bedenken müssen, daß Viola odorata zu Personen paßt, die sich zwar herzlich und tugendhaft darstellen, sich aber nicht genügend Luft verschaffen und mitunter »vergessen« zu atmen, wenn sie konzentriert nachdenken.

Da das Veilchen vor lauter Harmonie einen etwas verhaltenen Charakter hat, ist es kein Wunder, wenn Viola odorata bei Harnverhaltung, aber auch bei chronischer Verstopfung wirkt. Der verhaltene Charakter kann außerdem zu Störungen gesunder Bewegungsabläufe führen, wobei Viola sich oft in Anspannung befindet, welche zu einer Mangeldurchblutung der Gelenkregionen beiträgt. Bei

gleichzeitiger Bewegungsarmut kann diese bis zur »Einro-
stung« von Gelenken führen, was bestimmte arthritische
oder *rheumatische Prozesse* mit sich bringt – gegen die Viola odorata in der Urtinktur oder in niedrigen Potenzen
Wirkstoffe enthält.

Verzeichnis der Anwendungsmöglichkeiten*

Absonderungen, ätzende: Engelwurz (homöopathisch);
  Zwiebel (homöopathisch)
Abwehrkräfte, Steigerung: Echinacea, Wasserdost; Knob-
  lauch; Lavendel; Mistel
adstringierende Wirkung: Huflattich; Melisse, Majoran,
  Salbei; Malve
Aggressionsstau: Engelwurz; Echinacea, Wermut; Pfeffer-
  minze; Schöllkraut; Veilchen
Akne: Echinacea, Kamille, Gänseblümchen; Mädesüß
  (homöopathisch)
Allergien, innerliche Anwendung: Echinacea; Brennessel
  (homöopathisch); Engelwurz (homöopathisch); Knob-
  lauch (homöopathisch); Pfefferminze (homöopathisch);
  Lavendel (homöopathisch); Schlüsselblume
Allergien, äußerliche Anwendung: Pfefferminze; Brennessel
Angst- und Spannungszustände: Hanf (homöopathisch);
  Baldrian; Johanniskraut
antibakterielle, reinigende Wirkung: Anis, Fenchel, Engel-
  wurz; Kamille, Schafgarbe; Knoblauch, Zwiebel; Pfeffer-
  minze, Rosmarin, Thymian, Salbei; Schöllkraut
Appetitanregung: Hopfen; Engelwurz; Löwenzahn, Schaf-
  garbe, Wermut; Knoblauch
Arterien, Ablagerungen oder Verkalkung: Sonnenblume;
  Knoblauch, Zwiebel
Asthma: Knoblauch (homöopathisch), Zwiebel; Majoran,
  Thymian (homöopathisch)
Aufstoßen: Zwiebel (homöopathisch)
Augen, bakterielle Infektionen (ärztlichen Rat einholen!):
  Fenchel; Schöllkraut
Augeninnendruck, erhöhter: Hanf
Auszehrung: Löwenzahn, Sonnenblume; Stiefmütterchen

---

* Pflanzen aus derselben botanischen Familie wurden jeweils
  in Gruppen zusammengefaßt.

bakterielle Infektionen: Echinacea; Knoblauch, Zwiebel;
     Thymian, Salbei
Bandscheibenvorfall: Johanniskraut
belebende Wirkung: Löwenzahn; Rosmarin, Thymian
beruhigende Wirkung: Hopfen; Engelwurz (homöopa-
     thisch), Baldrian; Melisse, Majoran
betäubende Wirkung: Pfefferminze
Bettnässen: Hopfen (homöopathisch); Goldrute (homöo-
     pathisch); Stiefmütterchen (homöopathisch)
Blähungen: Anis, Kümmel, Engelwurz; Kamille; Knob-
     lauch, Zwiebel (homöopathisch); Pfefferminze, Melisse,
     Majoran
Bläschenausschlag: Hopfen (homöopathisch)
Blasenentzündung (ärztlichen Rat einholen!): Echinacea,
     Goldrute, Wasserdost; Knoblauch; Thymian; Weg-Malve
Bläue bei Sauerstoffmangel: Holunder (homöopathisch);
     Wohlriechendes Veilchen (homöopathisch)
blutbildende Wirkung: Brennessel
Blutdruck, zu hoch (ärztlichen Rat einholen!): Brennessel;
     Goldrute; Knoblauch, Zwiebel; Lavendel; Mistel
     (homöopathisch); Weißdorn
Blutdruck, zu niedrig: Goldrute; Knoblauch (homöo-
     pathisch); Weißdorn (homöopathisch)
Blutfette, erhöht: Sonnenblume; Knoblauch, Zwiebel
Blutungen: Kamille, Schafgarbe
Bronchitis: Knoblauch, Zwiebel; Thymian
Brustwarzen- oder Brustentzündung: Echinacea

Chemotherapie, Folgen (z. B. Brechreiz): Hanf

Darmkrämpfe: Kümmel; Ringelblume, Kamille; Pfeffer-
     minze, Majoran; Schöllkraut
Dauererregungszustände: Baldrian
Depressionen: Johanniskraut; Löwenzahn; Schöllkraut
Diabetes, leichte Form (ärztlichen Rat einholen!):
     Echinacea (homöopathisch); Zwiebel
Durchblutungsanregung: Brennessel; Knoblauch, Zwiebel;
     Lavendel, Rosmarin; Weißdorn
Durchfall: Kümmel (homöopathisch), Engelwurz; Ringel-
     blume, Kamille, Löwenzahn (homöopathisch); Knob-
     lauch; Melisse, Pfefferminze

Einschlafstörungen: Hopfen
Eisenmangel (ärztlichen Rat einholen!): Brennessel
Eiter, Bildung von mildem, reinigendem: Echinacea
Eiterungen: Echinacea; Thymian; Schöllkraut
Ekzeme: Hopfen (homöopathisch); Engelwurz (homöo-
  pathisch); Ringelblume, Echinacea, Goldrute; Thymian;
  Mädesüß (homöopathisch); Stiefmütterchen
entspannende Wirkung: Baldrian; Knoblauch, Zwiebel;
  Melisse, Lavendel, Majoran; Schöllkraut; Weißdorn;
  Stiefmütterchen
Entwässerung: Brennessel, Hopfen; Goldrute
entzündungshemmende Wirkung: Ringelblume, Echinacea,
  Kamille, Schafgarbe; Thymian, Salbei; Malve; Mädesüß
Erkältung: Echinacea, Kamille, Gänseblümchen (homöopa-
  thisch), Huflattich; Zwiebel (homöopathisch); Pfeffer-
  minze, Majoran; Malve
Erschöpfung: Baldrian

Fette, Förderung der Verdauung: Wermut; Knoblauch,
  Zwiebel; Pfefferminze
fieberhafte Erkrankungen: Holunder; Löwenzahn, Sonnen-
  blume (homöopathisch); Wasserdost; Malve; Mädesüß;
  Wohlriechendes Veilchen
Furunkel und Karbunkel: Echinacea, Gänseblümchen

Gallenfunktion, anregende Wirkung: Löwenzahn, Wermut;
  Knoblauch; Pfefferminze, Majoran
Gallenkolik: Ringelblume, Löwenzahn, Schafgarbe; Pfeffer-
  minze, Majoran; Schöllkraut; Wohlriechendes Veilchen
Gefäßkrankheiten: Sonnenblume, Goldrute; Knoblauch
Gefäßverengung: Knoblauch, Zwiebel; Lavendel
Gegensätzlichkeit von Symptomen: Baldrian (homöopa-
  thisch)
Gewissenhaftigkeit: Lavendel, Rosmarin, Thymian; Mäde-
  süß, Weißdorn
gichtige Prozesse: Brennessel; Löwenzahn, Goldrute;
  Schlüsselblume
grippale Infekte: Echinacea, Wasserdost; Malve; Mädesüß;
  Wohlriechendes Veilchen

Hämorrhoiden: Sonnenblume (homöopathisch)
Haltungsschwäche: Hopfen; Malve (homöopathisch)
Harndrang: Brennessel (homöopathisch), Hopfen (homöo-
pathisch); Löwenzahn (homöopathisch), Wasserdost
(homöopathisch); Stiefmütterchen (homöopathisch)
harntreibende Wirkung: Brennessel, Hopfen; Holunder;
Löwenzahn, Goldrute, Wasserdost; Schlüsselblume;
Stiefmütterchen
Harnverhaltung: Hanf (homöopathisch); Löwenzahn,
Goldrute; Thymian (homöopathisch); Wohlriechendes
Veilchen (homöopathisch)
Harnweginfekte: Goldrute; Knoblauch; Thymian; Malve
Haut, Einrisse und Verletzungen: Kamille; Ringelblume;
Stiefmütterchen
Haut, schlecht durchblutete; Rosmarin
Hautausschläge: Gänseblümchen, Echinacea; Thymian;
Schöllkraut; Mädesüß (homöopathisch); Stiefmütterchen
Hautentzündungen: Ringelblume, Kamille, Echinacea;
Thymian, Salbei; Malve; Schöllkraut
Heiserkeit: Fenchel; Huflattich; Pfefferminze (homöopa-
thisch); Majoran
Herpes: Ringelblume, Echinacea; Melisse, Pfefferminze
Herzbeschwerden: Hanf (homöopathisch); Sonnenblume;
Melisse, Rosmarin; Mistel (homöopathisch); Weißdorn
Herzbeschwerden, verursacht durch festgesetzte Blähungen:
Kümmel; Kamille
Herzinfarkt, Vorbeugung: Sonnenblume; Knoblauch,
Zwiebel; Weißdorn
Herzrhythmusstörungen: Sonnenblume; Rosmarin
herzstärkende Wirkung: Löwenzahn, Sonnenblume,
Goldrute
Hexenschuß: Johanniskraut
Hormone, Freisetzung männlicher: Brennessel
Hormonhaushalt, anregender Einfluß: Brennessel, Kümmel
Hormonhaushalt, ausgleichender Einfluß: Anis, Fenchel
Husten: Anis, Fenchel; Wasserdost, Huflattich; Knoblauch,
Zwiebel; Thymian, Majoran; Schlüsselblume; Stiefmüt-
terchen, Wohlriechendes Veilchen
Husten, Reizhusten: Engelwurz (homöopathisch); Kamille
(homöopathisch), Pfefferminze (homöopathisch), Majo-
ran; Stiefmütterchen

Hysterie: Kamille

Infektionen, beginnende: Echinacea
Infektionskrankheiten, verschleppte: Sonnenblume (homöopathisch); Knoblauch
intellektuelle Leistungsfähigkeit, Verbesserung: Baldrian

Juckreiz, äußerliche Anwendung: Pfefferminze, Lavendel,
Thymian; innerliche Anwendung: Stiefmütterchen
(homöopathisch)

Karies: Huflattich (homöopathisch); Knoblauch; Salbei
Katarrh der oberen Luftwege: Anis, Fenchel, Engelwurz
(homöopathisch); Kamille, Huflattich; Majoran; Malve;
Schlüsselblume; Stiefmütterchen, Wohlriechendes Veil-
chen
Kehlkopfentzündung (ärztlichen Rat einholen!): Anis;
Fenchel; Huflattich; Zwiebel (homöopathisch);
Majoran; Malve
Keuchhusten: Kamille (homöopathisch); Thymian (homöo-
pathisch); Majoran; Sonnentau (homöopathisch)
Kindbettfieber (ärztlichen Rat einholen!): Kamille,
Echinacea (homöopathisch)
Kleptomanie: Wermut (homöopathisch)
Körperflora, stabilisierend: Knoblauch
Körpergeruch: Fenchel; Zwiebel (homöopathisch); Melisse,
Pfefferminze, Lavendel, Salbei, Thymian
Konzentrationsschwäche: Baldrian; Wermut (homöopa-
thisch); Lavendel; Rosmarin
Koordinationsstörungen: Baldrian; Wermut (homöopa-
thisch)
Kopfschmerzen: Kamille, Wasserdost; Pfefferminze, Laven-
del; Schlüsselblume; Mädesüß, Weißdorn; Stiefmütter-
chen (homöopathisch), Wohlriechendes Veilchen
kräftigende Wirkung: Löwenzahn, Sonnenblume
Krampfadern: Goldrute
krampflösend: Kümmel, Anis, Fenchel, Engelwurz;
Baldrian; Johanniskraut; Ringelblume, Kamille, Wermut
(homöopathisch); Majoran; Schöllkraut
Krebstherapie (ärztlichen Rat einholen!): Mistel; Schöllkraut

Kreislaufschwäche: Hanf (homöopathisch); Löwenzahn,
    Sonnenblume, Goldrute; Zwiebel; Rosmarin; Mistel

Lähmungen: Johanniskraut
Lampenfieber: Johanniskraut
Leberentzündung, zur Heilung beitragende Wirkung
    (ärztlichen Rat einholen!): Ringelblume; Schöllkraut
Leberschmerzen: Ringelblume, Löwenzahn; Schöllkraut
Libido, Steigerung: Anis; Brennessel; Rosmarin
Lichtempfindlichkeit, Sensibilisierung: Engelwurz;
    Johanniskraut
Liebeskummer: Wermut; Melisse; Johanniskraut, Anis
Lippen, spröde oder ulzeriert: Ringelblume, Kamille;
    Salbei, Melisse
lösende Eigenschaften: Holunder
Lungenentzündung, beginnende (ärztlichen Rat einholen!):
    Echinacea; Thymian

Magen-Darm-Entzündungen: Ringelblume, Kamille
Magen-Darm-Infektionen: Engelwurz; Kamille, Löwenzahn
    (homöopathisch); Melisse, Thymian, Salbei
Magen-Darm-Verstimmung: Engelwurz; Baldrian (homöo-
    pathisch); Ringelblume, Kamille, Gänseblümchen
    (homöopathisch); Zwiebel (homöopathisch); Melisse,
    Pfefferminze, Majoran
Magengeschwür (ärztlichen Rat einholen!): Ringelblume,
    Kamille, Schafgarbe; Malve
Magenschleimhautentzündung: Kamille, Schafgarbe; Malve
Magenschmerzen: Ringelblume, Kamille, Löwenzahn
    (homöopathisch), Schafgarbe; Malve
magenstärkende Wirkung: Engelwurz; Löwenzahn, Wermut;
    Malve
Mandelentzündungen: Echinacea; Salbei
Menstruation, schwache Blutung: Rosmarin
Menstruation, starke Blutung: Kamille, Schafgarbe;
    Salbei
Menstruationsbeschwerden, Schmerzen und Ver-
    spannungen: Kamille, Schafgarbe; Majoran
Migräne: Kamille; Melisse (homöopathisch); Lavendel;
    Schlüsselblume; Stiefmütterchen; Wohlriechendes
    Veilchen

Milchbildung, Steigerung: Fenchel, Anis, Kümmel;
   Brennessel, Hopfen
Mittelohrentzündung: Zwiebel; Wohlriechendes Veilchen
   (homöopathisch)
motorische Unruhe: Baldrian
Müdigkeit: Baldrian; Echinacea (homöopathisch); Knoblauch (homöopathisch); Rosmarin, Thymian
Mundschleimhaut, heilende Wirkung: Engelwurz (homöopathisch); Kamille; Melisse, Salbei; Malve
Muskelkater: Lavendel, Rosmarin
Muskelverspannungen: Engelwurz; Johanniskraut; Kamille
   (homöopathisch); Gänseblümchen, Wermut (homöopathisch), Schafgarbe; Lavendel, Majoran

Nasennebenhöhlenentzündung: Kamille (homöopathisch);
   Zwiebel; Pfefferminze
Nervenblockaden: Johanniskraut
Nervenschmerzen: Engelwurz, Johanniskraut; Kamille;
   Zwiebel (homöopathisch); Schlüsselblume
Nervenstörungen: Engelwurz (homöopathisch); Johanniskraut; Wermut (homöopathisch); Salbei (homöopa-
   thisch)
Nervenüberreizung: Hopfen (getrocknet); Engelwurz
   (homöopathisch); Baldrian (homöopathisch); Wermut
   (homöopathisch); Pfefferminze (homöopathisch); Mistel
   (homöopathisch); Schlüsselblume
Nervenverletzungen, regenerierende Wirkung: Johannis-
   kraut
nervöse Erscheinungen: Hopfen; Kümmel, Fenchel, Anis;
   Baldrian; Kamille; Johanniskraut; Melisse; Schlüsselblume
Neurodermitis: Brennessel; Schlüsselblume; Stiefmütterchen (homöopathisch)
Nierenentzündung (ärztlichen Rat einholen!): Goldrute
Nierenfunktion, anregende Wirkung: Brennessel, Hopfen;
   Goldrute; Zwiebel; Schlüsselblume; Stiefmütterchen
Nierensteine (ärztlichen Rat einholen!): Goldrute

Östrogenmangel: Hopfen; Fenchel, Anis; Salbei
Ohrenschmerzen: Wohlriechendes Veilchen (homöopathisch)

Orgasmusstörungen: Hanf (homöopathisch); Baldrian,
   Goldrute; Schlüsselblume; Stiefmütterchen

Parodontose: Salbei
Parasiten: Knoblauch; Lavendel, Thymian
Pickel und Pusteln: Echinacea, Gänseblümchen; Thymian
Pilzinfektionen: Knoblauch; Lavendel, Thymian, Salbei
Potenzstörungen: Brennessel
Potenzstörungen, nervöse: Baldrian
Prellungen: Gänseblümchen
Prostatavergrößerung: Brennessel; Goldrute

Quaddeln: Brennessel (homöopathisch)
Quetschungen: Gänseblümchen, Schafgarbe

Rachenraum, entzündet: Engelwurz (homöopathisch);
   Kamille, Huflattich; Majoran, Salbei; Malve
Reizbarkeit: Brennessel (homöopathisch); Zwiebel (homöo-
   pathisch); Weißdorn
Reizüberflutung: Engelwurz
Reizungszustände von Haut und Schleimhäuten: Engelwurz
   (homöopathisch)
Rekonvaleszenz nach Blutverlust, Operation oder Geburt:
   Brennessel
rheumatische Beschwerden, innerliche Anwendung: Brenn-
   nessel; Holunder (homöopathisch); Gänseblümchen,
   Löwenzahn, Goldrute, Majoran (homöopathisch);
   Mistel; Schlüsselblume; Mädesüß; Stiefmütterchen,
   Wohlriechendes Veilchen; äußerliche Anwendung: Brenn-
   nessel; Engelwurz
Rückenbeschwerden: Hopfen; Johanniskraut; Malve

Schlafstörungen: Hopfen; Baldrian (homöopathisch)
Schleimhäute, gereizt: Engelwurz (homöopathisch); Kamille;
   Zwiebel (homöopathisch); Pfefferminze (homöopathisch),
   Thymian (homöopathisch); Malve; Stiefmütterchen
Schleimhäute, heilende Wirkung: Engelwurz (homöopa-
   thisch); Kamille, Gänseblümchen (homöopathisch),
   Schafgarbe; Salbei; Malve
Schleimhäute, zu trocken: Hanf (homöopathisch); Malve;
   Weißdorn

Schluckbeschwerden: Engelwurz (homöopathisch);
Echinacea; Salbei
Schmerzempfindlichkeit, erhöhte: Kamille
Schmerzzustände: Johanniskraut; Kamille; Zwiebel
Schnupfen, äußerliche Anwendung: Kamille; Melisse,
Pfefferminze, Majoran
Schnupfen, innerliche Anwendung: Echinacea, Kamille
(homöopathisch), Wasserdost; Zwiebel (homöopathisch);
Melisse, Malve
Schnupfen, schlecht heilender: Echinacea; Sonnenblume
(homöopathisch); Malve
Schorfbildung, Förderung: Ringelblume, Echinacea,
Sonnenblume (homöopathisch)
Schuppenflechte: Rosmarin (homöopathisch); Salbei
Schwächegefühl: Hopfen; Thymian; Malve; Schöllkraut
Schwangerschaftsbeschwerden: Kamille
Schweißbildung, Förderung: Holunder, Linde
Schweißbildung, Hemmung: Salbei
Schwindel: Mistel
Sehfähigkeit, Verbesserung: Fenchel; Wermut; Schöllkraut
(verdünnen!)
sekretionshemmende Wirkung: Salbei
sekretionslösende Wirkung: Hopfen; Kümmel, Anis, Fen-
chel, Engelwurz; Wermut, Wasserdost; Knoblauch, Zwie-
bel; Pfefferminze, Thymian, Majoran; Schlüsselblume
stärkende Eigenschaften: Hopfen; Sonnenblume, Löwen-
zahn, Wermut; Knoblauch; Thymian
Sterilität: Hanf (homöopathisch)
Süßigkeiten, negative Folgen von übermäßigem Verzehr:
Echinacea (homöopathisch); Malve
Süßigkeiten, Verbesserung der Bekömmlichkeit: Anis;
Zwiebel; Malve; Wohlriechendes Veilchen

Tagesmüdigkeit: Hopfen; Baldrian
Taubheit der Haut: Johanniskraut
Trübsichtigkeit: Fenchel; Wermut; Schöllkraut

Übelkeit: Hanf; Kamille; Lavendel, Pfefferminze
Überanstrengung: Gänseblümchen, Sonnenblume;
Löwenzahn; Lavendel; Weißdorn
Überreiztheit: Baldrian

Unfallneigung: Engelwurz (homöopathisch); Ringelblume
(homöopathisch), Schafgarbe (homöopathisch)
Unmut: Malve
Untergewicht: Hopfen; Sonnenblume, Wermut; Knoblauch

Verausgabung: Löwenzahn, Sonnenblume
Verbitterung: Hopfen; Ringelblume, Kamille, Löwenzahn,
Schafgarbe, Wermut
Verdauung, Erleichterung und Beschleunigung: Kümmel,
Wasserdost
Verdauung, Förderung: Hopfen; Kümmel, Anis, Fenchel,
Engelwurz; Johanniskraut; Ringelblume, Löwenzahn,
Schafgarbe, Wermut; Knoblauch, Zwiebel; Rosmarin,
Majoran, Thymian, Pfefferminze, Salbei
Verdauungsstörungen durch zu viele Eindrücke: Hopfen;
Engelwurz
Vergeßlichkeit: Hanf (homöopathisch); Baldrian; Wermut
(homöopathisch)
Verkrampfungen: Kümmel, Engelwurz; Johanniskraut;
Kamille; Wermut (homöopathisch); Majoran; Schöll-
kraut
Verletzungen: Ringelblume, Echinacea, Kamille, Schafgarbe
Verletzungen, innere: Gänseblümchen, Schafgarbe
Verliebtheit: Melisse
Verrenkungen: Gänseblümchen, Huflattich (homöopa-
thisch)
Verspannungen, nervöse: Kümmel; Johanniskraut; Kamille,
Schafgarbe (homöopathisch); Majoran; Stiefmütterchen
Verstopfung: Kümmel; Wasserdost; Knoblauch (homöopa-
thisch); Wohlriechendes Veilchen (homöopathisch)
virushemmende Eigenschaften: Holunder; Melisse

wärmende Wirkung: Engelwurz; Wermut; Knoblauch,
Zwiebel; Majoran
Warzen: Zwiebel (homöopathisch); Schöllkraut
Waschzwang: Lavendel (homöopathisch)
Wasseransammlungen: Brennessel; Goldrute
Wasserlassen, Störungen: Brennessel, Hopfen, Hanf
(homöopathisch); Goldrute; Schlüsselblume; Wohl-
riechendes Veilchen (homöopathisch)
Wochenbett: Echinacea, Kamille

wundheilende Wirkung: Ringelblume, Kamille, Echinacea,
   Schafgarbe

Zahnkaries: Huflattich (homöopathisch); Salbei
Zahnschmerzen: Kamille (homöopathisch); Zwiebel
   (homöopathisch)
Zahnungsbeschwerden: Kamille (homöopathisch)
zellteilungshemmende Wirkung: Mistel; Schöllkraut
Zerschlagenheitsschmerz: Gänseblümchen, Wasserdost;
   Mädesüß
Zwölffingerdarmgeschwür: Kamille, Löwenzahn,
   Schafgarbe, Wermut

Alphabetisches Pflanzenverzeichnis

Kursiv gedruckt: ausführlich beschriebene Pflanzen bzw. Pflanzenfamilien.
Alle anderen Pflanzen werden im Text unter dem angegebenen Stichwort erwähnt.

Literatur

Boericke, William: Homöopathische Mittel und ihre Wirkungen; Verlag Grundlagen und Praxis, Leer 1986

Deutsche Homöopathie-Union Karlsruhe (Hrsg.): Homöopathisches Repetitorium, 1985

Döbereiner, Wolfgang: Astrologisch-homöopathische
Erfahrungsbilder Band I, Selbstverlag, München 1986

Fellenberg-Ziegler, A. v.: Homöopathische Arzneimittel-
lehre, Haug-Verlag, Heidelberg 1984

Geuter, Maria: Kräuter in der Ernährung, Novalis-Verlag,
Schaffhausen 1976

Hänsel, R. und Haas, H.: Therapie mit Phytopharmaka,
Springer-Verlag, Berlin/Heidelberg/New York/Tokyo
1983

Haerkötter, Marlene und Gerd: Hexenfurz und Teufels-
dreck, Eichborn-Verlag, Frankfurt 1986

Hertzka, Gottfried und Strehlow, Wighard: Küchengeheim-
nisse der Hildegard-Medizin, Verlag Hermann Bauer,
Freiburg i. Br. 1984

Reger, Karlheinz: Hildegard Medizin, Goldmann Verlag,
München 1993

Rothmaler, Werner: Exkursionsflora; Volk und Wissen,
Volkseigener Verlag, Berlin 1988

Rühlemann, Daniel: Kräuterzauber Kataloge; 1993 bis
1996, Gärtnerei Kräuterzauber, Horstedt bei Sottrum

Schiller, Reinhard: Hildegard Medizin Praxis; Econ
Taschenbuch-Verlag, Düsseldorf und Wien 1993

Schönfelder, Ingrid und Peter: Der Kosmos-Heilpflanzen-
führer; Franckh'sche Verlagshandlung, Stuttgart 1984

Tatz, Mark und Kent, Jody: Karma, das tibetische Orakel-
spiel, Eugen Diederichs Verlag, Düsseldorf/Köln 1978

Vonarburg, Bruno: Das Kräuterjahr, Gräfe und Unzer,
München 1983

Weleda-AG: Weleda-Almanach, Schwäbisch Gmünd 1984